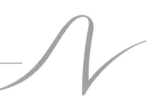

系統看護学講座

基礎分野

社会学

井口　高志　東京大学大学院准教授

石川ひろの　帝京大学大学院教授

佐々木洋子　和歌山県立医科大学講師

戸ヶ里泰典　放送大学教授

医学書院

系統看護学講座　基礎分野　社会学

発　　　行	1968 年 12 月 1 日	第 1 版第 1 刷
	1972 年 9 月 1 日	第 1 版第 7 刷
	1974 年 2 月 1 日	第 2 版第 1 刷
	1978 年 2 月 1 日	第 2 版第 6 刷
	1979 年 2 月 1 日	第 3 版第 1 刷
	1987 年 5 月 1 日	第 3 版第 12 刷
	1988 年 1 月 6 日	第 4 版第 1 刷
	1992 年 2 月 1 日	第 4 版第 5 刷
	1993 年 1 月 6 日	第 5 版第 1 刷
	2011 年 2 月 1 日	第 5 版第 24 刷
	2012 年 3 月 1 日	第 6 版第 1 刷
	2023 年 2 月 1 日	第 6 版第 13 刷
	2024 年 1 月 15 日	第 7 版第 1 刷Ⓒ

著者代表　石川ひろの

発 行 者　株式会社　医学書院

　　　　　代表取締役　金原　俊

　　　　　〒113-8719　東京都文京区本郷 1-28-23

　　　　　電話　03-3817-5600(社内案内)

　　　　　　　　03-3817-5657(販売部)

印刷・製本　双文社印刷

はしがき

　私たちの生きている社会のありかたは，私たち個人の健康や病気と密接につながっている。それは，社会をかたちづくる文化や宗教，経済，政治，教育などのさまざまな要因が，人々の健康観や病気観，健康や病気に関する行動や相互作用，保健医療制度や専門職の役割などを規定し，影響を与えているからである。

　社会とは，人々の集まり，人と人との関係や結合からなるものである。人々の間には，家族や友人のような小さな関係もあるし，会社や国家のようなよりフォーマルで大きなつながりもある。社会学は，このような社会とその社会のなかでおこるさまざまな事象について，「自分たちの生きている社会とはどういうものか」を問い，認識しようとする学問である。その学問的な営みを通じて，社会に関する知識や概念，社会学的な視点や理論，社会調査や社会学的な研究のための方法論を蓄積してきた。社会学を学ぶということは，この学問領域において積み重ねられてきたこれらの蓄積を身につけるということである。

　看護が単に病気や障害を扱うのではなく，それも含めて社会のなかで生きる人々を対象としていると考えたとき，社会学を学ぶことの意義は大きい。看護の実践においては，患者や家族，同僚や他職種との関係を築き，多様な文化や価値観を尊重し，病気や不健康の背景にあるさまざまな社会的な要因に対処していくことが求められる。社会学は，これらの複雑な課題に対して，より深い洞察力や批判的思考力をもって向かい合うために役だつと考えられる。また，看護職が専門職としての自分自身やその役割についてふり返り，自己成長や職業倫理を促進するのにも有用である。看護とは，社会のなかで行われる営みであり，看護という営み自体が社会の一部をなしている。看護や看護職が社会とどのようにかかわり，社会のなかでどのように位置づけられるのかについての意識と理解にもつながるだろう。

　本書では，保健医療を社会学的に見ていくうえで重要となる，社会学の基礎的な概念や理論，健康や病気と社会とのかかわり，保健医療におけるアクターとその相互作用，それを取り巻く社会環境や制度などについて学ぶ。本書を通じて社会に対して関心をもち，看護における課題に取り組むうえでの新たな視点や知識，方法の手がかりを得ていただきたいと願っている。

●改訂の趣旨

　社会学は，保健師助産師看護師学校養成所指定規則の基礎分野「人間と生活・社会の理解」に対応する科目と位置づけられる。本書の初版は1968年に刊行され，以来5度にわたる改訂を重ねてきた。

　本書は，社会学一般の基礎的な理論・方法とともに，社会学と保健医療・看護との接点領域で開かれてきた「健康・病気と保健医療の社会学」（医療社会学，保健医療社会学，健康社会学などとよばれてきたものを含む）の理論・方法を学ぶという方針のもとに執筆されてきた。これは第7版においてもかわらず継承されている。一方，第6版が出版された当時からは，私たちの社会も大きく変化してきた。とりわけ，新型コロナウイルス感染

症によるパンデミックは，これまでの社会における常識や慣習を根幹から揺るがし，人々の結びつきのあり方，生活様式，働き方，健康や医療に関する価値観，保健医療制度や専門職に対する見方や期待にも影響を与えた。

第7版となる本書では，このような社会における変化をふまえ，第6版の枠組みをもとに，「第1部 社会学の基礎」「第2部 健康・病気と社会」「第3部 保健医療における行為・関係・組織・制度」の3部構成とした。第6版において「第4部 保健医療の現代的課題」として独立していた章は，第3部までの章において，現代の社会と保健医療における新たな問題や動向，人々の関心，健康・病気と保健医療の社会学における最新の研究成果などをふまえて内容を構成し，章を再編することで統合している。

「第1部 社会学の基礎」は，社会学の総論にあたる。ここでは，社会学一般の理論や概念，社会学的視点とモデル，保健医療と関連する社会学の諸領域，社会調査の基本と技法について学ぶ。

「第2部 健康・病気と社会」では，健康・病気が社会とどのようにかかわっているかを学ぶ。健康・病気の見方，ストレスの社会学的モデル，健康と病気の社会格差，仕事と健康の関係について取り上げる。

「第3部 保健医療における行為・関係・組織・制度」では，保健医療におけるさまざまなアクターの行動と相互作用，専門職としての看護職論，これらを取り巻く社会環境としての家族，地域社会，保健医療制度について学ぶ。また，看護の中核をなすケアについて，社会学の視点から取り上げ，現在の課題とその解決に向けた糸口を示した。

社会は日々変化し，本書に書かれた事象やデータ自体は，読者が看護の現場に出るときにはすでに過去のものとなるかもしれない。しかし，本書を通して学んだ社会学的な視点や方法論，それに基づく健康・病気や保健医療看護についての理解は，将来，看護の実践において新たな問題に出会ったときに，それを理解し，解決していくための力となるだろう。本書が，これを学んだ皆さんを通して，ゆたかな看護の実践，社会全体の健康の向上に少しでもつながれば幸いである。

2023年12月

著者ら

目次

第2章　社会学的視点からのモノの見方

井口高志

第3章　社会学の諸領域と保健医療

井口高志

第4章　社会調査の理論と技法

石川ひろの

第2部　健康・病気と社会

第5章　健康・病気の見方・とらえ方

戸ヶ里泰典

第6章　現代社会とストレス

戸ヶ里泰典

第7章 健康・病気の社会格差

石川ひろの

第8章 働き方・働かせ方と健康・病気

石川ひろの

第3部　保健医療における行為・関係・組織・制度

第9章　健康行動・病気行動と病経験

石川ひろの

第10章　患者-医療者関係とコミュニケーション

石川ひろの

第13章　地域社会と保健医療

石川ひろの

第14章　保健医療福祉システムと現代的変化

佐々木洋子

第15章 ケアの社会学

井口高志

序 章

健康・病気・医療をみる
ツールとしての社会学

A　社会と社会学

　社会とはなんであろうか。社会とつく一番身近な言葉は，小·中学校の教科としての社会科ではないだろうか。また，大型書店に行くと社会というジャンルの棚があり，ネット(オンライン)書店にも社会というカテゴリーがある。社会科で学ぶことがらや社会の棚にある本の題名などをながめてみると，家族·町づくり·環境問題·介護問題，犯罪など雑多な内容であることに気づくであろう。

　学問の世界には「社会科学」というくくりがある。その研究領域は，法律·政治·経済·社会などであり，それぞれ体系化された学問分野となり，法律学(法学)のようによばれる。このうち社会学は，法律·政治·経済といった領域も含みつつ，それらの領域にはうまく含められないものも扱っている。つまり，社会という領域の具体的な対象は漠然としているともいえるし，あらゆるものが対象になるともいえる。

　社会という言葉には，もともと人の集まりやつながりといった意味合いがある。また，私たちはよく「社会に出る」という表現を用いるが，ここには，現在自分が所属し，まもられているつながりの外の，厳しい場所という意味合いがある。

　このように社会という言葉は，さまざまな意味合いを含み，多様なイメージをもっている。同様に社会学にも多様な考え方があり，その違いは社会をどのようにとらえるかに応じて生まれている。

　社会学をひとことで言いあらわすのはむずかしいが，あえて言うならば，「自分たちの生きている社会とはどういうものか」を，つねに問いつづけ，認識しようとする学問であるといえる。

B　社会学の歴史から学ぶこと

● **社会学の歴史を学ぶ意味**　社会学を学ぶうえでは，これまで社会学を引っぱってきた人たちが，どのように社会をとらえてきたのかを知ることが重要である。彼らは悪戦苦闘しながら，自分自身を含んで存在する社会とはなにかを問おうとしてきた。その試みを学び，知ることは，社会を内側から認識する方法のイメージをつかむことにつながる。

● **社会学のはじまり**　社会学のはじまりをいつ·どこでととらえるかについては，諸説ある。人が複数いることを社会と考えるならば，人類の発生直後から社会は存在したといえる。また，人類は世界中に存在しているため，どこにでも社会はあるともいえる。さらに生物学者の報告などからは，チンパンジーにも社会があるともいわれている。このように，社会を広くとらえればずっと昔から，しかも世界中どこにでも社会と社会学はあるように思え，実際にそのように考える社会学者もいる。

しかし一般的には，ヨーロッパにおける**市民革命**と**産業革命**が社会学 sociology の成立を促したと考えられている。市民革命は王の専制ではなく民衆が動かす社会を形成し，産業革命は賃金労働者の集まる大都市や，そこにおける人々の違いを新たに生み出した。市民革命と産業革命が社会学の出発点とされるのは，社会のなかにいる人間がその社会自体を反省的❶にとらえる発想とそれを可能にする条件が，その時期にはじめて成立したといえるからである。

● **社会学の誕生と発展**　多くの教科書に社会学の創始者として記されている 19 世紀後半のフランスのコント❷は，フランス革命による王政の打破と民衆の台頭という社会の大きな変化を目にし，その現在を産業的社会とよび，その社会を実証的❸にとらえるやり方を社会学とよんだ。

コントによって発想された社会学は，その後，大学を中心とした学術界で体系的に研究され伝授される学問として発展していく。現代の社会学の基礎をつくり，社会学を根づかせたとされるのが，ドイツのウェーバーとジンメル，フランスのデュルケームの 3 人である。

彼らはそれぞれ異なった見方で社会を説明しようとした。ウェーバー（⊙11 ページ）は社会の成立を個々人の行為の集まりとしてとらえようとし，対照的にデュルケーム（⊙20 ページ）は個人の行為をこえた社会の独特な力があるという発想をおおもとにおいている。ジンメル❹は両者とは違ったユニークなスタイルで，人と人との相互関係のなかに「闘争」や「協調」など普遍的な関係様式があると考えた。このほか，コントと同時期のマルクス（⊙22 ページ）は，政治経済的な利害を異にする労働者階級と資本家階級間の対立の観点から社会をとらえた。マルクス自身はこれを社会学とは名のっていないが，社会の大きな変化をとらえようとする，のちの社会学理論に多大な影響を与えている。

彼ら社会学の創始者たちの社会のとらえ方は，現在まで続く社会学における社会のとらえ方の，主要なバリエーションを示している。本書で紹介している概念や理論，考え方などが，これら創始者達の社会のとらえ方のどれに近いのかを，本書を読んだあとにふり返ってみるのもよいかもしれない。

C 保健医療社会学の誕生と考え方

誕生から 150 年ほどの歴史をもつ社会学は，現在では，家族・都市・地域などさまざまな領域に分かれて研究活動が展開されている（⊙48 ページ）。本書では，保健医療領域と関連した社会学をおもに学ぶことになる。現在，**健康と病の社会学** Sociology of health and illness や**保健医療社会学**とよばれる，保健医療に特化した社会学の分野がある。この分野は，大まかには 2 つの出自による社会学からなりたっていると考えられる。

● **医療のなかから生まれてきた社会学**　1 つは，医学や医療のなかから生まれてきた社会学であり，人間の疾病や健康状態を考えるうえで，環境や社

NOTE

❶反省的
　人間から切り離された物質のようなものとは違い，対象となる社会は，観察し研究する人間自身も含まれるため，必然的に自分自身（を含む社会）を観察する営みとなる。そのため社会学は，みずからのあり方を省みる反省性を特徴としている。

❷コント
　オーギュスト゠コント Auguste Comte（1798～1857）。フランスのモンペリエ生まれ。社会学の親として知られる。おもな著書に『実証哲学講義』などがある。

❸実証的
　実証的とは，神学的思考や人間の抽象的な思考に基づくのではなく，データをもとに社会のありようをとらえ，それがどのようにかかわってきたのか，かわっていくのかを考えることをさしている。

❹ジンメル
　ゲオルグ゠ジンメル Georg Simmel（1858～1918）。ドイツの社会学者。彼独自の社会学の考えを示したものとして『社会学の根本問題』がある。

会的な要因に注目するものである。医学のなかでも，個人の病気を治療する臨床医学ではなく，社会医学・公衆衛生学で対象となる衛生環境や，病気の発生と人間の生活状況（貧困など）との関係を考え，社会を改良していこうとする領域である。この領域は 19 世紀から存在しており，たとえば，近代看護の基礎を築いたとされるナイチンゲールは，統計的な手法を用いて病人の健康状態を改善しようとした。これは今日では社会医学・公衆衛生学とよばれるが，社会学的な視点だといえる。近年では，新型コロナウイルス感染症の流行が，医療における社会的要因の重要性や影響力の強さを人々に再認識させたのではないだろうか。

● **医療を対象として生まれてきた社会学**　もう 1 つは，社会学の発展のなかで医療を対象に生まれてきた，**医療社会学**という社会学のなかの 1 分野である。この医療社会学の形成に大きな影響を与えたのが，アメリカの社会学者パーソンズ（●21 ページ）である。パーソンズは，社会システムのなかでの医療の役割という観点から，病人や医師，およびそれらの人たちを含んだ医療という制度の特徴を理論化した。その後，このパーソンズによる議論が参照されながら，多くの研究が生まれていった。

　医療は単に病気を治すだけではない。たとえば，医師からなんらかの病気だと診断されると，人は患者となり仕事や学業への従事が免除されることもある。また，診断書を書く医師たちは，人々をその意思や事情に反して病院のなかにとどめておく力をもつこともある。このように医療は，身体の生物学的レベルとは違う水準で私たちに影響を与えている。このような医療と私たちの社会や生活との関係をおもに分析しようとするのが，医学の外に成立した医療社会学である。

● **2 つの社会学の関係**　もともと医療のなかでの問題・関心の延長として生まれてきた社会学と，医療を対象とするなかで生まれてきた社会学の間には，保健医療の臨床現場に対する態度という点でときに緊張関係が生じ，医療における社会学と医療を対象とした社会学という 2 つの流儀として対比されて理解されることもある。しかし，両者は必ずしも二項対立的なものではなく，現在は，互いに補い合うように研究を展開している例も多々ある。また，必ずしも前者が保健医療の役にたち，後者が批判的であるという単純な図式はなりたたない。批判的であっても，長期的にみたら十分役だつことはあるだろうし，直近の臨床現場の課題に徹底的に応じようとする研究が，詳細な臨床現場の観察につながり，その職場環境に対する根底的な批判になることもあるだろう。

D　本書で学ぶこと

　本書の大半は，保健医療社会学の中心的なテーマや話題についての解説となる。その内容をひとことでいえば，看護学や医学を学ぶのとは違った視点から，保健医療をながめていくことだといえる。ただし，保健医療社会学そ

のものに加えて，社会学一般や，その他の領域の社会学を学び，その対象について知ることも，保健医療を社会学的に見ていくうえで重要である。

　看護を学ぶ皆さんが，社会学を学ぶことで得られるもの，看護に役だてられるものはなんだろうか。まず，医療や看護に限らない広い社会を知って視野を広げることがあげられるだろう。また，医療・看護界を1つの社会と考えるとき，その社会でこれから皆さんはさまざまな課題に直面し，もがきながらその課題に取り組んだり，あるいは社会のあり方そのものを問い直したりすることになる。社会学を学ぶことによって，そのための概念や理論，方法の手がかりを得ることができるのである。

参考文献
 1. 厚東洋輔：〈社会的なもの〉の歴史——社会学の興亡 1848-2000. 東京大学出版会，2020.
 2. 筒井淳也：社会学——「非サイエンス」的な知の居場所. 岩波書店，2021.
 3. 中川輝彦・黒田浩一郎編著：よくわかる医療社会学. ミネルヴァ書房，2010.

第 **1** 部

社会学の基礎

第 1 章

社会学の基礎概念

　□ 社会学の基礎概念について理解する。
　　　　　　　　□ 個人から社会について考えてみる。
　　　　　　　　□ システムとしての社会について考えてみる。
　　　　　　　　□ 日常的なできごとと結びつけて基礎概念について考えてみる。

　序章でみたように，私たちも含まれている社会のなかで「社会とはなにか」を考えつづけてきたのが社会学である。そうすると「これが社会だ！」という唯一の回答はない。しかし，そうはいっても，ある程度具体的なかたちがイメージできないと，対象にする社会や，社会を対象とした社会学を学んでいくのに，なにを見ればいいのか困ることになる。

　本章では，ひとまずより小さいものから大きいものへという順番で考えていく。常識的に考えると，人間は社会に関係している。では，人間が 1 人，2 人，3 人と増えたとして，どの時点で社会ができあがるのだろうか。人間が 1 人のときは，社会は関係ないのだろうか。逆に地球全体は社会と言ってよいのだろうか。そのように考えていくと，最も小さい単位からだんだんと大きい範囲の社会という，包み込まれるようなイメージを頭のなかにつくることができる。

　実際に，これまで社会学が行ってきたことは，それぞれの大きさの社会や，社会と関係したものを言葉にして，それぞれの特徴を考えたり，小さい単位と大きい単位との関係を考えることであった。その作業の結果生まれて，いま私たちが使える道具が，本章でこれから学ぶ**基礎概念**である。ただし，この基礎概念は数学の解答のような唯一の正解ではなく，また，社会をくまなく写した写真でもない。漠然とした社会を探求していくうえでの，とりあえずの手がかりである。身のまわりでおきている現象やメディアなどで見聞きするできごとへの，その道具のあてはまりのよさや，ズレの程度をみることで，それらの現象をよりよく理解する手だすけとなる。本章では，これらの基礎概念を日常的なできごとと結びつけて解説していく。

　また，これらの基礎概念をふまえて，現代の私たちの生きる社会のもつさまざまな特徴について最後に簡単にみてみることとする。

A　社会学における行為

1　行為

　社会学の対象となる社会をなりたたせているものは，なんであろうか。たとえば，生物学などの自然科学におもに基づいている医学では，人間の身体を構成する基礎的な要素である細胞や遺伝子など小さな単位から考える。それらの基礎単位の特徴や挙動，組み合わせから，人間の身体の機能や特徴が

どのように成立しているかをみていく。

　同様に社会のことについて考える際は，人間（以後，個人とよぶ）を構成要素とし，その個人に焦点をあてたり，その集まりとしての社会を考えたりしていくのが１つの正統的な道筋である。ある個人に焦点をあてて社会を考えていくとき，社会学が注目するのは，その個人による**行為**である。

　私たちは空腹を感じるとなにかを食べる。誰かの言動にカッとなって激昂したりする。これらのふるまいは動物も行うだろうか。確かに，人間以外の生き物も生命を保つために捕食行動をする。また，相手から威嚇されると威嚇で応じる。しかし，私たちは，なにかを食べるとき，目の前のものを反射的に食べるわけではなく，食べるものを状況に応じて意図的に選んでいる。

　たとえば，これから病院実習がある朝に，どうしようもなくガーリックトーストを食べたい衝動がわきおこっても，食べるのを控えるかもしれない。あるいは，あまりに空腹で反射的に食べたような際にも，あとから，「なぜあなたはあんなにたくさん食べたのか？」と誰かに問われれば，ふり返って，その理由を述べることができる。

　このように，なにか理由や目的を伴うふるまいを行為という。おそらく，動物と異なる人間の大きな特徴として行為をあげても，多くの人は反対しないだろう。もちろん，人間を含む動物一般のふるまいを生体への刺激とそれに対する反応として説明しようとする学問的立場もあるが，正統的な社会学では出発点としてはそのような立場をとらず，人間の行為に注目する。

2　社会的行為

1　社会的行為とその分類

　人間の行為は，人間が言語などのシンボルを用いて思考し，周囲のことを解釈していることと関係している。言語などのシンボルは，一定程度の範囲で私たちに共有されているものであり，行為は１人の人間のなかで完結するものではない。行為とは必然的に自分の外，具体的には他者たちに向けられた**社会的行為**である。序章で紹介したウェーバー❶は，人間の行為を観察し，理解することを目ざす**理解社会学**という立場から，社会的行為という用語を提起し，それを目的合理的行為・価値合理的行為・感情的行為・伝統的行為に分類した。

　社会学にとってとくに重要なのは，「合理的」がつく前者２つの行為である。目的合理的行為と価値合理的行為に注目することで，医療・看護領域の行為をより深く理解することができる。**目的合理的行為**とは，観察者から見たときに，ある目的に照らして合理的だと理解できる行為類型である。たとえば，お金を得るために一生懸命働くといった行為はわかりやすい。他方，**価値合理的行為**は，その行為を行うこと自体に意味を見いだしていると解釈できる行為である。

　仮に目的合理的行為のみに注目した場合，社会学の対象は，なんらかの目

NOTE

❶ウェーバー

　マックス゠ウェーバー Max Weber（1864〜1920）。ドイツのエアフルト生まれ。プロテスタンティズムと資本主義が結びつくことを示した『プロテスタンティズムの倫理と資本主義の精神』が著名である。

的に照らした際に違和感なく理解できる行為に限られる。しかし，社会において私たちはどう考えても損にしか思えないことをしたりする。また，ある行為が明らかに目的合理的なものとしてなされているように見えたとしても，それだけの動機でなされているとも限らない。たとえば，成績を上げたいという目的で塾に行くという動機と，塾という場所そのものが好きだからというような動機をともにもつ場合もあるだろう。

　確かに，目的に照らして合理的な行為は理解しやすい。しかし，社会においてなされている現象を考えていくうえで，なにかの役にたつからといったことよりも広い合理性を考えていくことが重要である。

2　社会的行為の理解

　社会的行為は，社会学がまず説明しようとする最小単位である。医療・看護の身近な例に引きつけて，この概念の意義を考えてみる。

　たとえば，ある患者が医師の提案するガイドラインに基づいた治療方針に従わないとする。このことは，「治療して回復する」という目的に照らした際に，医療専門職である医師の観点からは非合理的な行為に思える。しかし，その患者はみずからの信念をもち，その信念に病院の提案する治療方針が反するために，それを遵守することができない可能性もある。

　価値合理的行為という社会的行為の類型の観点は，こうした患者の世界を理解することを可能にするのである。

B　社会学における二者関係からの広がり

1　相互行為

　社会的行為は自分以外のもの，とくに他者に向けた行為である。そうすると，それは二者以上の個人の間の**相互行為**でもある。この二者関係が，社会学が社会を考えていくうえでの1つの基礎単位となる。個人が互いに社会的行為をすることでどのようなことがおきるだろうか。

　たとえば，友だち関係にある一方(A)が，もう一方の相手(B)に対してなんらかのプレゼントを渡したとする。その渡されたプレゼントに対してBは，Aが友だちとして気軽にくれたのか，それともなにかもっと重要な意味を込めた贈り物なのかといったAの意図を解釈する。Bはその解釈に応じて，お礼をすべきなのか，するとしたらどの程度のお礼をするのかを判断してAにリアクションをする。さらに，Aも，それに対して同様の解釈とリアクションを行うというふうに，相互行為が展開していく。

　私たちの身近な家族も親と子，夫婦間，きょうだいどうしなどの相互行為を含んでおり，これから皆さんがかかわりをもつ医療現場も，患者と医師，医療スタッフどうしなどのさまざまな相互行為からなりたっている。この相

互行為を基礎的な単位として設定して，社会学はさまざまなことを説明しようとしてきたのである。

2 類型と社会関係

1 類型

　私たちは誰かと相互行為をする際，つねにまっさらな状態からその他者と相互行為をしているのだろうか。次のようにより具体的に考えてみる。

　たとえば，自宅マンションのエレベーターでまったく知らない人とはじめて出くわして，その人が話しかけてきたとする。その際，その人の服装や様子を見て，「ああ，この人は宅配便の配達員だ」などと判断して，「荷物の届け先を聞いてくるかもしれない」というように，相手がどのようにふるまうかを想定し，対応するだろう。

　このように，私たちは相互行為をする際に，見た目や出会った場所などを手がかりに，相手がどのような人で，どのような行為をするのかを判断し，こちら側もそれに応じて行為する。このように相互行為において参照する，人々にある程度共有されたイメージを**類型**とよぶ。

　類型は，その類型にあてはまる人がどのようにふるまうかに関する予測を与えてくれる。すなわち，私たちは配達員に対しては，配達員の役割という想定をもっており，相手が想定にそったふるまいをするだろうということを一定程度期待している。

2 社会関係

　前述のように，私たちは初対面の人との出会いにおいても，相手のすべき行為について，多くの場合なんらかの想定をしている。さらに初対面の人ではない，ふだんの学校での教員や同級生との間，家族の誰かとの間などでは，相互行為が一定程度安定して継続的なものとなっている。これは**社会関係**が成立した状態である。社会関係においては，相互に相手のふるまいに関する期待が生まれ，多くの場面で期待どおりにふるまうことが望まれることになる。そして，こうした社会関係が社会的に承認されると，その関係において期待されるふるまいに反するべきではない，という**規範**が生まれる場合もある。

　たとえば，学校における教師と生徒との社会関係において，生徒から教師に暴言を吐くことや，逆に，教師から生徒の容姿を評価するようなふるまいは，それぞれに期待されるふるまいに反する行為である。こうした期待にそむく場合は，周囲から道徳的非難の対象となったり，場合によっては学校の公式な処分対象となったりするだろう。

3　制度化・地位-役割

1　制度化

　安定した相互行為による社会関係が，ある程度持続的なものとなり，それを維持するような規範やしくみが伴っていくことを**制度化**という。制度という言葉は，日常的には法律や国家などの行政機関によって定められたことをさす場合が多い。しかし，社会学では，その制度という言葉をより広く用いてきた。

　たとえば，婚姻関係は国の戸籍制度に登録するという意味で公的（フォーマル）な制度であるのに対して，恋人関係は法律に基づいているわけではない。しかし，より安定的で持続的な恋人関係になるに伴って，相手の誕生日をお祝いするなど，恋人としてどうふるまうべきかという相互の期待が生まれる。逆に，浮気などにより相互の期待にそむいた場合は，まわりの友人などから非難のまなざしが向けられる。

　これは非公式的（インフォーマル）な社会関係の制度化といえる。一般的には，インフォーマルな制度化よりも婚姻関係のようなフォーマルな制度化のほうが，相互のふるまいに対する期待の明確さや重さ，それに反した場合の社会的制裁の程度が強い。

　このように，より広い意味で制度をとらえて，制度化の程度をみていくのが社会学の考え方の1つの特徴である。

2　地位-役割

　社会関係が制度化されることで，個人には一定の地位と役割が付与されることになる。しかし，現代の社会に生きる私たちは，複数の社会関係をもつため，複数の地位をもっている（●図1-1）。基本的には，それぞれの地位は，別々の制度化された社会関係のなかで付与されているものである。また，1つの地位には複数の役割が期待されていることが多い。たとえば，家族関係のなかで親は1つの地位であるが，親には保護者や教育者，稼得者などの複数の役割が期待されている。

　このように，個人は複数の地位と複数の役割を担っており，マートン[1]はこのことを**地位-役割**セットと名づけた。

◆ 自己・アイデンティティ

　個人にとって地位-役割が複数あることは，「自分は何者か」という**アイデンティティ**の問いと深く関係している。地位-役割セットをもっている個人のアイデンティティは，それらすべてを足し合わせたものだとひとまずはいえる。

　こうした観点は，近年の医療・看護の領域で重要だとみなされている。基本的に医療行為は，病院という場所を背景とした患者-医療者関係のなかで

NOTE
[1]ロバート=キング=マートン Robert King Merton（1910〜2023）。アメリカの社会学者。本章のこのあとに登場する準拠集団や官僚制の逆機能，第2章で登場する意図せざる結果の考え方，第6章の緊張理論などについても述べている。

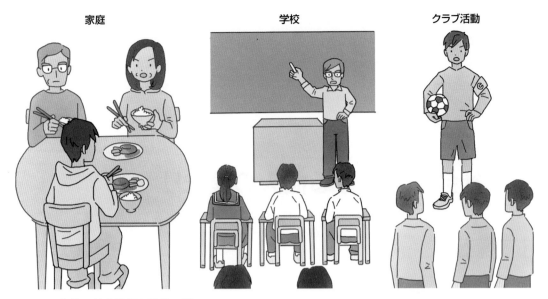

家庭　　　　　　　　　　学校　　　　　　　　　クラブ活動

◉図 1-1　複数の社会関係と地位の例
Cくんは，生活の場である家庭では養護者である大人に対する子ども，学校では教師に対する生徒，同じ学校のなかでもクラブ活動においてはキャプテンなど，所属する集団や場面に応じて異なる地位をもっている。

なされており，病院のスタッフは「患者」という地位にある人たちと出会い，相互行為を行う。しかし，疾患をかかえた人たちは，病院の外や医療者とのかかわり以外の場面では「患者」ではなく，職業人であったり親であったりと，複数の地位を有している。現代の疾病構造では慢性的な疾患の割合が増大しており，個人の生活の質（QOL）を高めることが医療において重要な目標になっている。医療者は「患者」以外の地位も考慮に入れたうえで，目の前の人のアイデンティティをとらえることが重要である❶。

　ただし，日常生活において私たちは，ある人のすべての地位-役割を考慮に入れて，その人と付き合っているわけではない点にも注意が必要である。人は通常，限定的な社会関係を複数もっており，その範囲で自分のアイデンティティを保っている。

　たとえば，ある生徒と教師がいるとする。生徒は，学校では，あくまで「生徒である自分に対する教師」としてその教師とかかわりをもち，教師の私生活上の地位-役割は基本的には関係がない。しかし，仮にその教師が，生徒がアルバイトでインストラクターを務めるスポーツジムに利用者としてあらわれたとすると，おそらく気まずい雰囲気となるだろう。それは，本来分離されていた2つの場面における地位-役割関係が混ざってしまい，どういう相手として関係をもったらよいか葛藤してしまうからである。

　これと関連して，SNS上において，1つのアカウントでは学校の友人たちとつながり，もう1つのアカウントでは自分の趣味を共有している者たちと社会関係をつくっているとする。この場合，2つのアイデンティティは別々のものであり，その人にとって，どちらが本当の自己というわけではないことも多い。

NOTE
❶看護学などで学ぶ「生活者に目を向けていく」という表現や「生活モデル」（◉236ページ）という発想は，患者が患者以外の複数の地位-役割セットを有していることをふまえて，相互行為を行うべきだということを意味している。

　このように複数の地位-役割をもち，また，リアル空間とネット空間など，複数の居場所が分割されている現代において，なにが本当の自己でありアイデンティティであるのかはむずかしい問題である。

　医療・看護の援助において，患者の生活をふまえることは重要である。しかし，相手のすべてを知ることを目ざすというよりは，相手には自分の知らない部分があることを念頭において，かかわろうとする必要があるだろう。

C　社会学における個人の集まり

1　集団

1　集団と群衆の違い

　個人が複数になると集まりが生まれる。集まりには，たまたまそこに居合わせた人たちの集まりから，制度化された社会関係を含む集まりまで程度の違いがある。基本的には，次の 4 つの特徴をもつ人の集まりを**集団**という。

（1）持続性
（2）成員に期待される行為に関する規範
（3）誰がメンバーで誰がそうではないかの境界
（4）所属する者たちの一体感

　こうした定義を示すと，たとえば都市で暴動をおこす**群衆❶**などの人の集まりと，集団の区別が重要に感じられるかもしれない。しかし，むしろ上記の 4 つの特徴のどの要素が欠けているかを見ることで，集まりに関する現象の濃淡を考えるほうが，さまざまな発見をもたらしてくれる。

　たとえば，ハロウィンの際に渋谷のスクランブル交差点に多くの人たちが集まる現象は，上記の 4 つの特徴でいうと，（1）から（3）はないが，（4）は有しているように思われる。（4）のような特徴は，スクランブル交差点における大きな集まりが，若者のイベントとしてテレビやネット空間において報道されることから意識させられるのかもしれない。現代社会においては，地理的に離れていても情報を共有することで集団性が生まれる。他方で，リーダーが頻繁にかわるために仕事の目標や方針がまったく定まらない病院の医療スタッフの集団は，（1）から（3）までは有するかもしれないが，（4）が欠けているとも考えられる。

2　集団類型論

　形式的には集団は先のように定義できるが，社会学は，その時代の問題・関心に応じて，集団の特徴を区別する類型をいくつか概念化してきた。20世紀初頭のアメリカの社会学者クーリー C. Cooley は，著書『社会組織』のなかで集団のつながりの密接性という観点から，対面的相互行為を特徴とし，

独自の行動規範をもち連帯する小規模の**第一次集団**と，直接の相互行為が不在の大規模の**第二次集団**を区分した。

　また，同じくアメリカの社会学者マッキーヴァー R. M. MacIver は，著書『コミュニティ』のなかで集団へのかかわり方という観点から，地理的空間性をもち，成員の全面的利害関心が包摂される集団である**コミュニティ**と，一定の目的のために人為的に設立された集団である**アソシエーション**とを区分した。

　このような集団の類型論は，私たちが所属したり，目にしたりする集団の特徴をとらえていくうえで1つの手がかりとなる。

3　内集団・外集団

　個人にとっての愛着の対象か否かという観点から，集団は内集団と外集団とに分けられる。所属感と一体感をもち愛着の対象となる集団が**内集団**であり，自分とは異なる者たちだと感じられる集団が**外集団**である。いわば，前者は身内といわれるような集団であり，後者は敵やライバルのような集団である。この集団の分類は集団間の関係と，それがもたらす効果を考えるうえで重要である。

　内集団は自然発生的に生まれ，自然に愛着が生まれた集団だという場合もあるが，他方で，外集団を敵とみなすことで，内集団の結束が高まるという側面がある。日本人としての意識が，スポーツの国際マッチで他国と対抗することで強まるといったことが一例である。つまり，敵となる存在をつくることが集団形成にとって重要である可能性もある。こうした観点は，組織内での派閥形成や，専門家集団を敵対視して，特定のウイルスやワクチン接種を専門家による陰謀ととらえて活動する集団が出現する背景などを理解するうえで重要である。

4　準拠集団

　個人にとって集団は，自分の行為の指針となることがある。それをあらわしたのがマートンの示した**準拠集団**という概念である。たとえば，自分の仕事が忙しいのかそうでないのかを考えるとき，自分が所属している集団内の他者を基準として判断をする。もちろん絶対的な仕事時間や量も問題であるが，たとえば同じ入職1年目のほかの同僚に比べて自分だけ忙しいなどの場合に大きな不満をいだくことになるだろう。このような集団を**比較準拠集団**という。同輩集団は，そうした比較準拠集団としてわかりやすい例である。

　また，まだ自分が実際に所属しているわけではない集団も個人にとっての基準になる。たとえば，看護師を目ざし，看護学校で学ぶ人は，未来に自分が所属することが予想される看護師集団に準拠して，現在の自分の行うべきことを決めたり，価値観を形成したりしようとする。このように，自分の行為の方針となるような基準や決まりを提供してくれる機能をもっている集団を**規範準拠集団**という。

2 組織と官僚制

1 組織

　組織とは，明確に示された特定の目標達成のために形成されている人々の集合体である。ここでは前述した集団と対比させて組織の特徴をみてみる。

　集団のなかには一定程度の目標を有した家族のような集団もあるが，その目標は暗黙に共有されたものであり，地位–役割や権限がはっきりと示されたものではない。それに対して，組織では文書などで目標や地位–役割，権限などが明確になっており，業務を遂行する際の命令系統もはっきりしている。病棟内の各フロアにおいてシフト制に基づいて業務を行っている看護師は，まさに組織として仕事をしている。もちろん，組織内の実際の業務において，役割と社会関係がどの程度明示化されているかは，業務の内容に応じて異なっていたり，明確には示されていない目標や役割関係を共有したインフォーマルな集団が組織内に生まれたりすることもありうる。また，集団は境界とメンバーが比較的固定したものをさすことが多いのに対して，組織においてメンバーは流動的であり，その境界もまわりの環境に応じてかわりうる。場合によっては，組織は集団のかたちをとらずにネットワークとしてなりたっていることもある。

2 官僚制

　産業革命を 1 つの契機とした近代社会においては，会社経営の事務や行政機構の作業量が多く，それまでと違い複雑なものとなっていった。こうした複雑な作業を処理していくために組織は生まれてきた。ウェーバーは，現実の社会において多数生まれてきた組織の特徴を，官僚制という概念で要約してとらえ，近代社会を特徴づける理念型（モデル）として用いてきた。

　官僚制の特徴は，職務の専門化や，権威の階層構造，規則，没個人性，公私の分離，文書主義，専門能力に基づくキャリア形成などである。その特徴を単純にまとめると，それは顔の見える関係のなかで個人の能力や権限に頼って業務を行うのではなく，すべて定められたルールに基づいて行うしくみである。

　たとえば，ある患者が病院の会計窓口で，年間分の医療費の一括払いをしたいと申し出てきたとする。通常は，窓口の担当者はその申し出をすぐに認めることはできない。担当者はそういう規定があるかどうかを確認したうえで，上司などに確認し，その手続きを行うための書類を患者とともに作成したうえで，そうした支払いの方法が可能になる。

　官僚制は，効率的に組織を運営していくうえで欠かせない方法であり，現代の病院組織などは，この原理によって運営が可能になっているともいえる。しかし，ときにこのような方法が目標や規則に無反省に従う過剰同調をもたらし，結果的に業務が非効率となったり，職務の怠慢を生んだりすることに

つながってきたととらえられてもきた。

　こうした官僚制の組織統制メカニズムが，意図せずに及ぼしてしまう負の効果を，マートンは**官僚制の逆機能**とよんだ。官僚制が近代社会を代表するような原理だとすると，こうした官僚制の負の側面の指摘は，近代社会そのものに対する批判ともなっている。

3 ネットワーク

　ネットワークは，人と人とのつながりを意味している。集団や組織は複数の個人によって構成されており，そのなかには複数のネットワークが存在している。たとえば，あるクラスの集団内で親しい人と親しくない人がいることなどを想定するとわかりやすいだろう。そうした集団内の関係性を可視化しようとする心理学の手法もある。しかし，ネットワークという概念のより重要な意義は，集団や組織の境界をこえた個人間のつながりをとらえようとする点にある。

　たとえば，現状の社会において子育てをおもに担う家族集団は，母親と父親と子どもなどの個人からなりたっている。そこで個々人のネットワークという視点で家族内での子育てのタスクとそれへの援助のあり方をみていくと，母親が家族の境界をこえて，地域の母親たちとつながりをもって子育てをしていることなどが見えてくる。

　また，都市の家族の多くは小規模化しており，それぞれが孤立した活動を行っているように見える。しかし，調査をしてみると，小規模な家族は自分の親などのほかの親族とのネットワークを形成し，全体で援助し合いながら課題に対処していることがある。

　このようにネットワークに注目すると，集団や組織だけを見ていてはとらえられない援助関係などが発見されることがある。

　近代的組織の典型ともいえる病院組織内においても，部署の垂直的な官僚制的意思決定に基づく業務単位をこえて情報交換がなされることがある。あるいは，外部の業者や専門職とネットワークを形成することで病院内の業務を遂行することが，通常化してきている。

　たとえば，地域包括ケア政策などの展開（● 189 ページ）のなかで，病院外のさまざまな機関や専門職，住民などと情報交換をすることや，医療知識以外のより視野の広い知識を得ることが必要になってきている。情報化などによる技術変化にも支えられながら，ネットワーク形成は，定型的ではない業務に対応するうえで重要だととらえられるようになってきている。

D 社会学における社会の構造のとらえ方

　ここまで個人の行為や相互行為を起点に，その個人が集まったりつながったりすることで形成される集団・組織・ネットワークなど，比較的イメージ

しやすい基礎概念を解説した。一方で，社会学は，私たちの生活と直接は関連しない，ふだんは考えない大きな単位の社会を示す言葉や，やや抽象的で，日常的に目で見ることがむずかしい概念も生み出してきた。このような概念の感覚を漠然とでもつかむことが，社会学を学んでいく次の段階として重要となる。

1 制度

　先に述べたように社会学の扱う**制度**は，法律に明文化されたものに限らず目に見えない力のようなものも含んでいる。序章で紹介したデュルケーム❶は，そうした制度について，個々人の行為の積み重なったものではなく，それ独自の力をもっているととらえ，その独自の力をとらえることを社会学の課題とした。

　たとえば，一般的に自殺は個人の意思によって選択された行為のように考えられる。しかし，個人の自殺の動機を理解していっても，社会全体における自殺の動向はみえてこない。国家単位や国の中の地域単位など，ある区域で区切られる国や地域などの社会の自殺統計に関するデータを見てみると，地域によって一定の自殺率の傾向が見られ，それは経年的にそれほど変化しない。あるいは，都市化や経済状況の変化などのできごとによって自殺率は大きく変動する。

　このことからデュルケームは，個々人のもつ自殺意図とは別に，ある社会において「一定の自殺率」という社会的事実があり，それを生み出す，なんらかの社会的な力が存在していると考えた。こうした社会的事実と力を社会学が対象にすべきだと考えたのである。

　より身近な家族の例で考えてみる。近代社会において家族は，個人がみずからそれを形成するかしないかを決め，形成する場合は，一緒に生活をする相手を自分で選んでいくことが原則とされている。しかし，私たちは完全に自由にそれを決定しているわけではない。家族とはこうあるべきという考え方や，それに伴う常識的な慣例，付随して行われる儀式のようなものに，なんとなく従っている。それに従わず抵抗しようとすると，親や親族などの周囲からときに反発を受けたり，やんわりとたしなめられたりする。その結果，私たちの社会における多くの家族は似通ったものとなり，似通ったかたちの家族を理想とする。こうした力は，一部は婚姻にかかわる法律などのかたちで明文化されているが，どこにも書かれていないにもかかわらず，どことなくそういうものだという感覚としても存在しており，家族にかかわる私たちの行為をゆるやかに拘束もしている。

NOTE

❶デュルケーム
　エミール゠デュルケーム Emile Durkheim（1858〜1917）。フランスの社会学者。自殺の原因を個人ではなく社会に求めた『自殺論』が有名である。

2 さまざまな社会システムの考え方

◆ 統合したシステム

　私たちの意図をこえて存在する社会をとらえようとする概念の１つに**システム（社会システム）**がある。システムとは，個々の要素が相互に一定のパターンで関連し合ってできあがっているまとまりである。

　デュルケームは，社会を人間の身体になぞらえて社会有機体ととらえ，その正常な状態と病的な状態を区別しようとした。それは，臓器などのパーツの一部が機能不全となることで，全体としての人間の身体が病気となるように，社会全体を複雑に相互依存する１つの大きなシステムと見たてて，その状態をとらえようとしていたということである。

　パーソンズ[1]は，明示的にシステム概念を社会の分析に取り入れて，社会学の理論体系（社会システム論）をつくろうとした。そしてどのような社会においても，社会全体が持続していくためには，次の４つの機能が果たされている必要があると考えた。

　　A：適応 adaptation　目標達成のための資源の調達。

　　G：目標達成 goal attainment　目標を決定し，達成のためのシステムの諸資源の動員。

　　I：統合 integration　社会の価値を制度化すること。

　　L：潜在的パターンの維持 latency　価値を身につけさせること。

　このパーソンズのシステムのとらえ方を **AGIL 図式**という。たとえば，国家という社会システムにおいては，A の機能を果たすものは資源を調達してくる経済で，G は政治が担い，I は法や規範のかたちになり，L の機能は教育と文化が果たす。国家という社会システムのなかの諸機関やそこで働く人たちは，以上の４機能を果たす行為や活動を（本人たちが意識しているかどうかとは別に）行っているととらえられ，それらの機能が満たされていることで社会システムが統合されている。

　また，この枠組みは，国家という大きな単位だけでなく，たとえば病院組織などに適用して考えることもできる。A は保険者や市場から財源を獲得すること，G は病院長や領域の長たちの間の交渉や政治，I は病院内の秩序を保つための職務規定など，L は職場における研究会や研修などになる。このような AGIL 図式に基づく社会システム論においては，まず維持されるべき安定した構造を前提に，それを維持するために社会のなかの各サブシステムがどのようにはたらいているかという分析がなされる。

◆ システムと生活世界

　社会の構造とその安定という観点で社会システム論を構築したパーソンズは，システムの統合や安定に注目した。それに対して，ハーバーマス[2]は，システム概念を現代の社会を批判的にとらえるために用いている。ハーバー

◻NOTE

❶ パーソンズ

　タルコット゠パーソンズ Talcott Parsons（1902〜1979）。アメリカの社会学者。機能主義を代表する社会学者で，構造-機能主義の理論などその後の社会学に多大な影響を残した。

◻NOTE

❷ ハーバーマス

ユルゲン゠ハーバーマス Jurgen Habermas（1929〜）。ドイツの社会学者・社会哲学者。ドイツにおけるナチズムの台頭のなかで，近代社会批判を展開したフランクフルト学派（ナチズムに迫害されたユダヤ人社会学者を中心とした研究グループ）の第２世代。主著に『コミュニケーション的行為の理論』『公共性の構造転換』がある。

マスは，近代社会は，戦略的にふるまう人々の行為からなる政治経済**システム**と，共通了解を目ざすようなコミュニケーションを基本になりたつ**生活世界**という2つの領域からなりたっているととらえる。そのうえで，システム領域が肥大化し，私たちの生活世界が侵食されるようになってきているという時代診断をする。こうした事態に対して，生活世界における人々の発話に基づく理想的なコミュニケーションの回復を目ざすことが必要だと説くのである。

◆ 分化したシステム

　ルーマン❶のシステムのとらえ方は，パーソンズともハーバーマスとも異なる独特なものである。ルーマンは，あるサブシステムが社会の構造維持にとってどのような機能を果たしているのかを特定しようとするパーソンズの発想と異なり，安定した全体構造を想定しない。また，ある機能を果たしうるサブシステムは1つに限られず複数存在しうると考えた。ルーマンは近代社会において，家族，教育，医療，福祉，政治，芸術などの社会のサブシステムは，それぞれが独自の論理に基づいて作動するものとして分かれていったととらえた。

　おおざっぱにいうと，パーソンズが，それぞれのシステムがAGIL図式のように役割分担して全体構造を維持していると考えるのに対して，ルーマンはそれぞれのサブシステムはそれぞれ独立して動き，そのため，あらかじめ全体構造が想定できない複雑な社会のできごとに対処できるようになっていると考えるのである。また，ルーマンの描く社会システムは，ハーバーマスのように，人間の生活世界を押しつぶしてしまう外側の力といったニュアンスはない。私たちの関与しているコミュニケーションは，すべからくなんらかのシステムとして行われており，システムの外に人間本来の意図や行為といったものがあるわけではないのである。

3 階級・階層

1 階級と階層の概念

　社会全体を上から下までの階層構造ととらえて，上下関係や格差などをとらえる概念を社会学は生み出してきた。その中心的なものが**階級**と**階層**である。序章でも言及したマルクス❷は，生産手段を所有し労働者を生産手段として用いることができる資本家と，土地を所有する地主，所有せず労働力を商品として売らなくてはならない労働者とが，異なる政治意識を共有する階級（階級集団）を形成し，資本家が労働者を搾取し，両者の間に分断がある社会として近代（資本主義）社会をとらえた（◯115ページ）。

　それに対して，階層の概念は，明確な身分のように階級があるという前提をおかない。近代社会における分業によって複数の職業が生まれ，その職業などによる地位の異なりを階層ととらえ，階層間の移動や，階層構造自体の

NOTE
❶ルーマン
ニクラス゠ルーマン Niklas Luhmann（1927〜1998）。ドイツの社会学者。パーソンズの社会システム論を批判的に継承し，独自の社会システム論を展開した。著書に『社会システム理論』『マスメディアのリアリティ』がある。

NOTE
❷マルクス
カール゠マルクス Karl Heinrich Marx（1818〜1883）。「疎外された労働」や，経済構造の文化・政治に対する影響力に関する議論など，基本的な人間や社会に関する考え方が，のちのいくつかの社会学研究に影響を与えた（◯115ページ）。

時代的変化をとらえようとする際に用いられてきた。

　これらの議論は，おもに職業や学歴などに注目しながら，社会のなかの複雑な上下（階層）関係の構造や，その時代的変化，およびその階層構造がもたらす格差や不平等をとらえようとしてきた。保健医療の分野では，職業間の健康状態の格差に関する研究が行われてきた。たとえば，1980年にイギリス保健社会保障省が出した健康格差に関する報告書（ブラックレポート Black Report）では，職業をもとに社会階級を5つに分けて，階級間の死亡率や特定の疾患の罹患率の違いを見ている（● 119ページ）。これは，個人的なもののように思われる健康が，階級・階層という社会的なしくみに規定されていることの発見であり，医療や看護の問題が個人の治療や健康指導などの介入のみでは解決にいたらないことを想起させる。

2 ジェンダー・家父長制

　社会のなかの上下関係をはらんだ違いは，職業の違いや生産手段の所有の有無などに注目して考察されてきたが，ほかに重要な違いをもたらすものとして**ジェンダー**（性別）の違いがある（● 196ページ）。先の階層概念は，おもに世帯主である男性の職業に注目してきたが，男性が労働者として世帯の稼ぎ手となれるのは，女性が主婦として家庭内のケアや家事に無償で従事することがあたり前だと思われてきたためである。つまり階層の違いの背後に，家事やケアを家庭内の主婦としておもに担う女性の存在が制度化されていて，その結果，男性と女性との間に大きな社会的な違いが生まれているのである。また，仮に男性を念頭においた際に階層間の格差がなくなってきたとしても，女性に注目すると非正規雇用の割合が高いなど，男性と同様の変化がいえない場合もある。

　こうした男性と女性の関係を成立させるインフォーマルな制度を，社会学は**家父長制**とよび，資本主義を特徴とする近代社会は家父長制を伴うかたちで成立・維持されてきたととらえる[1]。

3 資本

　階級・階層構造は，個人のレベルにおいては各自のもつ**資本**の違いとしてとらえることができる。基本的には生産手段を所有しているかどうかや，職業などの経済的な面に焦点をあてて階級・階層区分は考えられてきたため，**経済資本**が個人のもつ資本として念頭におかれてきた。しかし，経済資本だけでなく，ネットワークなどのつながりの豊富さを示す**社会関係資本**（● 218ページ）や，芸術を消費し享受する能力（美術館での絵画鑑賞を楽しめるかどうか）や趣味嗜好の違い（クラシック音楽が好きか，ロックが好きか）などの**文化資本**の多寡や違いにも，近年の社会学は注目してきている。

　ただし，こうした資本の量は調査によってある程度測定できるとしても，それが個人の人生を運命的に決定づけてしまうわけではない。フランスの社会学者ブルデュー P. Bourdieu が描くように重要なのは，こうした資本の量が，それぞれの社会的なポジションによってある程度決まっているなかで，個々

NOTE

[1]その他の上下関係の違いをもたらすカテゴリーとして，社会学ではエスニシティや人種，障害などに注目してきた。また，これらのカテゴリーが複数重なることで生まれる差別現象もあり，こうした重なりをインターセクショナリティ（交差性）とよぶ。

人は，戦略を駆使してゲームの勝利を目ざすように，人生を生きているという点である。社会の力といったものを考えるときに，構造的な制限とともに，個々人の主体性の存在を忘れてはならない（▶35ページ）。

4 国家・グローバル社会

1 国家・国民国家

　ここまでは，私たちの外側にあって，私たちを拘束する社会の側面をとらえようとする抽象的な概念を説明してきた。他方で，私たちが日常的に大きな社会として想定するのは，多くの場合，**国家**であろう。たとえば，社会というと，まずは現在住んでいる日本社会をイメージすることが多いが，その際の日本とは，おおよそ地理的に日本という国を意味している。公的には，日本という国の範囲は日本という国家の統治する範囲だといえる。

　国家とは，第1に，その国の国民の生死に対して大きな影響力をもっている行政機構である。私たちは，出生したあとに人口として登録され，その後，各種の手当てや医療を受け，義務教育を受けていくなど，法制度を根拠とした行政の制度に包摂されていく。また，第2に国家とは同じ国民の間で形成されていると意識される共同体，すなわち**国民国家**でもある。歴史的にも，19世紀に生まれた社会学は近代国家が生まれていく過程とその成長をともにしており，その国家の範囲での社会が考察の念頭におかれていた。

　私たちの病気の経験や受診経験などは，医療制度と強く関連しており，その医療制度を見ていくうえで基本となるのは国家ごとの医療制度である。ある国家の枠の中での法制度の変化や，医療費や病院の数などをほかの国と比較していくことが，ある社会における医療をめぐる経験や現象の特徴を知るうえで重要になってくることは間違いなく，多くのデータや研究が存在している。

　たとえば，国際比較によってわかる典型的な例として，日本の精神科病院の病床数の多さと平均在院日数の長さがある。第二次世界大戦後，他国が病床数を大きく減らし，地域精神医療に移行しているのに対して，日本においてはその歩みは遅く，入院医療が中心である[1]。その背景の1つには，わが国においては，政策的に民間精神科病院を中心に精神科病院の増床が行われてきたことがある。このように国家の政策が，精神科病院や精神疾患に関するイメージ形成に強い影響を与えているのである。

2 グローバル社会

　他方で，国家をこえた社会全体を想定する社会学の議論もある。アメリカの社会学者ウォーラスティン I. Wallerstein は，『近代世界システム』のなかで16世紀から貿易を通じて**中心・周辺・半周辺**という3つの地域に分かれる**世界システム**が成立してきたととらえ，この世界システム論の視点から，社会学が近代化とよんできた（西欧社会における）現象をとらえ直している。

📓 **NOTE**

[1] 日本の精神科病院

　第二次世界大戦後，多くの先進諸国においては精神科病院の病床数は一貫して減少してきているのに対して，日本の精神科病床数は増加および現状維持傾向にある。

　国家単位でのみとらえた場合，西欧社会や先進国といわれる国は，それぞれの国で近代化をとげてきたという歴史になる。しかし，世界システムを念頭におくと，アフリカやラテンアメリカなどの周辺の国を植民地化し，富を搾取することで西欧社会の近代化が可能になったという見方もできる。こうした見方とは別に，このようなグローバルなシステムとしての社会のとらえ方は，国をこえた人，モノ，カネ，および情報の移動がますます加速している現在において現実味を増している。

　たとえば，医療にかかわる現象として臓器移植を考えてみる。移植が可能かどうかは，日本国内において定められた適用条件によって決まる。しかし，その治療を求める人が，日本の適用条件にあてはまらないとき，他国の医療を利用してその医療行為を受けることが可能でもある。そういう意味では，国家をこえて臓器の授受のネットワークが成立しているともいえる。さらに，それを提供する人と享受する人の間には，その人の生きる社会のゆたかさと関連した経済資本の格差があるだろう。こうした現象は，生殖補助医療や，医薬品の手に入りやすさにおいても同様である。

　また，医師や看護師の資格をもった人の労働市場は，世界中に広がっている。そのため，需要のある国家にケア労働者が移動することで，送り出しもとの国内のケアの担い手が不足するといった現象も生じている。

E　社会変動と現代社会

1　社会変動

1　近代社会のゆくえ

　序章で述べたように社会学は，19世紀にヨーロッパで生まれた**近代社会**をとらえることを主題としてきた。20世紀以降の社会学もこうした問いを共有しているが，現代がそれまでの近代化の延長上にあるのか，近代の先に来ているのかが重要なテーマとなってきている。近代社会の典型的な特徴の1つは，合理的組織の発展と官僚制化である。また，資本主義の発達における市場の拡大と，それに伴う階級対立，および生産や職業に基づく階層化や不平等などもその帰結の1つといえる。

　社会学者は，こうした近代化の趨勢によって生まれる社会問題を批判的に分析してきたが，その批判のよりどころとなるのは，同様に近代社会が生み出し，まもってきた**人権**や**民主主義**などの理念である。そうした意味で，社会学は近代化とともに歩んできた学問だといえる。

2　脱工業化社会・情報化

　以上で見たような近代の大きな趨勢はあるが，従来の近代化の想定とは別

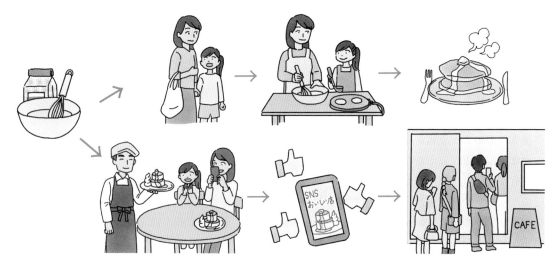

●図1-2　脱工業化社会における価値
素材はまったく同じで味はあまりかわらなかったとしても，人気店のカフェのパンケーキは，自宅でつくるパンケーキの10倍以上の値段であったりする。それは，SNSによる情報の拡散により，さらに人気になることによって可能な値段かもしれない。場合によって私たちは，食べ物のおいしさにではなく，有名店で食べることそのものやSNSでそこで食べたことを示す写真をアップロードするためにお金を払っていると考えることもできる。

の新たな変化として，近代の根幹となる産業の変化がある。工業化やそれに伴う分業の成立は，近代化の重要な契機であり構成要素であった。しかし，第二次世界大戦後の先進諸国の発展を念頭に，ベルD. Bellは，燃料というエネルギーからモノを生み出すことを中心とした製造業中心の工業化社会から，**情報**が中心的なエネルギーとなる**脱工業化社会**への移行を説いた。脱工業化社会においては，モノ自体が大きな価値を生むというよりは，情報の組み合わせが大きな価値を生む（●図1-2）。

3　消費社会

　情報が価値を生み出す社会になっていくことは，モノの生産活動ではなく，人々の消費行動への注目が重要になっていく社会への変更を意味している。フランスの哲学者ボードリャールJ. Baudrillardは，『消費社会の神話と構造』のなかで消費が中心となる社会においては，モノそのものが消費されるのではなく，他者との違いをあらわす記号が消費されると述べた。

　たとえば，現在，暑さや寒さをしのぐ服の機能は，どの会社のものもそれほど違いがない。そうしたなかで私たちは，価格を考慮しつつ，他者と違うブランドであるとか，地球にやさしいイメージとかを消費している。そして，そうした消費は他者と自分との違いを示すアイデンティティともかかわっているのである。

4　サービス経済化

　消費を中心とする社会では，都市において，情報を生み出し流通させる産業や，サービスそのものの販売への従事者を増やしていく。それは，統計的

には第三次産業への従事者の増加としてあらわれる。生産の局面において，多様な意味づけを要求する商品開発には，官僚制化された組織や工場の自動（オートメーション）化などとは相性がわるく，柔軟なネットワーク型の組織のほうが適している。情報テクノロジーの進展などにもあと押しされて，ネットワーク型の組織やプロジェクトによって仕事がなされるようになっていく。

他方，そのような相対的に高階層の職業への従事者が先進国の大都市中心に生まれていくとともに，そうした従事者が生活していくための家事サービスや育児・介護労働を代行して担うサービスへのニーズも増えていくことになる。各国ごとの制度にもよるが，相対的に低賃金のケア従事者やサービス労働従事者が増加していくことになり，国によっては移民労働者がその中核的な担い手となっている（◯ 255 ページ）。

2 ポストモダンと後期近代

1 ポストモダン

ポストモダンという思想的な立場は，現代の社会変化を近代が終焉した次の段階にあるととらえる。近代社会は，自由や平等などの大きな理念を掲げ，民主主義や産業化により封建制度などの旧来の秩序をのりこえていくことで，社会が発展していくことを前提においてきた。しかし，20 世紀に入ってからの大規模な戦争や環境破壊などは，そうした近代の普遍的な理念に対する疑いを引きおこした。フランスの哲学者のリオタール J. F. Lyotard は，現代のそうした状況を**大きな物語の終焉**とし，差異や多元的な価値観の共存を目ざす時代をポストモダンとしてとらえた。こうした近代のとらえ方は，社会学にも大きな影響を与えてきた。

2 再帰的近代

他方で，20 世紀に入ってからの近代社会が大きな課題をはらんでいることは共有しつつ，その状況を近代化がより徹底したことで，結果として近代化の性質が大きくかわったととらえようとする社会学者たちもいる。イギリスの社会学者ギデンズ A. Giddens は，近代の特徴を再帰性が高まることととらえた。

再帰性とは，つねに自分のありようを反省的に問いなおすことであり，現在の社会はこの再帰性の徹底化された社会である。再帰性が高まる背景には，近代社会においては時間と空間が分離し，ローカルな習慣や規範，価値観から人々がとき放たれたことがある。近代以前には，農村などでのローカルな場に結びついた慣習のようなものに個人が従うことで，人々は安定した関係を形成することができた。しかし，時間と空間が分離した近代社会においては，人々がよってたつ共通の枠組みがなく，個人や社会は，つねに複数の価値観や規範が存在するなかで，いまのありようがよいのかどうか，問いつづ

けながら行為していかないとならないのである。また，同様に，ポーランド出身の社会学者バウマン Z. Bauman は，安定した枠組みがなくなっていく近代化を**リキッドモダニティ（液状化近代）**とよんでいる。

3　個人化

　よってたつ確固とした枠組みがなくなっていくことは，選択や決定において個人の責任が高まることを意味している。このことをドイツの社会学ベック U. Beck は**個人化**とよんでいる。近代社会は，一方では確かに生まれ育った土地のしがらみから個人を解放し，個人主義的な生き方を可能にした。その背景には，農村からの人口移動と，それに基づく都市的な社会の形成がある。こうした個人主義化は，都市において，さまざまな問題を生み出した面もあるが，基本的には個人の自由を拡大する望ましいことでもあった。しかし，こうした自由の徹底化は，家族やコミュニティなどの，個人をまもる面ももつ社会関係からもとき放たれて，みずからの責任でリスクに立ち向かわざるをえない個人を生み出してきたともいえる。

　こうした個人化は国家の財政上の制約やグローバル化に伴う労働の変容などから，制度的に生まれてきた面もある。第二次世界大戦後の経済成長の時期には，国家の社会保障支出や，職場におけるコミュニティの確保，性別分業を基盤とした家族形成などを伴うかたちで個人が自由を享受することが可能であった。いわば安定した制度や集団，コミュニティを前提としたうえでの個人の自由の拡大が進んだといえる❶。

　しかし，1980年代以降，世界的に上述のような安定した資源を保障する国家や企業組織，家族などを多くの人が得られるような条件は失われていく。日本社会においても，非正規雇用の増大や未婚化などの現象は，そのあらわれである。こうした状況のなかで個人は，不安定なライフコースのなかで，自分の人生のリスクを予想しながら，自己の責任で人生をアレンジしていかなくてはならなくなった。現在の個人化は，こうしてしいられた側面ももっている。

　たとえば，近年は学校において金融教育がなされることがあるが，これは，国家の公的な社会保障や新卒で企業に勤めるだけでは，老後のリスクに備えることができなくなってきたことのあらわれであるともいえる。

3　ポストヒューマン・デジタル社会

1　ポストヒューマン社会

　本章が，社会的行為の説明から始めたように，社会学はおもに人間を対象として理論や概念をつくってきた。しかし，近年の社会変化と関連して注目されているのは，非人間やモノとのかかわりである。社会を成立させるうえで，こうした非人間やモノの重要性が増していく社会が**ポストヒューマン社会**である。

━ NOTE

❶ただし，ここで注意すべきは，すべての人が，安定した制度や集団のなかで自由の拡大の恩恵を得たわけではないということである。階層とジェンダーの視点（ ● 199ページ）を入れると，おもに恩恵を得た人々は，性別役割分業に基づく家族での主婦のケア労働をあてにでき，大企業などの安定した企業コミュニティに会社員として所属する男性サラリーマンであった。

　たとえば，皆さんのなかでもペットと暮らしている人がいると思うが，人によってはペットの存在は家族である。人間と同様にペットの看取りや，災害時におけるペットとの避難などが社会の課題として重要になってきており，いわば動物が社会を構成する存在となってきているともいえる。

　また，Chat-GPT などの人工知能 artificial intelligence（AI）の登場と普及は，どこまでが人間の思考でどこまでが道具なのか，そもそも人間の思考が特別なものなのかといった問いを提起している。

　たとえば，今日では私たちはパソコンの予測変換機能を日常的な「道具」として用いてレポート作成などを行っている。そうだとするならば AI によるアシスタント機能も日常的に使用されていく可能性もあり，その場合，個人の能力のはかり方に大転換が生じていくかもしれない。私たちの社会は，ある一時点の試験などで人間の能力や努力をはかり，その結果に基づいて人を選抜している。しかし，そうした基本的な考え方が根本からかわるかもしれないのである。このように人間以外の存在やモノとの関係を考えることが，私たちの社会および，社会学をはじめとした社会科学にとって重要なテーマとなってきている。

2 デジタル社会

　情報技術の進展は，とくにインターネット空間に広がっていくことで，膨大なデータを蓄積させている。このことは人間のとらえ方に対する変化をもたらしている。先に見たように個人は地位-役割の束として理解できた。しかし，カルテ情報やふだんの購買行動などもデータとして蓄積され，個人とのひもづけが可能になってくると，そうしたデジタルデータの束として個人が存在していると，とらえることも可能である。

　たとえば，肉体的な死によってある人の身体が消失して埋葬されたとする。しかし，その人の SNS 上の情報がインターネット空間に残ることで，その存在は人々の記憶のなかでは消えないかもしれない。

　このような状況は，色々な意味で遠く離れた人との関係を大きくかえるという肯定的な可能性をもつと同時に，情報技術を通じた監視と管理が進んでいくという可能性もはらんでいる。また，社会学自身の人間や社会のとらえ方についてもデジタル化は大きな影響を与えうる。具体的には，社会調査において，膨大なデジタルデータ（ビッグデータ）は無視できない存在になっていく（● 69 ページ）。

4 社会学的想像力

　本章では社会学の基礎概念を紹介しながら，現代の社会変化について見てきた。社会学を学んでいくうえで重要なのは，ミルズ C. W. Mills のいう日常的に経験する私的な問題と，歴史的・構造的な問題とを結びつけていく**社会学的想像力**である。社会学は社会の変化をとらえようとしてきたが，システムや制度という水準にとまらない。そうした水準の変化が，個人の行為など

とどのように関係しているのかを考えていくことが重要である。

　社会学的想像力を発揮していくことは，序章で述べた，自分たちの生きる社会を反省的にとらえることでもある。本章でもところどころ事例を出すことで，日常的なできごとと近代化などの大きな変化とのかかわりを見ようとしてきた。皆さんも，本章の基礎概念を出発点に，日常的なできごとや経験と関連づけて学習をしていってほしい。

📝 work　復習と課題

❶ 社会学において，理由や目的を伴うふるまいをなんとよぶか。

❷ 社会関係のなかで複数の役割をもつ例をあげてみよう。

❸ 内集団と外集団の例をあげてみよう。

❹ 私たちの日常生活で，人間ではないものやモノが大きな影響を及ぼしている例をあげてみよう。

参考文献

1. アンソニー・ギデンズ著，秋吉美都ほか訳：モダニティと自己アイデンティティ——後期近代における自己と社会(ちくま文庫)．筑摩書房，2021.
2. アンソニー・ギデンズ著，松尾精文ほか訳：社会学，第5版．而立書房，2009.
3. ウルリッヒ・ベック著，東廉・伊藤美登里訳：危険社会——新しい近代への道．法政大学出版局，1998.
4. 奥村隆：社会学の歴史Ⅱ——他者への想像力のために．有斐閣，2023.
5. ケン・プラマー著，赤川学監訳：21世紀を生きるための社会学の教科書(ちくま学芸文庫)．筑摩書房，2021.
6. 佐藤俊樹：社会学の方法——その歴史と構造(叢書現代社会学5)．ミネルヴァ書房，2011.
7. 作田啓一・井上俊編：命題コレクション社会学．筑摩書房，1986.
8. デュルケーム著，宮島喬訳：自殺論(中公文庫)．中央公論新社，2018.
9. ピエール・ブルデュー著，石井洋二郎訳：ディスタンクシオン——社会的判断力批判1(普及版)．藤原書店，2020.
10. ピエール・ブルデュー著，石井洋二郎訳：ディスタンクシオン——社会的判断力批判2(普及版)．藤原書店，2020.
11. マックス・ウェーバー著，林道義訳：理解社会学のカテゴリー(岩波文庫)．岩波書店，1968.
12. マックス・ヴェーバー著，富永祐治・立野保男訳，折原浩補訳：社会科学と社会政策にかかわる認識の「客観性」(岩波文庫)．岩波書店，1998.
13. ロバート・K・マートン著，森東吾ほか訳：社会理論と社会構造．みすず書房，1961.
14. C・ライト・ミルズ著，伊奈正人・中村好孝訳：社会学的想像力(ちくま学芸文庫)．筑摩書房，2017.

第 2 章

社会学的視点からのモノの見方

本章の目標	□ 合意モデルとコンフリクトモデルについて理解する。
	□ 第二次的調整や役割距離について理解する。
	□ ラベリング理論や逸脱行為について理解する。
	□ 意図せざる結果や機能主義について理解する。

　本章では，第1章で示した基礎概念をふまえて，いくつかの社会学のモノの見方について提示する。とくに，医療や看護にかかわる事例や，これまでの医療社会学の研究が示した考察を取り上げながら，社会学的視点からの見方を参照することによって，医療現場などでのできごとがどのように見えてくるのかを示してみる。

A 合意とコンフリクト──医療者と患者はわかり合えるのか

●「理想の」医師-患者関係　皆さんが病院という組織のなかで，看護職などの医療者の立場で患者とかかわるとする。その際に，医療者と患者は「わかり合えている」といえるのだろうか。

　たとえば患者と医療者が，互いに「治りたい・治したい」とか，治療をして「社会復帰したい・させたい」という目標を共有しているとする。目標の共有を前提にして，互いの役割を期待しながら相互行為をしている状態は「わかり合えている」状態ととらえることができるだろう。互いに目標を共有して，ともに歩んでいく医療者と患者の関係性は，医療ドラマなどの感動的なシーンとして描かれる。

　また，古くは古代ギリシアの「ヒポクラテスの誓い」や，看護の理念として頻繁にたち返られる「ナイチンゲールの誓い」のように，医療や看護の理念においては，他者への倫理性や愛他性が強調される。わが国においても「医は仁術」という言葉がある。患者は治療（治癒）を望んでおり，医療者側も同様の目標をもっていることを前提に，倫理性や愛他性をもつことが医療者側の理念とされている。

　医療現場で働くことを目ざす皆さんも，患者とこのような関係性を築くことが，喜びや，やりがいにつながると考えているのではないだろうか。

1 合意モデル

　「わかり合えている」こと，すなわち「合意」を前提または出発点として，医師と患者の関係を考えたのがパーソンズ（◐ 21ページ）である。パーソンズは，病人役割・医師役割という互いに補完し合う概念を用いて，近代医療システムにおける医師と患者の関係を概念化し，戦後のアメリカの医療社会学

に大きな影響を与えた。

　病人役割とは，病気になった責任からの免除と，通常の社会生活からの免除という2つの権利，および，回復のために治療に専念することと，医師に協力することという2つの義務からなる役割セットである。医療機関を受診し，診断されて患者になった人は，こうした役割を遂行することが期待される。

　他方，病人役割と補完的な**医師役割**は，次のような専門職としての医師の行為の原理が示され，役割を課すものである。

- ① 業績性　医師が長期にわたって習得した専門的知識・技能を用いる。
- ② 普遍主義　患者をその属性によって区別しない。
- ③ 機能的限定性　患者の病気や障害に焦点を合わせる。
- ④ 感情中立性　患者に感情的に関与しない。
- ⑤ 集合体志向　病気の治癒のために自己の利益より患者の利益を優先する。

　このようにみると，医療において期待される医師と患者の関係は，市場のなかでサービスを売買する関係とは異なっていることがわかるだろう。このような相互の役割期待が成立していることによって，医療実践がなされているととらえられるのである。こうした，パーソンズの考える医師と患者との制度化された社会関係は，先に述べた医師−患者間での回復という目標の共有を前提としてはじめてなりたつものであり，**合意モデル**に基づく相互行為といえる。

2 コンフリクトモデル

◆ 視点の衝突

　一般的な医療の理想のようなものを想定すると，合意モデルに基づく医師−患者関係は理解しやすく，社会のなかで信頼を得て円滑に機能している医療システムを一定程度説明している。しかし，他方で，医療社会学者のフリードソン E. Freidson は，患者と医師の視点の違いを指摘する。その指摘は，職業社会学を展開したヒューズ E. Hughes の「クライアントにとっての緊急事態が職業従事者にとっては日常業務である」[1]という前提に基づいている。医師と患者はそもそも視点が異なるため，あらかじめ合意は前提にできず，むしろ，それぞれの視点の違いから治療という場面では**視点の衝突**がおこるととらえた。

◆ 異なる社会的背景

　視点の違いは，医師と患者の双方が埋め込まれている社会関係によって生まれる。医療機関で患者として扱われる病者は，もともと病者であったわけ

1）E. C. Hughes : *Men and their work.* Free Press, 1958.

ではない。日常生活を送るなかでなんらかの不調を感じ，セルフケアで対処しながら，親しい人に助言などを求めつつ，それらがうまく運ばなくなった段階にいたって緊急的に医療機関にアクセスして診断と治療にいたる。

　他方で医師は，職業として多くの患者を日常業務のなかで診療し，業務終了後は自宅に戻って日常生活を送る。職業者としての社会的評価は，クライエントである患者からも受けるが，同僚である医師や自分の所属する専門領域の研究者などの専門職集団からの評価が中心となる。

　診療場面は，以上のような異なる社会的背景をもつ二者の出会う場面となり，視点の違いから**コンフリクト**（衝突）がおきうる場ととらえるのが自然である。パーソンズが前提とした合意に基づく医師-患者関係は，むしろ，コンフリクトをはらんだ場で出会った二者が，さまざまな試行錯誤をしたあとに視点の衝突をのりこえて到達しうる1つの関係性だと位置づけることができる。

◆ モデルの背景

　医師-患者関係を考えていくうえで，フリードソンが前提とするような視点の衝突が，とくに注目されるようになった背景には，医療をめぐるアメリカ社会および先進国社会の状況の変化がある。アメリカ社会においては，人種差別に基づく人体実験的な医療研究❶などへの反省的視点から，患者の権利の侵害に対する**インフォームドコンセント**の必要性が強調され，生命倫理的問題が出現した。また，消費者主義の進展により，専門職としての医師の権力への批判的視点が生まれ，その後医師の権力はかつてのように独占的なものではなくなっていく。こうした医療を含めた社会変動を背景とするなかで，医師-患者関係の見方に修正が迫られた。フリードソンの議論は，その代表的な例だといえる。

◆ 説明モデルの違い

　医師と患者の視点の違いという**コンフリクトモデル**は，医師-患者間の病気に対する**説明モデル**の違いという議論ともつながっている。中国の伝統医療のフィールドを研究し，精神科医でもある医療人類学者のクラインマンA. Kleinman は，著書『病の語り』において，医師と患者の問診の場面を例にあげて，双方の病気の原因や理由に関する説明の仕方が異なっていることを指摘している。

　たとえば，問診の際に患者は，みずからの現在の不調の原因を，他者との関係によるストレスや，日常のさまざまなできごとと関連づけながら語る。他方，医師は，患者の語った情報を得たあとに，生物医学的な説明や，患者としてのあるべき行動の遵守と逸脱に関する部分だけを選択的に拾い上げる。そして，疾患の機序や患者の医師からの指示の遵守がなされているかどうかだけをカルテに記載する。

　こうした視点の相違をふまえると，実際の医師-患者関係において必ずしも合意モデルを前提とできない場合もあることが理解できる。

NOTE
❶**人体実験的な医療研究**
　非倫理的な人体実験とみなされた著名なものにタスキギー梅毒研究（実験）がある。アラバマ州の黒人小作農の梅毒罹患者に対して，1932年から1972年までの長期間にわたって治療をせずに観察を行ったものである。

3 合意モデルとコンフリクトモデルの対比の意義

合意モデルとコンフリクトモデルの対比は，医師と患者の関係の研究において，最初から同時に提示されていたわけではない。近代社会における専門職システムの重要性に注目したパーソンズが医療社会学を展開したあとに，フリードソンが医療システムを批判的に研究した。そのなかで，フリードソンが医師と患者の間のコンフリクトの存在を指摘することで，それ以前の医療社会学の思考枠組みが合意モデルを前提としたものであったことが意識化されて，この対比が定式化されたのである。相互行為や社会システムの秩序の維持といったときに，立場や視点をかえてみることで，別の秩序のあり方が見えてくるという点が示唆的である。

B システムと主体性——病院の決まりに人は従うだけなのか

病院は組織であり，地位と役割が組織図として明確に決められている。とくに病院の規則は厳格である。これは，人々の心身に起因する困難や，生死にかかわる事象を扱うことと深く関連している。また，多様な患者の治療という組織目標の達成のために高度な知識と技術を必要とするため，業務の分担は一般の仕事などと比べて明確❶である。さらに，医療は福祉国家の1つの機構としていくつかの法律をもとに公式に制度化されている。では，このように役割が強固に決められた病院のような組織において，人は決まり（ルール）に従って，ただ自動的に動いているのだろうか。

> **▢ NOTE**
> ❶ただし，個々の専門職の専門性に基づく裁量権もある。

---

column 紛争（闘争）理論

合意モデルとコンフリクトモデルのような対比的な考え方は，より広い社会のあり方を考えるうえで示唆に富んでいる。パーソンズが提起した，社会のさまざまな部分が機能を果たして安定的な秩序が形成されるような社会システム像に対して，ドイツの社会学者ダーレンドルフ R. Dahrendorf らは，社会の紛争や闘争に注目し，集団や階級間の闘争やコンフリクトが逆説的に社会の秩序や変動にとって重要だととらえた。

たとえば，ヨーロッパにおいては医療者などのエッセンシャルワーカーも含めて，よりよい労働条件の確保のために一定期間にわたる職務のストライキがたびたび実施される。社会が摩擦なく円滑に営まれるとい

うイメージのもとでは，こうした行いは病院などの公的サービスを一時的に麻痺させるため，社会の秩序を破壊する行為のように映るかもしれない。しかし，こうしたストライキのような闘争により，一定程度の労働条件が維持されることによって，医療従事者が確保され，医療制度が長期的に持続可能になっているとみることもできる。ある一定期間の幅をとってみた場合，闘争の存在が結果として秩序とつながっているのである。このように，社会秩序の別のありようや，一見，望ましくないように見えるものの意味に気づかせてくれるという意味で，対比的なモデルで考えていくことは有益である。

　第１章の基礎概念でみたように，社会学の基礎概念には個人の行為から出発するものと，外部から個人を拘束するものから出発するものとがある。前者は個人の主体性に，後者は社会のかわりにくい構造に注目しているといえる。病院で職務を遂行する際は，基本的には規定を順守して定められた手続きを行う。その意味で行為は変化しにくい制度によって拘束されている。

　しかし実際は，患者や周囲のスタッフと相互行為をする際，ときにはルールにない会話を交わしたり，業務から外れるようなふるまいをしたりと，制度から逸脱するような行為をしている。また，そのようなルールから外れた行為が，病棟を運営していくうえでより効率的だということが暗黙にスタッフ間で共有されると，業務の仕方がかわることも考えられる。つまり，ルールに従いつつも，主体性を発揮することは，組織が円滑にまわっていくために必要だと考えることもできる。

1　第二次的調整

　高度に制度化された場において，人がどのようにふるまうかについては，精神科病棟を対象としたゴッフマン（ゴフマン）E. Goffman の研究が示唆を与えてくれる。ゴッフマンは，精神科病棟にレジデントとして滞在し，病棟のスタッフと患者との相互行為の観察に基づき『アサイラム』という著作を発表した。そこで提示されたのは，**全制的施設** total institution という概念であり，一部の精神科病院や軍隊，刑務所，寄宿舎などがそれにあてはまる。そこでは，収容者は個人的な名前をはぎとられ，画一的なユニフォームを着せられ，番号で管理される。ゴッフマンの観察した精神科病棟においても，収容者である患者の世界と，そこの管理者であるスタッフの世界は明確に分けられ，患者は外の世界と隔絶された世界で，患者としての役割を遂行することを要請されていた。

　しかし，患者たちは受動的にその役割を受け入れて，機械的に患者役割を遂行しているだけではなかった。患者どうしでモノを交換したり，ときには管理者であるスタッフの裏をかくような行為をするなど，独自の秩序に基づく世界をつくりだしていた。こうした全制的施設での裏の生活をつくりだすさまざまな技法を**第二次的調整**という。このように，一見，ふるまうべき規範が明確になっているかのように見える場所においても，そこにいる人々には規則を解釈しながら，それを遵守しつつ，そこからのズレをつくり出すような主体性が見い出される。

2　役割距離

　また，高度に役割が制度化された場において，人間が主体性を発揮し役割から逸脱することが，実際の行為を円滑に遂行していく際に重要となることもある。同じくゴッフマンは，『日常生活における自己呈示』のなかで，手術中に外科医が冗談を述べる事例を提示している。

手術は失敗が許されない場面であり，外科医は職務に専心することが要求される。そのため，手術の場面で冗談を言うことは，制度化された役割を逸脱した行為のように思える。しかし，この逸脱は非難されるわけではない。むしろ，手術中に冗談が言える余裕があるとみなされることで，その医師の能力や余裕を示すものとなり，手術を進めていくうえで，まわりの人の緊張をといている。

このように，ある役割があったとして，それをあえて遵守しないことが，相互行為場面ではよく見られ，こうしたふるまいは**役割距離**とよばれる。

3　構造と主体・再生産

制度のなかでの個人の主体性の発揮は，個人を拘束する社会をかえていけることを意味しているだろうか。それとも最終的に個人は制度に拘束されざるをえないということだろうか。社会学の観点からは，どちらの可能性もあるといえる。

たとえば，山根による介護施設における男性ケアワーカーに関する研究を例に考えてみる[1]。看護や介護などのケア職といわれる職場は，女性の割合が圧倒的に高く，女性が働くことが自然視されている❶。いわば男女というジェンダーを前提として，ケア役割の分業が制度化され，変化しにくい構造になっている。

そのような構造のなかで，男性ケアワーカーは，ケアを行う際に，人々がもつケア＝女性というイメージや，職場のなかで暗黙に期待される「男性としての」役割を前提として，ケアを展開していかなくてはならない。具体的にいえば，男性は女性と違ってこまやかさに欠けているといったイメージや，男性ならば力仕事は得意だろうという役割期待が男性ケアワーカーには強く向けられる。そうしたイメージに対する男性ケアワーカーの対処方法にはいくつかの方法がある。

NOTE
❶極端な例として，助産師資格を男性が取得できないということは，出産に関する領域への男性のかかわりは公的な制度上制限されているといえる。

column　ストリートレベルの官僚

対人サービス業務を行う行政職員や公的労働者は，行政の官僚として組織の規則にのっとりつつ，個別のニーズをかかえる対象者に対応しなくてはならない。そのため，状況に応じた裁量権がある程度認められている。リプスキー M. Lipsky は，こうしたタイプの職員のことをストリートレベルの官僚とよんだ。代表例としては警察や福祉事務所の職員，公立学校の教員などがあげられる。行政保健師なども含まれるかもしれない。

この概念は，なんらかの政策の実施過程において，対象者と接する人がいる以上，そこには規則がそのまま適用されるわけではないということを気づかせてくれる。また，こうした実施レベルの職員が，法律・規則と個々の対象者に合わせるかたちで裁量権を発揮する際に葛藤状態におかれやすいことも示唆している。

1）山根純佳：なぜ女性はケア労働をするのか──性別分業の再生産を超えて．勁草書房，2010.

　単純化すると，1つはジェンダーのステレオタイプに対して「男性だからできること」を積極的に引き受ける，構造に同化していく方向である。もう1つは，そうしたステレオタイプを裏切るように女性が担うと思われがちなケアを積極的に行っていく方向性である。もちろん，ほかの方法もありうる。

　こうした実践から見えてくるのは，制度化された強固な構造があったとしても，そのもとにいる行為者の解釈と，とられる行為には自由があるということである。他方で，その自由は強固な構造に抵抗して，それを一部かえていくことにつながる場合もあれば，強固な構造を追認して存続させることにつながる場合もある。

　また，そもそも強固な構造は，ケア職における賃金水準の低さや労働条件の不安定性などの現場の外にある国家の制度や市場などによっても支えられている。制度・構造と個人の主体性との関係は，循環しながら原型を残しつつ，少しずつ再生産していくようなものである。

C　本質と構築──「○○者」や「○○問題」は自然に存在するのか

　2020（令和2）年から始まったコロナ禍において，私たちは医療に関する数字にさらされた。日々「感染者」数が報告され，その数値に基づいて対策や政府の方針が決定された。このように私たちの社会は，統計に基づいてさまざまな対処策を考え，政策が立案される。その前提にあるのは，実態を把握することである。感染者や患者，あとで例にあげる犯罪者などが統計の数値として数えられることとなる。私たちはその数字を見て問題の重さを判断する。しかし，そのような数値は，なにに基づいて数えられた結果生まれているのだろうか。

1　カテゴリーの生成

　私たちは日常的に「この地域は治安がわるくなった」とか，「この地域は治安がいい」というような言い方をする。その前提には，犯罪や犯罪者を明確に識別できて数えられるという認識がある。しかし，私たちは道端の石を数えるように，犯罪や犯罪者の数を数えることができるのだろうか。

● 犯罪や犯罪者のカテゴリー　なにが犯罪にあたるかは，地域や時代によっても異なる。日本においては，医療用目的以外の大麻の保持・使用は刑事罰に問われるが，保持・使用に特段の制限がない国や地域もある。こうしたことをふまえると，犯罪や犯罪者といったカテゴリーは，石という自然物質をさすカテゴリーとは性質を若干異にしている。石の種類はさまざまあるが，ひとまずそこに「石がある」ことは疑いなく，数えることができる。しかし，犯罪や犯罪者は人間が決めた定義にそって認識され数えられる。

● 感染者のカテゴリー　「感染者」の数え方はどうであろうか。その際の「感染者」は，ある検査キットを用いて検査した人たちであり，検査キットの精度にも違いがある。また，風邪症状があっても検査を受けない人もいれば，逆に症状がなくても状況に応じて検査を受けて陽性となる人もいる。すなわち，「感染者」の数という私たちが対策の基盤とする「客観的な数値＝事実」自体が，何段階かのプロセスを経て生まれてきたものであり，その数は容易に変動しうるものなのである。

　つまり，私たちが犯罪や感染症の流行などの実態を見る際の1つの根拠としているなんらかのカテゴリーの数などは，必ずしも自然に存在しているものではなく，把握しようとする側の活動と深いかかわりをもって生まれるものである。

2　ラベリング理論と逸脱

　次に，数える対象を把握するためのカテゴリーではなく，あるカテゴリーにあてはまる個人そのものに焦点をあてて考えてみる。

　再び犯罪者の事例をあげるが，犯罪者は，生まれついての犯罪者なのだろうか。かつては，遺伝や生物学的な特質から犯罪者が生まれるといった学説もあった。しかし，今日ではそのような極端な見方をとる人はまれであろう。なんらかの環境や状況が，犯罪行為に影響を与えていると考える人が多いと思われる。

　このようなとらえ方を極端に推し進めた社会学の考え方に**ラベリング理論**がある。たとえば，犯罪は社会の決まりから外れた逸脱行為である。一般的に逸脱行為が生じた場合，社会はその行為を罰するなどして秩序を取り戻そうとする。ラベリング理論では，このような逸脱に関する常識的理解を引っくり返す。逸脱行為は，社会の側が特定の行為を逸脱と決めて，その行為を行う者を逸脱者として認定していることで生まれるととらえるのである。

　こうしたラベリング理論の立場にたつ社会学者のレマート E. M. Lemert は，現実の逸脱行為が生まれるプロセスを，**第一次的逸脱**と**第二次的逸脱**に分けて考えた[1]。第一次的逸脱とは，殴るなどの1回的な行為である。これは個人の性格などからおこることかもしれない。こうした行為に対して逸脱を取り締まる警察や学校などがなんらかのリアクションをとる。それによってその行為を行った人は，非行や罪を犯した者というラベルをはられて，周囲はそのラベルに応じてその人を「そのような者」として扱うこととなる。

　こうした他者からの役割期待に応じて，ラベルをはられた人は，非行や犯罪に類する行為を繰り返しがちになる。これが第二次的逸脱である。刑務所で服役した人が地域に戻った際に，周囲から排除されたり偏見の目で見られたりすることによって，居場所が得られず，再び犯罪行為にいたるような事例を考えるとわかりやすいだろう。

1）E. Lemert : "Paranoia and the Dynamics of Exclusion". *Sociometry*, 25(1) : 2-19, 1962.

3 社会問題の構築主義

　ラベリング理論は，**状況の定義**という社会学の基礎概念に基づいた考え方である。この概念は「もし人がある状況を現実だと定義すれば，その状況は結果としても現実である」という内容であり，提唱した社会学者の名前に由来してトマスの公理ともよばれる。そして，このラベリング理論をふまえて登場した考え方が，**社会問題の構築主義**という考え方である。

　たとえば私たちの多くは，飼い主の死亡などによるペットの放置問題は社会問題であるととらえるが，宇宙人の襲来問題は，社会問題としてまじめにとらえない。暗黙のうちに，実際に間違いなく存在する社会問題の解決策を考えることが大事だと思っている。しかし，社会問題の構築主義という立場では，宇宙人の襲来問題も，仮にマスメディアや社会において取り上げられ，なんらかの集団や人々が「それは問題だ」と社会に訴えているならば，それを研究対象である社会問題だととらえる。すなわち，社会問題とは，社会学者が客観的にとらえられるような状態ではなくて，社会においてそれを問題化しようとする人々による活動だと考えるのである。

　この考え方は，先の第一次的逸脱と第二次的逸脱の考え方よりも大胆なものである。なぜならば，客観的に存在するものを前提におかず，人々が問題だといっているものを考察の対象としてまじめに取り上げていこうとするためである。

　ある感染症のウイルスを軍が開発した生物兵器だととらえるモノの見方は（いまのところ）信憑性の薄いものであり，医学的観点からはまじめに取り上げることはほとんどない。しかし，社会問題の構築主義の立場からは，誰がどのようなきっかけでこの説を提唱しはじめ，どのようにこの説が広まっていったのかが，分析の対象となるのである。

4 当事者，ループ効果

　以上のように見てきたものの，ある病気に苦しんでいる人や，ある病気と診断された人は，まわりからの定義づけにかかわらず明らかに存在していると考えるかもしれない。その痛みや苦しみはリアルであり，それらを訴える人は**当事者**であり，医師や看護師が，その生の傷に寄り添うことは重要である。そのことは確かだが，同時に考える必要があるのは，ある疾患や障害の当事者といわれる人たちの自己認識が，医療や医学などがかたちづくってきた専門的な概念を前提していることも多いという点である。

　たとえば，ある人にとっての「自分は認知症である」という意識や，認知症の当事者として集い，相互支援をしながら社会にメッセージを発していく活動は，認知症という専門的概念が生まれ，社会に浸透していくことで「もの忘れ」などの違和感が再解釈されて可能となっている。

　また，そのような専門的概念は一方的に専門家や当事者の外から与えられ

て確立するものではない。認知症の当事者たちが集まるようになり，それぞれの経験を語り合う，そのなかでそれまで専門家や家族の観点からは出てこなかった認知症独自の経験などが明らかになっていく。そして，そうした当事者からの発信が，医療や看護の教科書に書かれるような認知症概念の内容を書きかえていくこともある。

　このように専門的な概念は，当事者や家族の認識をかたちづくり，そこでかたちづくられた当事者たちの概念が専門的概念をつくりかえるというループ関係が成立している。こうした概念の作用を社会学にも影響を与えている科学哲学者のハッキング I. Hacking は**ループ効果**とよぶ。社会学の視点は，このように専門家による定義と，その定義にあてはまる人たちの(再)定義のようなものの相互反映を見ていくことにある。医療や看護の実践にのぞむ際には，このような視点をもつことも重要である。医療や看護の対象となる患者や病者は，一方的に専門家から把握される存在ではなく，専門的なとらえ方を前提にアイデンティティを形成し，さらに専門的なとらえ方に対して反省を促してくるような存在なのである。

D　意図せざる結果と機能主義──よかれと思ってやったことはどのような結果を生み出すのか

　多くの人たちは「よいこと」をしたいと思っているだろう。とくに看護や医療の仕事につきたい人の場合，人の役にたちたくて，その仕事を目ざす人も多いのではないだろうか。しかし，人の役にたつということは，結構むずかしいことでもある。

　そのむずかしさはさまざまであるが，すでに学んだように相互行為においては，それぞれの個人はそれぞれの意図をもち，相互行為を解釈している。そのため，そもそも自分が考える「よいこと」が，他者の「よいこと」と一致する保証はない。

　そして，これが1対1の相互行為レベルではなく，国家などで政策を実施するような場合は，事態は一層むずかしくなる。よかれと思って政策を実施したにもかかわらず，当初まったく想定していなかった結果がもたらされる可能性もある。

　社会学は，「よいこと」をしたいという意図と，結果として現実におこることとの間にある関係について考えてみることで，より落ち着いて「よいこと」の実現に踏み出す手だすけとなるのである。

1 予言の自己成就

　前節(◯ 40 ページ)でみたように，社会学のモノの見方の特徴として，定義や意味づけが事実をつくるという発想がある。この見方を展開した議論として，マートンの**予言の自己成就**ないし**自己成就的予言**という現象がある。それは，あることが予測されることで，実際にあることが実現してしまうという現象である。

　マートンは銀行の倒産を例にあげている。「ある銀行が倒産する」という事実ではない噂が流れたことに対して，個々人は自分の預金をまもろうと意図してその銀行から貯金を引き出す行為をおこす。すると多くの人が預金を引き出してしまったことで，本当にその銀行が倒産してしまったという例である。

　他方で，マートンは**予言の自己破壊**という現象についても言及している。それは，あることが予測されることによって，そのあることがおこらなくなる現象をさす。たとえば，未知の感染症の流行を予測するシミュレーションなどによって，深刻な帰結が予測されたとする。その予測を重視して，外出禁止などの強い政策的な対応をすることによって，当初予測された深刻な結果が生じなかったという例である。感染症に限らず疾病の予防はこうした性格をもっているともいえる。

2 意図せざる結果

　予言の自己成就と予言の自己破壊は，**意図せざる結果**という現象の2つのバリエーションである。社会学は，このように意図と結果のズレを分析していく点に特徴がある。

　冒頭で「よいこと」をしたいという意図について言及した。「よいこと」をしたいという意図が，よい結果をもたらすとは限らず，場合によっては，その意図自体が，思いもしなかった結果や，副作用をもたらすことがある（予言の自己成就の例）。また，「よいこと」をしたいという意図に基づいて行為したのだが，結果としてその行為の意味がまわりからは見えなくなってしまうこともある（予言の自己破壊の例）。

　もちろん実際に私たちが行為していくうえで，結果を完全に予測することなどできず，また，世間に認めてもらうためだけに行為するわけではない。ただ，このような視点をもっておくことで，「よいこと」をしたいという意図がかなえられないことに対する挫折感を減らすことができる可能性がある。また，先々の結果をより思慮深く考えたうえで，実践をしていくことができることも考えられる。なにより，ある結果が出た際にみずからが行ってきた営みをふり返ることが可能になるだろう。

③　機能主義・潜在的機能

　医療現場での行為や国家の政策は，基本的には，ある結果を実現するためになされる。たとえば，身体全体の健康状態改善のために腫瘍の縮小を目ざして抗がん薬を投与したとする。そして，実際にその医療行為がなされると，意図どおりの結果になる場合もあれば，意図どおりにならずに意図と「ズレる」こともあるだろう。この例でいうと，意図と「ズレる」とは，当初の目的であった腫瘍の縮小が実現せずに健康状態の改善がなされないことである。さらに，「ズレる」にはほかの可能性もありうる。たとえば，腫瘍の縮小には効果がなかったが，意図せずにほかの疾患や関連症状に治療効果があったというような意味での「ズレる」である。

　ある行為の結果としてある範囲にもたらされることを，その行為の**機能**といい，その機能をその範囲とともに特定していく社会学の立場を**機能主義**という。機能のなかには，当初の目的に含まれていたもの（当初から意図して行う機能）と，当初の意図には含まれていないものがある。後者の意図していなかった機能を**潜在的機能**という。意図と結果のズレに注目する社会学は，とくに後者に注目する。行為者があらかじめ気がつかずに，意図していなかった機能を発見することを目ざすのである。

④　等価機能主義

　意図せざる結果を分析するとか，潜在的機能を見つけ出すというふうに書くと，社会学は，神様のような視点から現場で奮闘している当事者が気づいていないことを指摘してくれる学問だと思うかもしれない。しかし，序章で見たように，社会学とは私たちがそこに含まれている社会を自己反省的に見る試みであった。その意味では，社会学者も社会の中の一員，すなわち社会の当事者でもある。そのため，残念ながら社会学が特権的に当事者より正しい知識を提示できるわけではない。

　ただ実際にできることは，複数のおこりうる結果や，ほかにも同じような結果をもたらす可能性がある行為を比較してみることである。当事者は，実際の現場にいると問題に一生懸命に没入しすぎてこりかたまったモノの見方になることも多い。そのため，当事者に見えにくくなっている別の視点も複数ありうることを示し，それらを比較して提示して見せることはできる。このような社会学の分析の背景にあるのは**等価機能主義**という考え方である。

　パーソンズ(● 21 ページ)は社会全体という構造を前提として，あるモノや行為がその全体に対してどのような役割を果たしているのかを特定していくという発想で社会を分析していた。しかし，あらかじめ全体がなにかがわかっているということは，すでに神様の視点をとっていることになる。神様でない私たちはそのような発想はできない。等価機能主義は神様のような視点を捨てる。

たとえば，ある医療行為を行うことで住民の健康維持に貢献しているとしても，その他にも同じような結果をもたらす行為や，同じ機能をもつものが複数ある可能性がある。このように，ほかにある可能性や同じようなものを比較していくことが等価機能主義という発想である❶。このような見方をとることで，ある1つの問題の解決に際して，当事者が取り組んでいるやり方とは異なりつつも，上から目線の特権的な視点とは違う視点を提案していくことが可能になるのである。

☐ NOTE
❶2章で別のシステム概念の考え方として紹介したルーマンが，ここでたびたび言及したマートンの議論をふまえてこうした発想をとっている。

E 社会学的視点の応用

　本章では，4つの代表的な社会学のモノの見方を取り上げた。A〜C節の3つは，それぞれ対照的なモノの見方の組み合わせである。注意すべきは，この対照的なモノの見方は，どちらかが完全に正しいというものではないということである。相互行為において合意局面もあればコンフリクトの局面もあるように，ある相互行為の経過を考えていくうえでは両方の考え方が必要になってくることもあるだろう。

　また，組織のなかで規則に従っていると感じられる場面と，自由にふるまっている場面は，いずれも経験することであろう。こうした対立的な見方を示しておくことは，なんらかの現象を複数の視点から見るために重要である。序章では自己認識や自己反省の学としての社会学という見方を示した。そうした社会学を実践するうえで，こうしたモノの見方が重要なのである。

　また，D節に示した意図せざる結果のような考え方は，社会学の1つの特徴である，常識をくつがえすようなモノの見方である。しかし，こうした見方は，それが絶対的に正しいということを主張するものではない。実際に社会におけるさまざまな現象を見ていくときに，意図したどおりの結果に終わることもあるだろうし，社会学的な分析によって見いだした意図せざる結果とは違う意図せざる結果が，ほかの立場からは見えてくるかもしれない。

　あくまで，ここで提示されたモノの見方は，1つの道具であり，皆さんが経験したり目にするできごとを理解し，解釈していくうえで応用的に使っていくことが重要なのである。

▶ work 復習と課題

❶ 一般の会社員に期待される役割と医師役割の違いはどこにあるか考えてみよう。
❷ 日常生活のなかで役割距離をとっている場面の例を考えてみよう。
❸ 第二次的逸脱の例を考えてみよう。
❹ 予言の自己破壊の例をあげてみよう。

参考文献

1. アーヴィング・ゴフマン著, 中河伸俊・小島奈名子訳：日常生活における自己呈示. 筑摩書房, 2023.
2. イアン・ハッキング著, 出口康夫・久米暁訳：何が社会的に構成されるのか. 岩波書店, 2006.
3. エリオット・フリードソン著, 進藤雄三・宝月誠訳：医療と専門家支配. 恒星社厚生閣, 1992.
4. 北田暁大：実況中継・社会学——等価機能主義から学ぶ社会分析. 有斐閣, 2022.
5. 佐藤俊樹：社会学の方法——その歴史と構造. ミネルヴァ書房, 2011.
6. ハワード・S・ベッカー著, 村上直之訳：完訳アウトサイダーズ——ラベリング理論再考. 現代人文社, 2011.
7. ロバート・K・マートン著, 森東吾ほか訳：社会理論と社会構造. みすず書房, 1961.
8. E. ゴッフマン著, 石黒毅訳：アサイラム——施設被収容者の日常世界. 誠信書房, 1984.
9. J. I. キツセ・M. B. スペクター著, 村上直之ほか訳：社会問題の構築——ラベリング理論をこえて. マルジュ社, 1990.
10. T. パーソンズ著, 佐藤勉訳：社会体系論(現代社会学大系第14巻). 青木書店, 1974.

第 3 章

社会学の諸領域と保健医療

本章の目標	□ さまざまな社会学の領域・分野を理解する。
	□ 保健医療とかかわる社会について学ぶ。
	□ 家族社会学・地域社会学・福祉社会学の各分野について理解する。
	□ 保健医療社会学について理解する。

　現代の社会学は，具体的な領域やテーマごとに研究が展開されている。それは，近代社会がさまざまな領域に分かれ，それぞれの領域ごとに特有の課題やテーマが生まれてくるからである。また，社会学が扱う対象や領域に対して，社会学と重なりつつも，異なる人文・社会科学の分野からのアプローチもある。

　本章では，現代の社会学によって取り組まれているさまざまな領域・分野の全体を概観しつつ，保健医療領域とかかわってくる諸社会，およびその諸社会を対象とした領域社会学として家族社会学・地域社会学・福祉社会学の一部について概要を解説する❶。最後に保健医療社会学の特徴について，関連する他の社会科学・人文学にも言及しながらみていく。

> **NOTE**
> ❶医師や看護師は保健医療の労働をしていると考えると，労働社会学も関連しているといえるが，ここでは扱わない。本書の第8章が労働社会学と関連している。

A　現代の社会学

● **領域社会学・連字符社会学**　近代社会への変動というショックに直面して生まれた社会学は，私たちの生きる社会そのものを反省的にとらえようとする壮大な試みにみえる（● 3ページ）。しかし実際には，現代の社会学は具体的な領域や分野に分かれて地道に研究が行われている。こうした領域ごとの社会学は，**領域社会学**や**連字符社会学**とよばれてきた。すなわち「○○社会学」とよばれる分野である。あらゆる社会現象を対象としている社会学は，論理的にはあらゆるものが○○に入る可能性がある。医療との関連では，「看護社会学」や，「リハビリ社会学」などと勝手に名のることも可能で，自称するだけならとくに問題はない。

　しかし，現在一般的に成立している「○○社会学」は，本書の基礎概念でいうと制度化（● 14ページ）されたかたちで存在している。ここでいう制度化とは，社会学者たちの集まりである学会において認められて分野として記載されていることや，その名前のもとで学会や研究会が成立し，教科書や書籍，論文が継続的に生み出されていることをさしている。つまり，実質上の活動が参加者や金銭によって支えられ，持続していることが重要なのである。

● **わが国の社会学**　日本社会学会は，わが国における社会学者の多くが関与している学会であり，領域・分野が定められている（●表3-1）。この学会に社会学者として加入を希望すると，この領域・分野のなかから自分の専門分野をいくつか選ぶことになる。また，日本学術会議は，わが国における学術分野の最大の連携組織であるが，その協力団体になっている社会学関連の学協会❷も複数ある（●表3-2）。

> **NOTE**
> ❷**学協会**
> 　大学などの研究者を中心に自主的に組織された団体のこと。大学などの研究組織をこえた研究評価，情報交換・交流の場として重要な役割を果たしており，おもに学術研究集会などの開催や，学会誌の刊行などを行っている。

○表 3-1　日本社会学会における専攻分野一覧

1. 社会哲学・社会思想・社会学史	13. 人口	24. 法律
2. 一般理論	14. 教育	25. 民族問題・ナショナリズム
3. 社会変動論	15. 文化・宗教・道徳	26. 比較社会・地域研究(エリアスタディ)
4. 社会集団・組織論	16. 社会心理・社会意識	27. 差別問題
5. 階級・階層・社会移動	17. コミュニケーション・情報・シンボル	28. 性・世代
6. 家族	18. 社会病理・社会問題	29. 知識・科学
7. 農漁山村・地域社会	19. 社会福祉・社会保障・医療	30. 余暇・スポーツ
8. 都市	20. 計画・開発	31. 環境
9. 生活構造	21. 社会学研究法・調査法・測定法	32. その他
10. 政治・国際関係	22. 経済	
11. 社会運動・集合行動	23. 社会史・民俗・生活史	
12. 経営・産業・労働		

○表 3-2　日本学術会議協力団体のなかの領域社会学の学会

科学社会学会	学習社会学会	犯罪社会学会
環境社会学会	家族社会学会	法社会学会
経済社会学会	教育社会学会	保健医療社会学会
情報社会学会	子ども社会学会	労働社会学会
数理社会学会	スポーツ社会学会	福祉社会学会
地域社会学会	精神保健社会学会	
解放社会学会	都市社会学会	

＊これらのほかにも，明らかに社会学が中心だが○○社会学会という名称ではない学会もある。
＊関東社会学会，関西社会学会など地域ごとの社会学会もあるが，それらは除いた。
＊日本○○社会学会という名称の学会の頭についている「日本」は省略した。

NOTE
❶国際社会学連合(ISA)
　世界規模で活動する団体であり，4 年に 1 回大規模な世界大会が開催される。社会学の分野にあたる 57 のリサーチコミッティー(RC)が設けられており，RC15 の Sociology of Health と RC49 の Sociology of mental Health and Illness がおおむね保健医療社会学のカバーする分野にあたる。

● 世界の社会学　このような領域の分け方は，国や地域によって異なる。社会学はヨーロッパからアメリカ，さらにより広い地域に広がり，現在は国際的な学会組織が存在している。2023 年現在では，国際社会学連合 International Sociological Association(ISA)❶が最大規模の国際組織である。

B　保健医療を取り巻くさまざまな社会

　私たちが学ぶ保健医療と深く関連してくる社会の領域や分野は，どのあたりが想定されるのだろうか。私たちの生きる社会のなかで，保健医療はなんらかの役割を果たしている 1 つの専門領域である。保健医療はどのような場所で，どのような人たちの関与のうえで行われているのだろうか。また，具体的にどのような(法)制度のなかで行われているのだろうか。

1 保健医療の行われる場所

　場所や空間に注目すると，おもに保健医療に関連した相互行為がなされているのは，病院や診療所(クリニック)である。これらは目的や機能が明確な場所であり，これまで，おもにこうした専門化された組織の場に注目して，保健医療関連の現象が考えられてきた。

● **地域社会のなかの病院と診療所**　とくに社会学的な観点から重要なのは，そうした専門化された組織も，地域社会のなかにあるという点である。現在の日本社会においては，都道府県ごとに計画に基づいて医療圏が設定され，その計画のなかで特定の機能をもった病院が設置・指定され，同時に自由開業の診療所が存在する。国家の重要な制度の1つでもある医療は，ある程度一定の地理的空間のなかに計画的に配置されつつ，開業医制度というかたちで従事者数がコントロールされている。

　他方で，病床数20未満の施設として定義される診療所が，需要に応じ，それなりの収支が計算できる場所で開設されていくとすると，その数を政策的に直接コントロールすることはむずかしい。人口が集積し，多様な背景をもつ人たちが生活する都市部において，たとえば，心療内科などの特定の専門の診療所が増えていくのは当然であろう。

　また，病院や医療が提供される地域社会は，均質な空間ではない。その人口規模において，都市部か農村部かといったそれぞれの特徴があり，それぞれの場所に応じて異なった人々の行為様式や慣習がある。そのため，病院のなかで出会う患者を生活者，すなわち複数の地位-役割をもつ人として考えるのならば，その病院の所在地域の文脈をふまえることは重要である。

● **病院外の保健医療**　保健医療の活動が展開される場所は，病院・診療所内にとどまらない。患者の病院の外での生活を念頭におくと，患者の生活の質 quality of life(QOL)を考えていくことが課題となる。そうすると，病院内で医療・看護に従事していたとしても，地域社会という場全体に関する視野をもつことが重要になる。さらに，訪問看護やデイサービスなどのかたちで，病院内だけでなく地域社会において，医療福祉の供給に深く携わっていくことも十分に考えられる。

　地域社会のなかで医療や福祉が供給されるとき，実際にそれらが提供される場のなかには，個々の患者や利用者の生活する家庭も含まれる。家庭という場は，公共空間である病院などとは異なり，もともとその人がふだんから生活する私的(プライベート)な場である。また，グループホームやケアホームなどは，従来の意味での家庭ではないが，生活がなされているプライベートな空間という意味では家庭に近く，病院や大規模施設などとは違った性格をもっている。そうした場の特性についても理解する必要がある。

2 保健医療にかかわる人々

　次に，保健医療にかかわる人々という観点から考えてみる。これまで本書では，おもに医療専門職と患者との相互行為を通して保健医療の特徴をとらえようとしてきた。しかし，実際に患者が受診する際は，患者の家族や親しい人が同席するのもめずらしいことではない。入院の際の同意書の署名や，手術の立ち合い人は，多くの場合，最もその人にとって身近な人が想定され，制度のなかではその人の家族・親族がおもにそれにあたる。

●**家族**　実際になんらかのケアを提供していく際に，患者個人をみているだけでは不十分なこともある。たとえば，なんらかの依存症の治療において，その患者が誰かと同居している場合は，患者の状態はその同居している人の生活に大きな影響を与えるだけでなく，その同居者側の反応や態度が患者の状態や療養に大きな影響を与える。

　また，在宅療養において，人工呼吸器などの医療機器の操作が必要な場合に，その一番の担い手として想定せざるをえないのが同居する家族である。逆にいうと，同居し身近で生活をしている人をあてにして医療提供がなりたっている面もある。このことは，家族の存在が患者の生命や QOL に大きな影響を与えることも意味している。「家族に迷惑をかけたくないから」といった理由で治療を拒否することや，家族がいないために在宅では生活ができないといった事態は，こうしたことを背景におこる。

●**家族以外の人々**　家族だけでなく，地域社会における近隣関係や人的なネットワークも，保健医療行為と深くかかわっている。たとえば，定期的に受診している高齢の男性が，ふだんから地域活動にかかわり，なんらかの人的なネットワークがあることは，心身の健康維持に対して強い影響力がある。患者として病院にあらわれるその人は，地域社会においては，ボランティアとして保健医療の機能の一翼を担う存在であるかもしれない。

　さらに，農村部か都市部かによって，患者が生活をしていくうえで必要となる関係性の特質が大きく違っている可能性もある。農村部では地理的に近い人どうしの密接な交流が重要である一方で，都市部においては一時的な出会いや，かかわりが重要になることなどである。

3 制度としての保健医療

　場所や人々に注目したときにみえてくるのは，保健医療は，人間が生活し，人生を送っていくうえで必要な支援や関係性の 1 つにすぎないということである。保健医療も含めた支援や関係性は，人間の福祉や幸福の追求において必要なものであり，保健医療はその追求と実現のために欠かせない 1 つの専門化された制度である。他方，保健医療はそのほかの制度なしには十分に機能しない。20 世紀に近代化していった多くの国家は，その供給量や熱心さの多寡はあれ，国民の福祉水準の維持のためにさまざまなしくみを設けてい

る**福祉国家**であり，そのしくみを実現する政策のことを**社会政策**や**社会保障**という。保健医療制度は，その社会政策のなかの1つの柱として存在している。以上のような意味で，保健医療は福祉制度と深くかかわっている。

C　家族社会学

　家庭という場や家族というアクター❶は，保健医療と深く関連をもつため，家族社会学の知見は保健医療領域の課題を考えていくうえで参考になる。現代の家族の実態や論点に関して詳しくは第12章でみるが，ここでは家族社会学が提起してきた現代家族をみるための1つの重要な視点についてみておく。

◼NOTE
❶アクター
　ほぼ「行為者」の意味にあたるが，本章の文脈では家族員などの個人に限らず，政府や企業などの組織体なども含まれる（◗60ページ）。

1　近代家族論

　第1章でみたように，家族は制度の1つである。制度というと，結婚相手は自分が決めるのではなく親が決めるとか，年長の男性である家長が家族のことに関して決定権があるといった戦前の家制度のなかの家父長制（◗23ページ）をイメージするかもしれない。あるいは，このように極端なかたちではないが，女性が大学進学する際に，（男性とは違って）県外の大学進学を親から認めてもらえないとか，手に職をつける進路を前提に親に進学を認められる経験をしている人もいるかもしれない。

　しかし，家族社会学が制度としてとらえてきた家族のすがたは，このような明らかな自由の制限がある家族のあり方に限られたものではない。むしろ，自由意思で形成された家族や，あるべき幸せな家族のすがたとしている家族のなかにも制度を発見してきた。すなわち，私たちが「ふつう」ととらえている，年長の祖父母世代から切り離された夫婦と子ども中心の核家族や，恋愛結婚で形成される夫婦関係なども1つの制度的な家族のあり方だととらえる視点である。こうした視点の研究を**近代家族論**とよぶ。

　落合によると近代家族とは，①家内領域と公共領域の分離，②家族成員相互の強い情緒的関係，③子ども中心主義，④男は公共領域・女は家内領域という性別分業，⑤家族の集団性の強化，⑥社交の衰退，⑦非親族の排除，を特徴とした家族をさしている[1]。

　私たちは，異性どうしのある一組が恋愛をして結婚し，子どもをもうけ，夫婦で育てていく家族を，標準あるいは理想とすることが多い。それは近代家族の概念に重なる。実際に日本社会では，こうした家族が戦後の1960年代からの経済成長期に増えていった。そのかたちは夫婦と子どもの2世代からなる核家族の形態に重なり，かつての教科書などでは，普遍的な家族の基礎単位と位置づけられることもあった。

　1）落合恵美子：近代家族とフェミニズム，増補新版．勁草書房，2022.

　しかし，近代家族論では，このような家族を，あくまで近代社会という一定の条件のもとで成立するものととらえ，近代家族と名づけた。近代家族のあらわれ方は各社会によって異なる。日本社会は，第二次世界大戦後に多産多死社会から，いわゆる団塊の世代が生まれる多産少死社会になり，とくに人口が増加した。そのため，農村で後継者となる長子以外のきょうだいが増え，都市部で三世代家族から切り離された夫婦中心の家族形成が可能となった。さらに，戦後のアメリカの影響を受けたライフスタイルは，恋愛結婚の考え方を普及させ，避妊法の普及などによって出生数がコントロールできるようになることで，理想の子どもの数（2人っ子規範）の実現や，少数の子どもに対する十分な教育投資が可能になった。

　このような家族を支えるのは，高度成長期の企業戦士である夫と，専業的に家事に従事する専業主婦である妻である。このような条件に支えられた制度として，日本社会の近代家族は存在可能になってきたのである。

② 近代家族の危機──未婚化と少子化

　近代家族の成立と，人々の間での，その理想化について把握すると，現代の私たちが経験している家族に関する問題について理解を深めることができる。たとえば，結婚や子どもをもつことに関して，モヤモヤした気持ちをもつ人もいるのではないだろうか。

　現代より制度としての近代家族が強かった時期に生きた親世代側は，結婚して子どもをもつための条件として，どんなに互いに愛し合っていても，夫となる男性側にそれなりの経済力があるべきだと考える人も多いだろう。そして，子ども世代側の皆さんも，なんとなく親世代側の考えにあらがえず，その思いにこたえようと考えるかもしれない。しかし，現在の景気・就職状況・給与水準から考えたときに，このような条件がそろって結婚できる可能性はますます低くなってきている。

　子ども世代側からすれば，親側の考え方もなんとなく否定できないため，結婚はむずかしいと思うかもしれない。また，恋人はいるけれども，いまの時点ではとりあえずあきらめて，条件が整うまで先のばしにしようと考えるかもしれない。そのように思ったり，考えたりした結果，だんだんと，そもそも「結婚はしなくてもよいかな」とか，「結婚は無理かな」と思うようになっていくかもしれない。

　さらに，日本社会では，人々の意識においても法制度においても，結婚しなければ子どもをもちにくいしくみになっている。そのため，多くの人の結婚が遅くなることや，婚姻がなされないことが，子の出生が少なくなることにつながっている。このような結婚のしにくさの強まりと，婚姻内の出産・育児をあたり前のこととする意識・制度との組み合わせが，日本社会における未婚化や少子化という現象に関連しているとも考えられる。

3 近代家族におけるケアの問題

　近代家族の制度化は，私たちの社会における子育てや介護，あるいは療養の支援などのケアのおもな担い手と，そのことによる問題と深く関連している。

　近代家族の1つの特徴は，性別分業である。多くは専業主婦という存在が，家事や育児に代表される家庭内のケアを一手に担うことが標準とされてきた。ここから，主婦1人での家事や子育て，介護などの負担の問題が生まれてきたのである。また，その裏面として，雇用労働者として給与を得る役割が中心でケアに携わってこなかった男性の，実際介護に携わらざるをえなくなった際の家事能力不足や，家族内や定年後の地域において居場所がないなどの問題も生まれていると考えられる。

　これまで近代家族を前提としたケアが標準だとされてきたが，実際には夫婦と子どもの家族の範囲でケアを完結させることは困難が伴う。この困難は，共働きの夫婦が仕事とケアを両立させるためのシステムが十分に整っていないということだけではない。孤立した専業主婦の母親によるケアにおける虐待や，介護崩壊，男性独居で生活することのむずかしさなどのかたちでもあらわれてきている。また，シングルマザーや性的少数者のカップルの共同生活など，いわゆる異性愛の男女どうしの法律婚ではないかたちで，誰かのケアや共同生活をしている関係も社会には存在している。しかし，近代家族から外れたかたちのために，そこで行われるケアには制度的な保障が十分に与えられていない。

　以上をふまえると，家族の外の関係をいかにつくっていくか，また，家族の外の関係のなかでいかにしてケアを担い，その関係をいかに保障していくかは，社会的に重要な課題である。つまり，家族との接点で支援を行う介護職や看護職などのケア専門職は，ケアを（近代）家族の外に開いていくプロジェクトの最前線にたっているともいえるのである。

D 地域社会学

1 都市と農村

　保健医療は，そこに生活する人たちとの人間関係を含む，地域という地理的空間のなかで行われる。地域社会学は，農村と都市という概念を区分して地域の特徴を理解してきた。そのため地域社会学は，農村社会学や都市社会学との重なりをもった分野，あるいは，それらを合わせた分野ととらえることができる。

　社会学が対象としてきた近代化のわかりやすいあらわれ方に都市化（○

215ページ）がある。皆さんのなかには自分の住んでいるところを「都会だ」と思う人もいれば，「田舎だ(都会ではない)」という人もいるだろう。「国勢調査」によると，日本全国を市部と郡部❶に分けた際の市部人口は，1955 (昭和30)年に56%と郡部人口割合を逆転し，2000(平成12)年時点で約78%となり，2020(令和2)年時点で約92%を占めている。また，産業別就業人口の割合をみると，1950(昭和25)年に50%近くを占めていた第一次産業(農林漁業)就業者は，2015(平成27)年には4%未満となり，第三次産業(農林漁業・製造業以外の仕事)の割合が70%近くを占めている。これらのデータをふまえると，日本社会は第二次世界大戦後に全体として急激に都市化し，私たちの多くは，都会や都市とよべるような場所で第三次産業に従事したり，その産業が生み出すサービスなどを消費したりしながら住んでいるといえる。

　このことをふまえると，地域を理解するうえで，これからはおもに都市の特徴さえ考えていけばよいと思うかもしれない。しかし，まず重要なのは，ある場所が農村か都市かということよりも，都市化に伴って生まれ，あたり前のものとなってきた都市における社会や生活の特徴と，それと対比される農村的な生活・社会の特徴とがどのように違うかをとらえることである。

NOTE
❶郡部
　全国を市町村の行政区分に分けたうえでの，市部以外の町村部をさしている。市部の人口増加は，郡部が市町村合併によって市部に組みこまれていくことにも起因している。

2　都市的生活様式と農村的生活様式

　都市と農村の違いは，①職業(非農業と農業)，②環境(人為的環境優位と自然環境優位)，③人口量と人口密度，④社会構成・社会的相互作用(顔の見える関係か匿名的関係か)などの対比として一般的にはとらえられる。

　そうした違いに加えて，都市社会学者の倉沢は，日本社会を念頭に，生活のあり方という点から都市と農村を対比し，**都市的生活様式**という概念を提起した[1]。村落(農村)では個人や世帯は自給自足的生活をし，非専門家・住民が問題を共同処理しているのに対して，都市では専門機関(行政・商業サービス)による専門的処理が中心になり，住民はそこに依存していくようになる。このような都市における生活や社会関係のあり方が都市的生活様式である。生活様式の水準での農村と都市との対比は，地理的に明確に分けられる2地域として都市と農村をとらえるのとは異なる視点をとるということである。戦後，都市化が急激に進んでいるならば，農村(郡部)においても都市的生活様式は浸透していくだろうし，都市においては，たとえば災害時などにおける都市的生活様式のもつ脆弱性から，住民が問題を共同処理するような**農村的生活様式**が見直されることなどもある。

　この対比を応用すると，ある地域の急激な変化を生活様式の変化として理解することも可能になるであろう。たとえば，東日本大震災後の東北地域では，津波や地震の被害によって，それまで住んでいた持ち家を失い，家賃補助のある賃貸の集合住宅に移った人たちがいた。その人たちは，震災以前は，

1) 倉沢進：都市的生活様式論. 鈴木広ほか編：都市化の社会学理論——シカゴ学派からの展開. ミネルヴァ書房，p.293-308，1987.

近所の人たちとの共同性を維持し，日ごろからそれぞれが栽培する野菜を交
換したり，そこでコミュニケーションをとったりして地域の問題を解決する
ような生活をしていた。しかし，震災後は住んでいた土地に根ざした関係性
から切り離されて暮らすことで，食料は街のスーパーで買い，人との交流は
行政などによる外部の専門的サービスなどに依存することが中心になった。
これを，震災というできごとによる，急激な都市的生活様式の方向への変化
ととらえられるならば，被災した人たちの心身の健康状態や生活状況を，生
活様式の急激な変化と関連づけて考えていくこともできるだろう。

3　農村のすがたの変化

　いわゆる農村地域，中山間地域の問題として，戦後の都市化のなかで「人
口減少のために一定の生活水準を維持することが困難になった状態」とされ
る過疎化が進行してきた。過疎化は，農村における共同性に危機をもたらす。
その後，1990年代になると，人口減少に伴って集落自体を維持していくこ
とがむずかしくなる現象に対して社会学者の大野により**限界集落❶**という言
葉が提起された[1]。以上のように，農村から都市への人口流出によって，農
村の持続可能性に危機がもたらされていく趨勢（すうせい）が指摘されてきた。

　しかし，地域社会学においては，その土地への定住者以外の人たちにも注
目して，その地域の実情をとらえることが重視されており，そうした視点か
ら単純な人口減少と限界集落化という問題把握は批判されている。たとえば，
その地域の外に出て行った子世代のことを他出子（たしゅつし）というが，その他出子と
の関係の質量をとらえる調査❷がなされ，近隣に住む子とのネットワークや
近隣市街地への行き来を含んだ，その地域のありようがみえてくることがあ
る。また，近年の地方移住への注目のなかで，その地域への一時的な移住者
や滞在者，貢献者も含んだ交流人口や関係人口という概念も生まれてきてい
る。

　このように近隣の都市部との関係や，人の移動・移住をふまえたかたちで
地域をとらえると，人口減少や過疎といった姿とは違った農村部（非都市部）
のすがたがみえてくるだろう。

4　都市の研究

1　異質性と多様性

　アメリカで展開された**都市社会学**は，都市における多様で異質な人々の生
活様式を描いてきた。都市社会学を発展させた重要な研究グループに，シカ
ゴ大学社会学部を中心とした**シカゴ学派**がある。19世紀末にヨーロッパで
生まれた社会学は，20世紀初頭にアメリカにわたり，人口が集中する大都

NOTE

❶限界集落
　人口の50％以上が65
歳以上で，共同生活の維持
が限界に近づきつつある集
落のこと。この概念には批
判もあり，政府は公式には
用いていない。

NOTE

❷調査
　代表的なものとして徳野
貞雄らによるT型集落点
検や他出子調査，家族ネッ
トワーク調査などがある。

1）大野晃：山村環境社会学序説——現代山村の限界集落化と流域共同管理．p.22-23，農文協，2005.

市であるシカゴを舞台に，都市の具体的現象を，社会が解体された状態なのか，それとも秩序だって組織化されているのかという関心のもとで研究する社会学として展開した。

　シカゴ学派は，社会の実験室として都市をとらえ，実際に都市の街角で観察やインタビューを中心とする社会調査を展開した。その調査をもとに，移民やジャズミュージシャン，セックスワーカーなどの生きる世界を，研究成果報告の本として描いていったのである。また，こうした都市の雑多な人々には，いわゆるマジョリティの価値観からは逸脱・犯罪者ととらえられるような人たちも含まれ，逸脱研究（◯ 39 ページ）としても展開された。このような研究の発見として重要なのは，一見多様な人がバラバラにいるようにみえる都市においても，各職業集団やエスニシティ（◯ 115 ページ）それぞれのコミュニティや文化が形成されていて，それぞれが特徴をもっているということである。

　シカゴ学派の研究は，人の移動がダイナミックなアメリカの都市の大きな特徴である**異質性**や**多様性**に注目してきたが，日本の社会学でもそうした異質性をとらえようとする研究が行われてきた。日本社会においても，第二次世界大戦中に移住してきた在日朝鮮人が多く住む地域や，1980 年代以降に来日してきたニューカマー❶の集まる地域，また性的少数者の人たちの集う大都市のコミュニティなど，都市においては独自の文化を形成した人々が生活をしている。そうした人々のコミュニティや生活が，マジョリティ社会からの排除や差別の問題とともに研究されてきたのである❷。

　こうしたコミュニティの歴史や文化を知ることは，保健医療の実践ともつながっている。たとえば，ゲイコミュニティの人々に対して，その生き方に合致していない性感染症対策は無効である。また，在日朝鮮人の高齢者たちに対するケアは，日本社会において生きてきた彼・彼女らの歴史をふまえた介護サービスの提供によってはじめて十分に達成されるだろう。

2　グローバルシティ

　シカゴ学派のように都市のなかに分け入り実態を調べるだけでなく，よりマクロな社会における政治経済的な力と都市空間の形成との関係に注目する都市社会学の研究もある。

　サッセン S. Sassen は，著書『グローバル・シティ──ニューヨーク・ロンドン・東京から世界を読む』のなかでグローバル化の進展によって，国家のなかに特別な都市である**グローバルシティ**が出現してくることを指摘している。グローバルシティには，世界の金融の中心や専門的サービスが集中し，グローバルエリートや都市における雑多なサービスに従事する者たちが集まり，他都市にはない特別な地位を確立していく。東京やロンドン，ニューヨークなどがその代表である。また，グローバルな資本の大都市への集中は，都市で生活をする多様な人々にとっての手ごろな賃料の賃貸住宅や，公共の場であった公園などを大規模デベロッパーの手による高額な集合住宅や商業施設に変更し，十分な財をもたない人たちの都市での居場所をなくしていく。

◻ NOTE

❶ニューカマー
　第二次世界大戦前後に来日したオールドカマーが，日本による朝鮮植民地支配と直接または間接的に関連したルーツをもつ在日朝鮮人の人たちを中心としているのに対して，ニューカマーは，中国や韓国，ブラジル，ベトナムなどの多様なルーツをもつ人々をさす。
❷近年の移民受け入れの拡大は，こうした研究の重要性をさらに高めていくと思われる。

ホームレスの人々などは排除され，街のなかはクリーンに見えるようになるが，そのクリーンさを享受できる人と享受できない人とに分かれていくのである。

こうしたグローバルな権力に注目した研究は，日本国内での東京の顕著な発展とそれ以外の都市の衰退の問題や，大都市のなかの下位文化間や階層間の分断についての理解を深めてくれるだろう。

3 都市の問題と新しい対応の発想

◆ 貧困

生活の苦しさや貧しさは，いつの時代も，どこに住んでいても存在するものかもしれない。しかし，現在私たちが貧困とよび，社会的支援の対象としている現象は，都市の成立に伴って生まれた自給自足から離れた生活様式とともに認識されるようになっていった。産業と雇用が集中する大都市で生まれる生活困窮層に対して，貧困調査がなされ，貧困の定義や貧困の測定の仕方が示されるようになっていったのである。この貧困の問題は，次にみる福祉社会学においても扱われるテーマである。

産業革命を経て世界の工場としていち早く産業化していったイギリスでは先駆的な貧困調査が行われ，その後の貧困の測定の大枠を形成した。ラウントリー B. S. Rowntree は，最低限の生存に必要な貨幣量で表現される貧困線を設定し，当時調査を行ったイギリスのヨーク市の3割が貧困層だということを明らかにした。また，労働者はライフコースのなかで幼少期，中年期，老年期の3回の貧困期を経験することも明らかにした。これらのラウントリーの貧困線の設定が，生物としての人間において生存可能な最低水準を測定する絶対的貧困観に基づくものであったのに対して，一般の人々の所得や消費水準に応じて貧困線を変化させる**相対的貧困**(◐ 118ページ)の考え方も生まれていった。

◆ 社会的排除論

貧困の問題には金銭や資源の不足の問題だけでなく，社会関係の不足という側面も含まれる。こうした側面をとらえる**社会的排除論**という考え方がある。社会的排除論は，特定の人々が社会の主流や社会関係から排除され，結果として貧困状態に陥っていく過程をとらえようとするアプローチである。近年の都市における孤立や孤独の問題化と，政策的対応は，こうした社会的排除のとらえ方からなされている。

◆ ケイパビリティアプローチ

さらに，金銭的な欠乏だけでは貧困状態をとらえられないとすると，金銭やサービスの給付の量的側面だけを考えていても人の生活を改善できない。このような点に関して，開発経済学者のセン A. Sen は，ケイパビリティ(潜在能力)アプローチという考え方を提起している。**ケイパビリティ**とは，個

人が選択できるみずからのあり方や行動の幅を意味している。

　一般的に貧困や不平等，格差の改善を考えるとき，人々に同じだけの基本的な資源を分配すればよいと考えがちである。たとえば，途上国においては，皆が使える水道や医療サービスなどの基本的なインフラの整備が考えられる。もちろん，そうした基礎的分配は重要であるが，そうした資源を用いてなにができ，どのような状態にいたれるかは個人によって差がある。表面的な財を平等に配るという発想だけでなく，ある支援をした際に，その人の選択肢の幅がどのくらい広がるかという観点から，その支援の意義をみていくことが重要だというのが，ケイパビリティアプローチの発想である。

　こうしたアプローチは，保健医療サービスの供給においても，一律の最低限のサービスを提供・保障するだけでは不十分であって，個別性に応じた支援が必要なことを想起させる。また，その個別性の把握には，患者や被支援者の医療情報とは違った情報を知ることが重要になってくることが示唆されるのである。

E　福祉社会学

1　福祉と福祉社会学

　福祉という言葉には，なんらかのニーズをかかえた人への援助を意味する狭い意味と，より一般的な人々の幸福を意味する広い意味の2つがある。後者は，保健医療の領域でもよく用いられる，生活の質 quality of life（QOL）の概念ともほぼ同義である。福祉社会学と名称のよく似た社会福祉学は，看護師などの資格制度を前提とした看護学のように，社会福祉士や精神保健福祉士の資格と関連した学問である。そこでは生活保護制度や老人福祉，障害者福祉といった福祉法別の研究や，実際の援助法に直接関連した研究が行われている。つまり，おもに前者の狭義の福祉を中心的な対象とした学問である。

　それに対して**福祉社会学**は，あくまで社会学の視点を用いた研究領域であり，前者の領域も含む，より広い意味での福祉現象を対象としており，多様な研究を含む。ここでは，福祉社会学のなかで発展した福祉レジーム論の研究枠組みについて解説する。福祉レジーム論は，ある地域や国家の福祉制度やシステムのありようを，他地域との比較を中心とした方法を用いて描き出していくものである。

2　社会政策

　福祉社会学は，社会福祉の制度や法律だけに注目するものではないが，出発点として，国家が行う社会政策の内容について簡単に知っておく必要がある。B節で述べたように保健医療制度は，福祉国家における**社会政策**の1つ

である。第二次世界大戦後の社会保障制度の見取り図を示したイギリスの「ベヴァリッジ報告」は，福祉国家の姿を明確に示したものとされ，①窮乏，②疾病，③無知，④陋隘(不潔)，⑤無為の5つを人間の生存をおびやかす，対抗すべき状態ととらえた。そして，それぞれに対して，①社会保障(ここでは所得保障)，②ヘルスケア，③教育，④住宅・環境，⑤雇用などが必要な社会政策とされる。

　その後の時代の進展に伴って，実際には，ほかに対抗すべき状態は追加されるが，多くの国家は以上のような基本的な領域にわたる社会政策を実施しており，そうした国家を**福祉国家**とよぶ(▶ 230ページ)。

3　福祉の社会的分業

　私たちは，ともすると保健医療の供給を含めて，福祉の供給というと，国家の法制度による金銭やサービス供給のしくみだけを考えてしまいがちである。しかし，個人に対する援助やその人の幸福をかたちづくるものを考えたとき，その個人のまわりの家族や友人，あるいはその個人の所属する会社組織なども重要な役割を果たしている。福祉社会学は，法制度を根拠に，国家や地方政府によってなされるフォーマルな社会政策の福祉供給だけに注目するのではなく，ほかのさまざまなアクター❶による福祉供給もみていく。

　国家や地方政府による福祉をフォーマルなものとすると，家族などによるそれはインフォーマルなものととらえることができる。また，金銭を払って利用するケアサービスも存在している。たとえば，身体に障害をもった人に対する介護には，家族による介護もあれば，障害者介護制度による介護供給もある。また，自費でサービスを得ることもありうるだろうし，介護する家族に給付される現金を通じて介護サービスの利用を促す政策を実施している国もある。

　すなわち，保健医療を含む福祉供給は社会のなかのさまざまなアクターによって，さまざまなしくみを通じて分担されているのである。これを**福祉の社会的分業**という。

◻NOTE
❶保健医療などの供給がどのようになされているのかを考える際に，アクターに注目することが重要になってくる。

4　福祉レジーム論

　エスピン゠アンデルセン E. Andersen による**福祉レジーム論**は，福祉の社会

---

column　データの重要性

　福祉レジームの分析には，各国ごとの社会保障支出や制度に関する詳細な分析データが必要である。こうしたデータは，国際機関や研究機関によるデータ収集・整備を伴いながら，医療経済学や医療政策研究などにおいて分析されてきたものである。医療経済学などの医療を対象とした社会科学の知見は，(福祉)社会学の研究を進めていくうえでも欠かせない重要なものである。

的分業の考え方が基本になっている。福祉レジーム論❶とは，各国・地域ごとに金銭給付とサービス給付の両方を含む福祉がどのように分業され，その結果，国家のなかで社会保障・福祉供給がどの層をカバーし，どの程度の水準で供給されているのかをとらえようとしたものである。アンデルセンは，ヨーロッパ諸国を，社会保障費支出や制度がカバーする範囲や，その国の社会政策の歴史的展開などのデータをもとに，保守主義レジーム・自由主義レジーム・社会民主主義レジームの３つのレジームに分類した。

　[1] **保守主義レジーム**　フランスやドイツなどヨーロッパ大陸のいくつかの国家を特徴づけるもので，企業に所属して年金や医療保険制度に加入することを通じて，財やサービスが給付されるしくみを中核にしている。そのため，男性の雇用者やその家族である限りは，厚い福祉供給が得られる。

　[2] **自由主義レジーム**　イギリスやアメリカなどを特徴づけるもので，国家による福祉供給は少なく，市場を通じた福祉サービスが中心となっている。そのため，市場での購買力のある層がサービスを利用でき，公的な福祉供給は貧困層に限られたものとなりがちである。

　[3] **社会民主主義レジーム**　スウェーデンなどの北欧諸国を特徴づけるレジームであり，税を徴収する国家による福祉供給が中心となっている。国民の納税額は大きいが，広い層が厚い福祉サービスを受給できる。

　日本は当初，この分類を参照して保守主義レジームに近いレジームとして分類された。しかしその後，家族やそのなかの女性がどの程度の福祉供給をしているかという点を含めたレジーム論の洗練のなかでは，南欧諸国と同様の家族主義的なレジームと位置づけられた。また，日本社会においては，企業が，稼ぎ手と専業主婦の家族に対して，家族賃金や福利厚生を供給するようなしくみが強固にかたちづくられてきた。このしくみは企業中心主義といわれる。そのため，グローバル化に伴う企業の力の弱まりと正規雇用の減少が，家族による福祉供給の力を弱め，人々の福祉に対して大きな影響を与えている。

5　アジアの福祉レジーム

　福祉レジーム論は，ヨーロッパ諸国の比較分析から始まったが，その後，アジア地域諸国の比較研究が活発に行われるようになり，福祉レジームの類型がより精緻化されていった。ヨーロッパと比較したアジア諸国の一般的な特徴は，インフォーマルセクター❷による福祉供給の大きさであり，いずれの国も大まかには家族主義的なレジームにくくられることが多い。しかし，アジア諸国の間で比較したときには，近代化の時期と速さが，各国に違いをもたらしている。

　たとえば，日本社会は1960年代からの高度経済成長期と人口増大期に，専業主婦の存在を特徴の１つとする近代家族が普及していた。こうしたタイプの福祉国家のケア提供は，専業主婦を中心に家族がケア責任を担うかたちが特徴となる。それに対して，グローバル化の時期と重なりながら短期間で

NOTE

❶**レジーム**
　レジームとは，その国の歴史的制度的条件によってかたちづくられた，福祉供給の一定の傾向や枠組みをさしている。

NOTE

❷**セクター**
　一般的には，いくつかに部門を分けたときの１部門をさす言葉であり，異なる原理で動いている社会の諸部門をさしている。たとえば，福祉供給の文脈においては，政府や市場などの従来からあるセクターに対して，それらとは違った原理で動くNPOなどを，市民セクターや第三セクターなどとよんでいる。

近代化をとげた台湾のような国家では，専業主婦の存在する近代家族は日本ほど普及せず，女性も労働力として期待される。そのため，東南アジアからの移民を大量に受け入れて，在宅における家事労働者としてケアの需要をまかなうことが一般化している。両国ともインフォーマルセクターが，ケア提供の責任を多く担っている。しかし，そこでのインフォーマルセクターの中身は異なっているのである。

F　保健医療社会学の特徴

　最後に，保健医療社会学(▶３ページ)の特徴をみていく。また，ここでは，保健医療社会学にも影響を与え，強く関連している社会科学・人文学のアプローチについても簡単にふれていく。保健医療社会学には，医学のなかで社会的な要因などに注目していく流れと，社会学の下位分野として医療を対象とする流れとがある。現在では，２つは明確に区分できるわけではないが，ここではおもに後者がもつ保健医療社会学の３つの特徴についてみていく。ただし，本書の第２部以降の章においては，前者に近い研究も多く紹介されている。

　保健医療社会学の特徴が生まれる背景には，保健医療領域の強固な学問として医学が先に存在している点がある。そのため，強固な医学に対して保健医療社会学はどのような意味をもつのか，という問いが生まれ，そこから，中心的な医学の視点に対する「違った視点」の強調へとつながっていく。そうした性格をもつために，それはときに医学やそれに基づく保健医療への批判や，医学的視点が絶対に正しいわけではないことを示すような議論につながっていく。

1　患者の視点

● **慢性疾患患者の視点**　保健医療社会学の１つ目の重要な特徴は，医療専門職側ではない，患者や生活者の経験への注目である。ストラウス A. L. Strauss は，慢性疾患患者は病気になったあと，みずからの人生の時間(生活誌)の編成が必要とされると述べている。それは，治療にかかわることだけでなく，労働者や家庭内の主婦などの生活者としての自己の再編成とも重なっており，このような視点は医療者側の論理に注目しているだけでは見えてこない。

● **医療人類学からの視点**　こうした患者側の世界は，医療人類学も重視する視点である。クラインマン(▶34ページ)は，「社会的に組織された疾病への対象(処)行動」がヘルスケア活動であり，それはヘルスケアシステムという全体として，とらえる必要があるとしている。疾病を経験する人は，必ずしも専門職セクター(近代医療)だけではなく，その他の民間セクターや民俗セクターという複数のセクターのなかで，わずらいや苦悩に対処していく。

そのため，病気がいかにおこっているのかの説明モデルは，医師の説明モデルと異なっていることがある（● 34 ページ）。こうした全体のヘルスケアシステムを前提とした医療人類学の研究は，必ずしも未開社会や伝統医療の存在感が強い社会を対象にしてなされているだけではない。先進諸国における代替医療や，近代医療のみでは十分に治療がなされない疾患などを対象にした研究も展開している。

● **生命倫理学との親和性**　患者の視点を重視する医療社会学は，戦後のアメリカにおいて患者の権利や自己決定を理念として展開した生命倫理学と親和性が高く，その議論を補完するものでもある。生命倫理学で重要視される自己決定という理念やそれに基づくインフォームドコンセントを実現する環境がいかなるものかということや，そうした理念を実現することのむずかしさなどを考えていく際に，医療社会学による患者の語りに注目した分析などが重要になってくるだろう。

　さらに，アメリカという特徴的な社会や文化に強く規定された生命倫理学を，日本社会やその他の地域において，そのまま適用できるかどうかといった問題も存在する。このことは，ローカルな文化とそれを背景にした生活に根ざした患者の経験にそって考えていくべき課題でもあろう。

2　システムとしての医療

● **患者の生活とシステム**　患者の視点や生活への注目は，（社会）システムとして医療をとらえることにつながっている。なぜならば，患者の生活は医学や医療以外の世界まで広がるものであり，そのため，必然的に医療ではない社会の他領域と医療との関係をみていくことになるからである。システムとしてとらえる視点は，まずは市場システムや医療保険制度などの社会政策のなかで医療を考えることや，家族や地域，また文化のなかで医療供給を考えることだということができる。

　医療や医学においても社会的要因に注目したアプローチが存在し，現代においては社会関係資本や健康の社会的不平等などが公衆衛生学において注目を集め研究がなされている。こうしたアプローチは，医療者教育のなかで十分に紹介されているかどうかは別として，もはや，あらためて特筆する必要のない常識的な見方なのかもしれない。

● **パーソンズによる医療システム論**　他方で，パーソンズによる社会システムとして保健医療をとらえる見方（● 33 ページ）は，より医学とは異なる視点である。パーソンズは，医師役割と病人役割とをセットに医療というシステムをとらえ，医療システムは，社会における逸脱を処理するシステムだと考えた。

　経済システムのなかで人間は労働者として働くことで，社会システムの維持・存続に結果として貢献している。国家を全体の社会システムとした場合は，そうした労働者を前提に国家は維持されている。しかし，人は身体的に労働できない状態にいたることがあり，そうした場合，経済システムから逸

脱した存在になってしまう。その際, 医師がゲートキーパーとなって, その人が正当な逸脱者(患者)なのかどうかを判定し, また, 患者とされた人は病人役割によって休むことが正当化される。それと同時に, 患者には, 医師と協力して, その患者として正当化された逸脱状態を脱して労働に戻ることが義務として要請される。

　医学や医療における中心的な関心ごとは, 病気を治すことや予防に対して役だつことである。しかし, パーソンズは社会システムにおける医療の機能を, 医学や医療の中心的な関心ごととは違った水準でとらえたのである。

● **多元的医療システム**　先にみた医療人類学も, 医療が近代医療を含む複数の医療からなりたっているという**多元的医療システム**(● 233 ページ)の観点をとる。ただし, 複数の医療の間には, 現実には力関係が存在している。たとえば, 先進諸国においては, 西洋医学ではない伝統的な医療などは, 医学において臨床試験などを通じて, エビデンスの確立が求められている。このことは, 近代西洋医学のシステムが優位なものとして, 先進諸国の医療システムが成立しているとみることができる。他方で, とくに近代医学で十分に解明されていない疾患や症状群などの場合は, 西洋医学とは異なる医療が民俗医療や伝統医療として相対的に力をもっていたり, 患者自身がもつ病気の経験に根ざした知が「素人の専門知」として重要なものと位置づけられていることもあるだろう。

3　医療の拡張に対する批判的視点

● **批判的視点をもつ意味**　患者の視点と社会システムのなかの医療というとらえ方は, 患者にとって近代医学・医療が唯一のものではないということや, 近代医学・医療がその科学性のみによって力をもつわけではないことを明らかにする。そして, このことは近代医学・医療という制度に対する**批判的視点**をもたらしている。このような保健医療社会学の批判的視点という特徴がとくに重要なのは, 医学や看護学の内部において, 医療に対して根底的な疑いを向ける視点はもちにくく, 反省的実践である社会学を学ぶ大きな意味が, まさにここにあるからである。

● **医療化論**　近代医学・医療批判の典型的な議論が, 医療化論である。コンフリクトモデル(● 33 ページ)において, 専門職に対する批判的観点について述べたが, 医療化論は, それと深く関連している。**医療化**とは, もとは医療の対象ではなかった現象が医療の対象になっていくプロセスをさしている。当初は, 現代文明を批判するというニュアンスで医療化論は提起された。医療は, むしろ私たちを依存的な存在とする医原病を引きおこしているといった, 思想家のイリイチ I. Illich の『脱病院化社会』における議論は典型的なものである。

　しかし, その後, コンラッド P. Conrad とシュナイダー J. W. Schneider によって主導された, より地道な経験的研究としての医療化論は, アルコール依存症や認知症, 出産, 注意欠陥多動性障害(ADHD)を含む発達障害など

の具体的な症状群や現象が医療化されていくプロセスを調べていくことや，医療化されたことによって，副作用を含めてどのような効果が生まれたかを論じている。

　たとえば，ADHD は，その概念がなかったときは，教室内の落ち着かない子どもの問題という認識であった。ADHD という症状としてとらえる概念が生まれ，それによって子どもの落ち着かなさが多動として解釈されることで，その問題は脳に作用する薬の投与などの医療的介入によって対処されるべき問題になった。このことは，いくつかの効果をもたらすことになる。子どもが落ち着かないことについて，自分のしつけのせいだと思っていた親にとっては，みずからの責任の意識からいくぶんか解放されることになる（免責の効果）。他方で，子どもの行動が医療の問題となることで，いかに効果的な医療介入をするかに関心は集中し，その子の経済状況や家庭環境，学校の人員配置などの教育環境などへの注目を減らしていく可能性がある。このことは問題が脱政治化・社会問題化されていくことを意味している。

　しかし，医療の対象となっていくといっても，医療の中身をより詳しくみていくと医療化はそれほど単純な事象ではない。医療の内容や，医療になにができるかは，薬などの治療法や診断技法の開発などの，科学技術の変化や，医療提供を支える政治経済的状況に伴って変化する。

　第1に医療行為は，医学という科学によって支えられている。そうした科学技術の変化をふまえて医療化について考えていくことは重要であり，生物医療化 biomedicalization や遺伝子化 geneticization などの，より医療にかかわる技術の内容を特定するかたちで変化をとらえる概念が用いられてきた。たとえば，がん治療は，遺伝子の型を解析することを通じた個別化された医療へと急速に進展している。このことは臓器別の医療から遺伝子のメカニズムの解析を通じた遺伝子化された医療への変化と考えることもできる。

　また，第2に政治経済的状況によって，医療化を進める中心的アクターは変化し，単純に医療化批判＝医療専門職批判という図式は成立しなくなってくる。たとえば，製薬企業は市場のなかで力をもつことによって，医師を凌駕する医療化を推進するアクターになっているととらえることができる。また，医薬品のマーケティングが消費者に直接アプローチするようになると，消費者自身がみずから自分の状態を薬剤によって解決すべき問題ととらえるようになっていく自己の医療化も生まれていく。

　こうした技術や医療をめぐる政治経済状況の変化に関する保健医療社会学の議論は，医療技術や医療制度に関する歴史研究（医学史研究）などの，医療の潮流の変化を明らかにしてくれる知識を背景に行うことができる。その意味で，医療化論のような研究を行ううえで，医学史研究や医療経済研究・医療政策研究は重要なパートナーである。

　また，医療も一枚岩ではなく，そのなかにおいてなにが正当な知識かということについて争いがある場合がある。診断基準などの認定のレベルや，原因の所在などについて議論が存在している病を，**論争中の病**とよぶ。論争中の病には，慢性疲労症候群や化学物質過敏症などの医学的に十分に説明され

ない病も含まれている。そうした病を経験している人たちは医療化されているというより，むしろ医療化されないことによる問題を経験しているともいえる。医療社会学の批判的な視点は，当初は過剰に医療化されることに目が向けられてきた。しかし，近年では，このように医療化されない問題にも注目するかたちで，医学・医療に対して批判的なまなざしをもちつづけているのである。

▶ work　復習と課題

❶ わが国の社会学会にある専攻分野をあげてみよう。
❷ 都市と農村の社会の特徴について比較してみよう。
❸ 保健医療社会学の特徴について考えてみよう。
❹ 医療化の例について考えてみよう。

参考文献
1. アーサー・クラインマン著，大橋英寿ほか訳：臨床人類学——文化のなかの病者と治療者．河出書房新社，2021.
2. 落合恵美子：近代家族とフェミニズム，増補新版．勁草書房，2022.
3. 櫛原克哉：メンタルクリニックの社会学——雑居する精神医療とこころを診てもらう人々．青土社，2022.
4. 武川正吾ほか編：よくわかる福祉社会学．ミネルヴァ書房，2020.
5. 筒井淳也：仕事と家族——日本はなぜ働きづらく，産みにくいのか．中央公論新社，2015.
6. 野島那津子：診断の社会学——「論争中の病」を患うということ．慶應義塾大学出版会，2021.
7. 松本康編：「シカゴ学派」の社会学——都市研究と社会理論．有斐閣，2021.
8. 山本努編：よくわかる地域社会学．ミネルヴァ書房，2022.
9. Anselm L. Strauss 著，南裕子ほか訳：慢性疾患を生きる——ケアとクオリティ・ライフの接点．医学書院，1987.
10. G・エスピン-アンデルセン著，岡沢憲芙・宮本太郎監訳：福祉資本主義の三つの世界——比較福祉国家の理論と動態．ミネルヴァ書房，2001.
11. P. コンラッド，J. W. シュナイダー著，進藤雄三監訳：逸脱と医療化——悪から病いへ．ミネルヴァ書房，2003.

第 4 章

社会調査の理論と技法

　□ 社会調査のさまざまな方法とその特徴を理解する。
　□ 量的調査と質的調査の違いについて学ぶ。
　□ 質問紙調査のプロセスを知る。
　□ 面接調査と参与観察の注意点を知る。
　□ 社会調査を行ううえでの倫理を理解する。

　第1章では社会学の基本的な概念について，第2章では社会学的視点からのモノの見方という社会学の広義の方法論について述べた。本章では，社会学方法論のもう1つの側面である，社会調査の理論と技法を扱う。**社会調査**とは社会からデータを収集し，分析し，それらを通じて現実の社会を探求し，新しい知見を提示することを目ざすものである。本章では，さまざまな社会調査の方法と特徴，実施するうえでの注意点について解説する。

A　社会調査

● **目的**　社会調査を目的からみると，学術的な調査と実務的な調査に分けることができる。**学術的社会調査**は，看護学や社会学，教育学，経済学などのような各学問分野で学術的目的のために行われる調査である。**実務的社会調査**には，国勢調査のような官庁統計，世論調査，商品やサービスの開発・販売の戦略をたてるための市場調査，各種の実態調査などがある。

● **方法**　おもな調査の方法には，次のようなものがある。

　①**質問紙調査**　いわゆるアンケートのような，調査事項や回答記入欄があらかじめ記載された同一形式の調査票を用いる方法である。調査票の単位は，個人の場合もあれば，世帯や病院などの組織の場合もある。同じ項目について同一形式で回答が集められるので，データの構造が標準的になり，処理がしやすく，大規模な調査に用いられることが多い。調査票の作成と調査の流れについては，「C. 量的調査の企画と実施」(◐ 71ページ)で詳しく述べる。

　②**面接調査**　調査票のような定型的な質問項目がつくりにくい，あるいはそれでは回答が得にくいような場合に，基本的に調査票は用いず，対象者に直接質問し，回答を記録していく方法である。対象となるのは個人なので，個人にかかわるデータが中心になる。面接方法には次のものがある。

　　①**構造化面接**　質問項目と順序が決められており，相手が誰でも同じ質問，順番で聞いていく。

　　②**半構造化面接**　質問項目は決められているが，その順序は決められておらず，状況に応じた質問もできる。

　　③**非構造化面接**　質問項目も順序も決まっておらず，質問の内容をそのときの状況や相手の答えによって自由にかえていく。

　構造化面接は，面接者の主観がほとんど入らず客観性が高いという利点が

ある反面，最初に決めたことしか聞けないという点で，面接による質問紙調査と考えたほうがよいかもしれない。逆に，非構造化面接は，面接者の主観や判断が面接の内容や流れに大きく影響するため，面接者のインタビュー技術が重要となる。

③ **参与観察**　調査対象となっている集団の生活に調査者自身が参加し，その一員としての役割を演じながら，そこに生起する事象を多角的に，長期にわたり観察する方法である。観察者が対象者となんらかのやりとりをしながら観察する場合もあれば，一歩距離をおいて自然的観察をする場合もあり，明らかにしたいことがらによって対象者と観察者の位置を調整しながら観察できるという特徴をもつ。文化人類学や教育学などでよく用いられてきた手法である。

④ **ドキュメント分析**　手紙，日記，新聞や雑誌の記事など，すでに存在している文書や記録を収集し，それをデータとして分析する方法である。特定の単語の出現頻度を数えるといった量的な分析がされることもあれば，文書の作成過程やその社会的文脈を考慮してテクストの解釈を行うといった質的な分析がなされることもある。量的な分析は，下記の⑥ビッグデータの分析とも関連するが，近年では，コンピュータを利用して，事象の頻出パターンや相関を見つけだすデータマイニングなども行われる。

⑤ **既存統計資料分析**　二次分析などともよばれる。官庁統計など，すでに統計にまとめられたデータを利用して，違う視点から分析を行う方法である。報告書などに公表されている数値表を用いるだけでなく，もとの個別の調査票のデータの使用許可を得て再分析を行うこともある。近年は，調査データを広く学術研究に再活用するために，各種統計調査のデータを収集・保管し，学術目的での二次利用のために提供することも行われている。

⑥ **ビッグデータの分析**　情報通信技術(ICT)の発展により，社会生活のデジタル化が進み，いわゆるビッグデータの利用が可能になった。ビッグデータには，ソーシャルメディアやIoTのセンサなどを記録したデジタルトレースデータ，政府や公的機関の記録をデジタル化した政府行政記録，文学・学術論文・議会などの議事録・裁判記録などの大規模テクストデータなどが含まれる。従来の社会調査では得られなかった莫大なデジタルデータを用い，社会現象の解明を試みる計算社会科学という新たな学問領域も発展している。

⑦ **当事者参加型リサーチ**　研究者が人々やできごとに対して調査研究を行うのではなく，対象となる人々(当事者)とともに行う研究方法である。問題の同定や調査の計画，分析や解釈に当事者の視点を取り入れることができるだけでなく，研究に参加するプロセスが当事者にとって教育的であり，エンパワメントにつながる点が強みである。なかでも，現場における活動 action に焦点をあて，その問題点や改善策をさぐることを目ざす**アクションリサーチ**は，このような当事者の参加を基礎にして行われる。そのほかの研究も当事者参加型で行うことが可能である。

B　量的調査と質的調査

　おもに取り扱うデータのタイプによって，社会調査はしばしば**量的調査**と**質的調査**に分類される。ただし，実際のデータのなかには，質的にもなり，量的にもなるものが存在する。たとえば，診療場面における看護師と患者の会話は，一般には言葉であらわされる質的なデータであるが，特定の単語が会話中に使われた頻度や患者の質問の数は量的データとなる。

　量的調査と質的調査との違いの本質は，厳密にはデータの違いではなく，研究の目的，研究者と研究対象の関係性にある。すなわち，量的調査でおもに明らかにしたいことは，「X はいくつあるのか」「Y とどの程度関連するのか」という問いに対する答えとなる。研究者は，対象から独立した客観的な立場で，おもに，対象に関する仮説をたて，それを検証することを目的とする。一方，質的研究でおもに明らかにしたいことは，「X とはなにか」「Y との関係はどのようなものか」という問いの答えである。研究者は，対象とのかかわりのなかで，自己の主観を分析道具として使用しながら，対象とした現象を深く理解することを目的とする。

　また，量的調査と質的調査では，データの収集と分析の過程にも違いがある。量的調査ではデータの収集と分析の段階がはっきり分かれており，まずデータを収集し，そのデータについて分析を行う。これに対し質的調査では，データを収集する段階から分析も始まる場合が多い（◔図4-1）。つまり，データを集めながら，それまでに集められたデータを分析し，その分析から得た結果をふまえて再びデータの収集を行うというように，2つの段階を行き来しながら調査が進んでいく。

　前項であげた調査方法のうち，質問紙調査や既存統計資料分析，ビッグデータの分析はおもに量的調査の代表的な手法であり，質的調査でよく用いられるのが面接調査や参与観察などである。なお，量的調査と質的調査との関係を説明するときに，しばしば質的調査は，問題の所在がよくわかっていない研究の初期段階に有効な探索的な調査方法であるという見方をされるこ

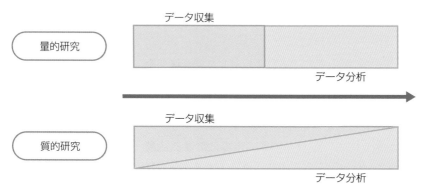

◔**図4-1　研究過程のモデル（右に向かって進む）**
（Pope, C. and Mays, N. 著，大滝純一監訳：質的研究実践ガイド──保健医療サービス向上のために，第2版．p.66，医学書院，2008 をもとに作成）

とがあるが，必ずしもそうではない。量的調査と質的調査は，それぞれ違った特徴をもち，相互に補完的な役割を果たすことも多い。これらの異なる手法をうまく併用することによって，より広範囲から根拠を得ることができ，調査の包括性を高めることができる。

C 量的調査の企画と実施

量的調査の代表的な方法である質問紙調査を例にとり，その企画と実施について具体的にみてみよう。

1 作業手順とスケジュールの作成

社会調査を実施する際には，企画段階で，さまざまな作業の順序とタイムスケジュールを考えておく必要がある。調査の規模や方法，対象によってかわる部分もあるが，大まかな流れを把握するために標準的な作業手順を示した（◉図 4-2）。とくに，大規模な社会調査を行う場合は，多くの人の協力や共同作業が必要となる。無理なくむだなく作業を進めていくためには，あらかじめこうした作業手順とタイムスケジュールを作成し，それにそって作業を行っていくことが重要である。

2 母集団と標本

調査には，研究対象のすべてに対して行われる**悉皆調査（全数調査）**と，一定の手順で選び出した研究対象の一部に対して行われる**標本調査**がある。悉皆調査の代表例としては，国勢調査があげられる。研究対象すべてについて調査することが不可能な場合や，時間・費用が制限されているときには，標本調査が行われることが多い。

その調査で研究したいと思っている対象全体を**母集団** population とよび，そのなかから抽出され，実際の調査対象となる一部分を**標本（サンプル** sample）とよぶ（◉図 4-3）。標本調査では，標本から得られる情報に基づいて，それが抽出された母集団全体の性質・構造・法則性を推測することになる。しかし，標本は母集団の一部にすぎないため，本当に母集団全体を代表していないと，推測が誤ったものになる可能性もある。母集団を正確に代表する標本を抽出することが重要である。

正確な標本抽出（サンプリング）の方法としては**無作為抽出法** random sampling が基本となる。無作為でない抽出法の例として，新聞広告での調査協力の呼びかけに応じた人を対象とするような**応募法**，自分の友人や受け持ちの患者を対象とするような**機縁法**などがある。これらの方法では標本を抽出するのは簡単だが，その標本が母集団を代表している保証はまったくない。無作為抽出法は，このような偶然性や調査を行う人の主観を排除して標本を

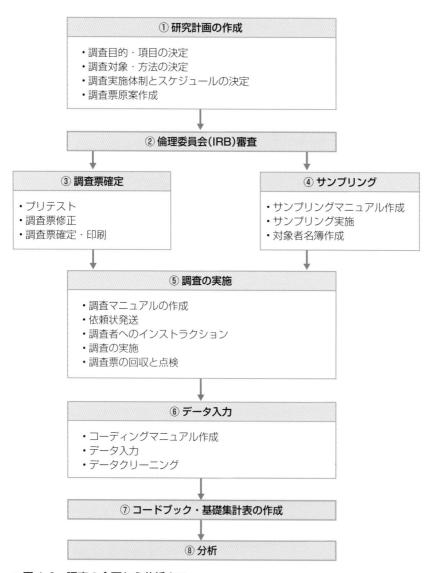

◉図4-2 調査の企画から分析まで

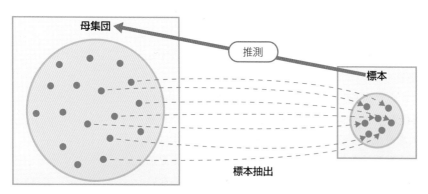

◉図4-3 母集団と標本の関係

抽出する方法である。**単純無作為抽出法**とよばれる，母集団全体からくじ引きに類する方法で標本を抽出する方法と，性・年齢階級などの層ごとに一定の割合で標本を抽出する**層化抽出法**がある。

3 調査方法

　調査票を使った調査でも，具体的な調査方法にはいくつかの種類がある。これらは，①標本の代表性・回答者の確かさ，②回答の正確さ，③回収率，④コスト（人手，費用），⑤調査にかかる時間などの点で異なるため，最も適切なものを選ぶ必要がある（◎表4-1）。

　1 個別面接調査　個別面接調査は，個々の対象者に調査員が直接面接し，調査票を読みあげるかたちで質問し，回答を調査票に書きとっていく形式の調査であり，構造化面接ともいえる。対象者本人であることの確認，質問の意味の伝達，回答の正しい記入など，調査の正確さは最もすぐれており，回収率も高い。一方，多くの人手やそのための費用が必要となる。

　2 留置調査　留置調査は，対象者を個別に訪問するという点では個別面接調査と同じだが，調査票を対象者に手渡して自分で記入してもらうよう依頼し，一定期間おいたあとで再び訪問して回収する方法である。個別面接調査と比較して，忙しい対象者やプライバシーにかかわる質問などでも協力が得やすくなる，調査員の人手がやや少なくてすむなどの利点がある。一方，質問内容の誤解や記入の誤りなど正確さの点では劣る。次に述べる郵送調査と組み合わせた，調査票を郵送し，回収時のみ訪問するという**郵送留置法**もある。

　3 郵送調査　郵送調査は，対象者の住所がわかっている場合に，調査票を郵送し，指定した期日までに回答を記入して返送してもらう方法である。前の2つの方法に比べてコストが低いという点ですぐれており，回答者の匿名性が高いという利点もある。しかし，留置調査の場合と同様の，誤記入・誤回答・記入もれがありうるだけでなく，回収率が低くなりがちなのが欠点である。回収率が低いと，母集団に対してかたよったサンプルになってしまう危険性がある。回収率を上げるための工夫として，葉書や電話で督促の連絡をしたり，回答者に謝礼品を送ったりするなどの方法をとることもある。

　4 電話調査　電話調査では，無作為に発生させた電話番号にかけ，通じ

◎表4-1　調査方法の種類と特徴

調査方法	代表性	正確さ	回収率	コスト	時間
個別面接	◎	◎	◎	×	×
留置	○	○	◎	△	×
郵送	○	○	×	○	△
電話	△	△	△	○	○
インターネット	×	○	×	◎	◎

た電話のなかから業務用の電話を除き，家庭用の電話に出た人にインタビューする方法が用いられてきた。これは RDD（Random Digit Dialing）とよばれる。この方法は，世論調査などでよく用いられており，短時間に大量の調査が比較的低コストでできるのが利点である。しかし，口頭での質問になるため，複雑な内容は伝わりにくく，聞ける内容や量は限られる。また，電話の普及率が低い地域では調査対象が母集団を代表していない場合がある。　わが国では，当初，電話の対象は固定電話であったが，携帯電話の普及により固定電話加入件数が低下し，携帯電話しかもたない層が増加してきた。このため，固定電話をもたない傾向のある若年層や単身者が対象になりにくく，日中に家庭の電話に出る可能性の高い主婦は対象になりやすいなど，年代や性別などにかたよりが発生することが懸念されてきた。これに対し，近年では，固定・携帯の併用式も導入されている。

　5 **インターネット調査**　インターネットの普及を背景に，近年はオンラインでの調査も広まっている。これまでの調査方法に比べて，コストが圧倒的に低く，集計が手軽でもあり，利用が増えている。また，前の質問への回答に応じて次の質問へのリンクをかえたり，記入もれがある場合に警告が出るようにしたりするなど，誤回答や記入もれをシステム的に防ぐこともできる。一方，インターネット調査の大きな問題点として，調査対象にかたよりが生じやすいことが指摘されてきた。インターネット調査は，調査会社に登録している人（登録モニター）を対象にする場合と，ホームページや Web 広告，SNS などで公開して調査対象者を集める場合があるが，いずれもインターネットの利用者に限定される。インターネット利用の普及している地域・対象者であれば，問題は少なくなりつつあると考えられるが，それでもより積極的に活用している層にかたよる可能性がある。また，回答者の属性を確認しにくく，年齢や性別などの属性を偽ったり，同じ個人が重複して回答したりする可能性があることや，回答が信頼性に欠ける場合があることも問題視されてきた。一方，最近では，郵送調査などと併用し，配布した調査票に対してオンラインでも回答できるようにした調査も行われている。

4　調査票の作成

　質問紙調査の場合は，質問項目を適切な順序に配列した調査票の作成が調査の要となる。調査票の作成にあたっては，いくつか注意すべき点がある。

1　設問の形式

　設問の形式としては，質問に対して自由に回答してもらう**自由回答法**と，あらかじめ用意された選択肢のなかから選んでもらう**選択肢法**に大きく分けられる。

　自由回答法は，こちらが想定していなかったことも含めた幅広い情報を得ることができる。一方，個別面接調査などで調査員が回答を聞きとることができるときにはよいが，自記式の場合にはとくに回答者にとっては負担が大

- **多肢選択法**

タバコを吸いますか。
1. 吸わない　　2. 以前吸っていたが禁煙した　　3. 吸っている

- **複数選択法**

現在，当院の他科を受診していますか。受診している科すべてに○をつけて下さい。
1. 内科　　2. 眼科　　3. 皮膚科　　4. 耳鼻咽喉科　　5. 心療内科　　6. 外科　　7. 整形外科

- **順位法**

次のテーマのうちあなたが最も関心があるのはどれですか。関心がある順に番号をつけてください。
[　　]禁煙　　　[　　]ダイエット　　　[　　]ウォーキング　　　[　　]サプリメント

- **評定法**

本日の診察にどのくらい満足ですか。
非常に不満　　　　どちらともいえない　　　　非常に満足
1 ………… 2 ………… 3 ………… 4 ………… 5

図 4-4　選択肢の例

きくなりがちである。また，データ収集後の処理に手間がかかるため，とくに大規模な調査では分析が困難であるとされてきた。しかし，近年ではソフトウェアを使用したテキストマイニングなども用いられるようになり，大規模な調査での自由記述の分析の可能性も広がっている。

　選択肢法のなかには，複数の選択肢のなかから１つを選ばせる**多肢選択法**，または複数を選んでもらう**複数選択法**，順位づけをしてもらう**順位法**，評定尺度上の１点を選ばせる**評定法**などがある（◉図4-4）。複数選択法や順位法は回答者の負担が大きいため，無回答や不正確な回答の原因となる可能性がある。いずれも安易に使用せず，必要性をよく考えて使うべきである。

2　質問文の作成

　質問文の作成にあたっては，簡潔でわかりやすい表現が重要である。「たいてい」「そのような」などのあいまいな副詞や形容詞，過剰な敬語やていねい語の多用には注意が必要である。また否定疑問文「〜だったことはないですか？」や二重否定「〜ではないことはない」は文意をとりにくくする。専門用語や略語は基本的には使用しないほうがよい。

　論点が２つある質問（ダブルバーレル質問）は，回答の意味を正確に把握できなくする。たとえば「タバコはからだにわるいのでやめるべきだと思いますか？」「頭痛や腹痛はありますか？」に「はい・いいえ」で回答してもらおうとすると，「タバコはやめるべきだと思うが，その理由はからだにわるいからではない」「頭痛はあるが，腹痛はない」といった場合，非常に答えにくくなる。

　本来の意味とは別に強い価値的なニュアンスをもった語（ステレオタイプ語）を用いると，意図せず回答を左右してしまうことがある。たとえば，「官僚」や「リストラ」はネガティブなニュアンスをもったステレオタイプ語であり，「ボランティア」や「福祉」はポジティブなニュアンスをもっている。このような語を使用する際は，その意味や影響をよく考えて使うべきである。

　また，回答者自身のこととして質問するパーソナルな質問と，一般的なこととして質問するインパーソナルな質問では，似たような内容でも答えが違ってくるので，きちんと使い分ける必要がある。「あなたは，結婚後は仕事をやめて家庭に入りたいと思いますか」と「女性は結婚後は仕事をやめて家庭に入るほうがよいと思いますか」とでは当然回答がかわってくる。

　調査票の原案ができたら，できれば対象者と似たような特性をもつ何人かの人に試しに回答してもらい，わかりにくい表現はないか，誤記入や記入もれがおこりやすい箇所はないかなどを確認する。これをプリテストという。修正したうえで最終版を作成するのが望ましい。

3 調査票の構成

　個々の質問文だけではなく，それらをどのような流れで配置するかという調査票の構成にも注意をはらわなければならない。キャリーオーバー効果といって，前の質問に対する答えがあとの質問に影響を与えることがある。たとえば，煙草の有害性に関する知識をたずねる質問が続いたあとで，「煙草の値上げに賛成ですか」とたずねるのと，それだけを単独でたずねるのとでは，回答がかわってくる可能性がある。また，フェイスシートとよばれる，年齢・性別・学歴・職業・家族構成など対象者の属性をたずねる項目は，調査票の最初におくと調査自体を拒否されることもあるため，一般的には調査票の最後におくのが無難である。

D　質的調査の方法

　「B. 量的調査と質的調査」で述べたように，質的調査は量的調査とは異なる性格をもっており，調査を行ううえで，留意すべきことがらも異なる。ここでは，面接調査と参与観察について具体的に取り上げる。

1　質的調査における標本抽出

　前項で述べたように，量的調査での標本抽出の際には，標本の代表性を確保するため無作為抽出を基本とする。標本の規模が大きいことも多く，対象者は全体として扱われ，個々の対象者に固有の意味を見いだすことはしない。一方，質的調査においては，まず標本の規模が量的調査よりも小さいことが多い。50人をこえることはまれであり，10人以下の場合もある。そして，個々の対象者が調査テーマと密接にかかわっていたり，長期にわたる調査者と対象者との関係形成を通してはじめてデータ収集が可能になったりするなど，1人の対象者，1つの事例がもつ重みは逆に大きい場合が多い。

　対象の選択は，必ずしもなんらかの基準に基づいて行うわけではなく，現場における人の結びつきを介して対象者を雪だるま式に増やしていくこともある（スノーボールサンプリング）。一方，調査の目的に照らしてより有効な

対象を選定していくために，理論的な洞察を得るためにどのような付加的な情報が得られるかという基準で選ぶ方法もある（理論的サンプリング）。この場合，すでに得られている対象の分析から，明らかになりつつあるある特定の概念をより明確にするために，意図的に異なる特性をもった対象者を取り上げていく。新たな知見が得られなくなった段階（理論的飽和）で，データ収集を終了する。

　質的研究においては，対象選択の基準そのものが質的である。どのような基準で対象が選ばれているのか，それらを対象にすることが調査目的に照らして適切かどうかを明らかにしておくことが，よい質的調査を行ううえで重要である。

2　インタビューによるデータ収集

　面接調査などで行われるインタビューは，個人を対象に1対1で行われる場合もあれば，座談会のようなかたちで集団で行われる場合もある。また，ライフヒストリー法のように，個人がそれまでに生きてきた人生について自由に口述してもらい，それを調査者が時間をかけて聴きとることを通して，個人の主観的見方を明らかにし，人間行動を理解しようとする調査方法においても，インタビューが中心的に用いられる。

　誰かの話を聴く，相手になにかをたずねるということは，私たちが日常生活のなかでたえず行っていることであり，特別の技術は必要ないように感じるかもしれない。しかし，調査としてインタビューを行う場合には，構造化の程度が低い面接（非構造化面接など）（◐68ページ）になればなるほど，得られるデータの質は面接者の技量に大きく影響される。インタビューを行う前には，面接の方針や基本的態度をあらかじめ明確にし，ロールプレイなどのかたちの練習や，発問・応答の仕方の練習をしておくとよい。

◆ インタビューの心得

　対象者の話を引き出すために心得ておくべき点として，次のようなことがあげられる。

(1)面接では，互いに初対面であったり，はじめての場所であったりするなど面接者も対象者も緊張したり構えてしまったりしがちである。面接者が自然にふるまえることが大切である。また，面接の場所も，できるだけ落ち着いて話のできる場所，不必要に緊張することのない場所を選ぶ必要がある。

(2)対象者は自分とは異なる世界で生活してきた人であり，自分のこれまでの価値観や態度，経験などが通用しないことを認識しておく必要がある。面接者が安易にわかったつもりになっていると，逆に対象者の信頼を失うこともある。

(3)2020年以降，急速にインターネット会議システムが普及し，インタビューをオンラインで行うことも増えた。オンラインでのインタビュー

は，居住地に関係なく対象者を集めやすく，対面でのインタビューに比べて時間と費用がかからないなどの利点がある。一方，事前の通信環境の設定や確認が不可欠であること，大人数のグループインタビューは発言しづらくなりがちであるなどの注意点もある。また，アイコンタクトがとりにくかったり，表情などが見えなかったりすることもあるため，言葉で相づちやこまめな要約を入れる，ゆっくりはっきり話し，質問後は相手の発言を待つなど，コミュニケーションのとり方にも気をつける必要がある。

◆ 結果の見直し・ふり返り

　面接が終わったら，逐語録などを作成して結果を見直すことによって，よりよい質問の仕方や応答の仕方を考え直すことができる。これは，研究目的と照らして，その面接がどの程度目的を達成し，どこが不十分かを明確にする機会にもなり，次の面接にもつなげていくことができる。このため，面接が終了したら，いったん気持ちを切りかえ，冷静に面接状況をふり返ることが重要である。

3　参与観察によるデータ収集

● **事前調査**　参与観察は現場に行って実施する調査であるが，調査にあたっては，事前の資料収集や文献調査も重要である。事前調査には，調査対象に関連した資料収集と，調査によって得られた資料を理解し整理するための枠組みづくりに役だつ文献調査がある。対象について事前情報を得ることは，実際の観察の際，新鮮味がなくなったり，事前情報によるバイアスがはたらいて観察がかたよったりする危険性もある。しかし，まったくなにも知らずに現場に行ったために，対象者から敬遠されたり，関係の構築がむずかしくなったりする可能性もあるため，事前情報を心にとめながら，現場に行ったら自分の目で確かめるという姿勢をもつことが重要である。

● **調査フィールドへの参入**　はじめての調査フィールドへの参入は，緊張や不安を伴うものではあるが，一方でさまざまな出会いのある心躍る事態でもある。最初はまったくのよそ者であったのが，対象者に受け入れられ，一定の役割やポジションを得て落ち着くまでの過程を，広い意味でのフィールドエントリーという。参与観察では，観察者が対象とする集団や組織のなかで役割をもちながら参加することになる。ただし，その役割や参与の深さはさまざまである。たとえば教師が調査者となって，もともと担っている教師の役割をもちながら生徒を観察するような場合もあれば，まったく新しいフィールドに入って新しい役割をとって参加する場合もある。担った役割によっては調査者としての役割がとりにくくなる場合もあるので，注意が必要である。

　フィールドに入った初期の段階では，その全体像をつかむことが重要になる。そのためには，観察したものをともかくなんでも記録する。最初に目に

する現場や対象者の行動は新鮮に映り，自分自身がなじんでいる環境との対比がきわだつため，その現場になじんでしまう前に全体を観察する姿勢をもつとよい。

次に，全体観察を通して疑問に思ったことを対象者から聞いて，フィールドに対する理解を深めていく。初期の段階では情報の確実さをつかめないため，1つの事象について同じ質問を多くの人に投げかけて複数の説明を求めたり，適任者を紹介してもらったりすることが必要になる。また，対象者の率直な考えや思いを聴きとるためには，信頼関係（ラポール）を築いていくことが不可欠である。

●記録方法　観察での記録は，フィールドノーツにおさめられる。フィールドノーツとは，フィールドで見聞きしたことについてのメモや記録であり，見聞きした情報が時間とともに変容しないうちに書きとめる。いつ・誰が・どこで観察したり聴きとったりしたものなのかを，あとでわかるように記録しておく必要がある。また，対象者の用いた言葉や表現を，できる限り忠実に文字化するように努める。最近では，ビデオカメラやICレコーダー，スマートフォンなど，録画・録音するための機器も普及している。機器の使用は，対象者との関係が深くない初期にはむずかしいかもしれないが，以前よりは撮影への抵抗感は少なくなっており，豊富な資料採取につながると考えられている。

E　社会調査の倫理

近年，社会調査を行ううえでは，研究倫理がきわめて重要視されている。2005（平成17）年の「個人情報の保護に関する法律」（個人情報保護法）施行以降，プライバシーに関する意識が高まる一方で，個人情報の流出事故が相ついで報道された。このような背景もあり，学術目的に基づく調査や政府による公的な調査であっても，調査対象者から信頼と協力を得ることはむずかしくなってきた。

医療系の研究分野では，個人情報保護法の改正に合わせ「人を対象とする生命科学・医学系研究に関する倫理指針」（2021年制定，2022年一部改正）が出されており，人文社会系の研究についても多くの大学や学会は厳格な倫理規定を設け，研究のために調査を行う際には倫理審査を経ることを義務づけている。治験のように対象者になんらかの介入を加えるものだけでなく，調査票などを用いた社会調査も，多くの場合がその対象となる。面接調査や参与観察など，研究者が研究参加者に直接に接触し，その営みに影響を与えるような調査の場合には，一層十分な倫理的配慮が必要である。

まず，調査の計画にあたっては，研究目的にそってきちんとした調査デザインを考える必要がある。調査計画が誤っていたりあいまいだったりすると，役にたつ結果が得られず，時間と経費のむだになる。計画をたてる際には，次の4つの原理をまもって調査内容を吟味することが望まれる。

（1）調査協力者の自律性をおかすものになっていないか。
（2）協力者への損害の危険を最低限にしているか。
（3）協力によって協力者もなんらかの恩恵を得られるか。
（4）類似の環境でも同様なことを人が行う，おこりうると考えられるまっとうな内容か。

　また，研究に協力してもらう際には，協力者に対してあらかじめ研究について説明し，同意を得るというインフォームドコンセントを徹底する必要がある。研究者が自分の立場を利用して，相手に協力を強要するようなことがあってはならない。

　調査結果を公表する際には，対象者のプライバシーと個人情報の保護が絶対である。多くの調査では，対象者のさまざまな個人情報などを開示してもらうことになるが，公表の際は個人が特定できないよう匿名化し，調査上知りえた個人情報の秘密は保持されなければならない。また，調査で得たデータのファイルや書類なども慎重に管理する必要がある。

　気軽なアンケートやちょっとしたインタビューは，私たちの身近な生活のいたるところで行われており，一見簡単そうに見える。しかし，信頼のおける科学的な社会調査を行うためには，注意すべき点が数多くあり，専門的知識や経験も必要になってくる。これらをふまえた社会調査を行うことが，倫理的にもかなうことである。

work 復習と課題

❶ 厚生労働省が実施している保健衛生関係の統計調査にはどのようなものがあるか。1つ選んで，その調査の概要と調査票の内容を調べてみよう。(http://www.mhlw.go.jp/toukei/itiran/index.html)
❷ 社会調査で調べてみたい疑問をあげ，それを明らかにするためにはどのような調査方法が使えるか，複数の調査法の長所・短所を比較して考えてみよう。
❸ 社会調査を行ううえで，注意しなければならない倫理的な問題にはどのようなことがあるか。

参考文献
1. 大谷信介ほか編：新・社会調査へのアプローチ──論理と方法. ミネルヴァ書房, 2013.
2. キャサリンポープ・ニコラスメイズ著, 大滝純一監訳：質的研究実践ガイド──保健医療サービス向上のために, 第2版. 医学書院, 2008.
3. 南風原朝和ほか編：心理学研究法入門──調査・実験から実践まで. 東京大学出版会, 2001.
4. 盛山和夫：社会調査法入門. 有斐閣, 2004.

第 2 部

健康・病気と社会

第 **5** 章

健康・病気の見方・とらえ方

□ 健康の定義と指摘されている問題点について理解する。
□ さまざまな健康観について理解する。
□ 現代社会の病気や健康の要因について理解する。
□ 健康の社会的決定要因の内容を理解する。

A 健康とはなにか

1 健康という用語の歴史

　私たちは，ふだんから**健康**という用語をよく耳にする。しかし，あらためて健康の意味を聞かれると，とまどう人もいるかもしれない。多くの場合は，病気がないことや元気なこととしてとらえているだろう。

　健康という用語は，古くからわが国にあった言葉ではなく，江戸時代後期から明治期にかけて英語の health の訳語として導入されたといわれている。導入された当初は，客観的・医学生物学的に良好な状態をさした。その後，学術的にはほとんど使われなくなり，明治・大正期にはおもに一般用語として定着した。衛生や保健という用語は，20世紀になり学問分野の名称や学術用語として登場するが，健康という用語は1970年代の医学事典にも掲載されていない。健康という用語が学術の領域で盛んに用いられるようになるのはこの数十年の間であり，国際的な動きを受けて1980年代後半から90年代のあたりから用いられる頻度が増えてきた。

2 WHOの「健康の定義」に対する批判

◆ 健康の定義と起源

　1948年に世界保健機関 World Health Organization（WHO）は健康を次のように定義した。

　・Health is a state of complete physical, mental and social well-being and
　　not merely the absence of disease or infirmity.
　（訳）健康とは，病気でないとか，弱っていないということではなく，肉体的にも，精神的にも，そして社会的にも，すべてが満たされた状態にあることをいう。

　英語の health の起源をみると，古英語の hælth から派生したといわれている。これはさらにゲルマン語起源の古英語 hal から派生した語で，「全体」「それ自体で完全なもの」という意味をもつ。

表 5-1 さまざまな健康の定義

提唱者	定義の内容
アントノフスキー[*1]	疾病生成論では二分法の健康，つまり病気がない状態が健康であるとする。健康生成論では連続体の健康，つまり健康破綻 dis-ease の極と，健康 health-ease の極をもつ連続線上のどこかに位置するものが健康であるとする（●89ページ）。
サルトリウス[*2]	①健康とはいかなる疾患や障害もないこと，②健康とは日々の生活でのあらゆる要求に適切に対処できる状態，③健康とは平衡の状態で，個人内および個人と社会・物理的環境との間の平衡状態をさす。
フーバーほか[*3]	健康とは適応しセルフマネジメントする能力である。
ゴウピチャンドラン[*4]	健康とは，時間に依存し，最適な身体的・精神的・社会的・感情的・スピリチュアルな機能の相対的状態で，社会的に許容可能な方法で自己実現を達成するために生活状況にうまく適応することである。

（*1 Antonovsky, A. : *Unraveling the Mystery of Health: How People Manage Stress and Stay Well*. Jossey-Bass, 1987., *2 Sartorius, N. : The Meanings of Health and its Promotion. *Croatian medical journal*. 47(4) : 662, 2006., *3 Huber, M. et al. : How should we define health?. *British Medical Journal*. 343(7817) : 1-3, 2011. *4 Gopichandran, V. : Redefining "Health": A critical reflection exercise for 1st year MBBS students. *Current Medical Issues*. 19(3) : 207, 2021 による）

◆ 定義に対する批判

　health がこの complete well-being（すべてが満たされた状態，完全によい状態）であるという WHO の定義に対して，とくに英語系が母国語である人たちからは，1990年代には完全なものを求めることは不可能であり，現実的でないという多くの批判が生じた。また，イスラム系の人たちからは spiritual（スピリチュアル）と dynamic（動的）の用語を加えるべきという批判があった❶。これらの批判などから定義の修正が提案されたが，1999年の第52回 WHO 総会では早急に審議する必要性が低い事項とされ，修正は見送られた。

　以降もこの定義は，およそ80年にわたって WHO における正式な定義として使用されつづけており，わが国の保健医療福祉系専門職のためのテキストにもたびたび取り上げられている。これに対して，さまざまな研究者により別の定義が提示されている（●表5-1）。

◆ WHO の定義の問題点

　WHO の定義では十分に表現されていない点として，近年の研究者によって指摘されている問題点は，大きくは次の3つにまとめられる。

● **病気でないことも健康**　第1に，単に病気ではないことも健康である，という点である。医療技術や治療方法の開発では，疾患を見つけて取り除くという作業を行っている。病気がない状況をつくり出すことを目ざすということは，医学の発展や技術開発において重要な健康に対する見方となってきていることは間違いないだろう。また，厚生労働省が一般住民に行った健康意識に関する調査において，ふだんの健康状態を判断する際に重視した事項では「病気がないこと」が63.8%で最も多い[1]という結果が出ていた。ふだ

NOTE

❶ **イスラム系の人たちからの批判**

　この批判は，11世紀のペルシャの哲学者で医師であるイブン=スィーナーが記した医学書である「医学典範」における健康の定義に基づいた指摘であったとされる。「医学典範」は20世紀初頭にかけてイスラム圏で読み継がれ，ラテン語に翻訳され近代のヨーロッパ医学にも影響を与えたとされる。

1）厚生労働省：「健康意識に関する調査」の結果を公表.（https://www.mhlw.go.jp/stf/houdou/0000052548.html）（参照 2023-10-17）.

んの私たちの生活においても「病気がないこと」が健康と考えている人が少なくないということを意味している。

●**適応する力としての健康** 第2に，適応する力としての健康の視点が必要である。慢性疾患や障害の管理も含めて，さまざまな生活・人生上のできごとにうまく対処していく力として健康をみることが必要である。対処していく力としての健康という視点は，健康をある「状態」として静的にみるのではなく，動的(ダイナミック)にとらえる点とも重なるだろう。1990年代以降，心身に障害がある人でも健康や生命・生活・人生の質 quality of life (QOL)が高い水準を保っている人もいることがわかっており，これを障害パラドックス disability paradox という。

●**包括的な生態学的視点での健康** 第3に，健康を個人のスピリチュアルな側面や自然環境との折り合いも含む，より包括的な生態学的視点でとらえていくことが必要という点である。スピリチュアルの定義がむずかしいこともあるが，日本語の「精神」という用語に内在しているともいわれるように，信念や魂といった意味でとらえることができる内容を含むことも考えられるだろう。また，生態系のなかで自然とうまく共存できていることも重要な要素になるだろう。

3 健康は目的か手段か

健康を取り上げる際によく問題にされることが，健康は目的であるのか，手段であるのかという点である。健康長寿や(健康)寿命の延伸といったスローガンで国や自治体の健康政策が掲げられていることをみると，健康が目的化されているのではないかと思う人も少なくないだろう。

●**目的とすることの問題点** 健康が目的化されることに対して，最もよくあげられる警鐘は，**ヘルシズム**というかたよった考え方である。ヘルシズムは，1980年代に政治学者のロバート゠クロフォード R. Crawford によって「医療のたすけがあるとないとにかかわらず，おもに生活スタイルの変容を通じ

---

plus	**プラネタリーヘルス**

近年では，地球規模の健康への配慮の必要性が強くいわれており，**プラネタリーヘルス** planetary health とよばれている。プラネタリーヘルスとは，「人類の将来をかたちづくる人間(政治・経済・社会)システムと，人類が繁栄できる安全な環境的限界を規定する地球の自然システムに賢明に配慮することを通じ，世界規模で高水準の健康，ウェルビーイング(良好な状態)，公平性を達成すること」[1] とされている。これは，気候変動や海洋汚染，自然災害を含む地球全体の環境を私たちの健康と深く結びつけるとともに，次世代における健康についても含意している概念となっている。

[1] Whitmee, S. et al. : Safeguarding human health in the Anthropocene epoch: Report of the Rockefeller Foundation-Lancet Commission on planetary health. *The Lancet*, 386(10007) : 1973-2028, 2015.

て得られるウェルビーイング（良好な状態）とその達成としての健康へのこだわり」[1]と定義されたイデオロギーともいえる考え方である。日本語では，健康第一主義あるいは健康中心主義ともよばれている。健康によいとされる健康食品や健康器具，健康法に関する記事や書籍が，もてはやされて売れ行きがよいのは，ヘルシズムという考え方をもつ人が多いから，と整理できる。もともとは，本来医療が対象としていなかった症状や対象を医療の対象とする**医療化**とともに提示された考え方で，医療や医療専門家をこえて，人々にとって人生上の重要課題となるくらい健康の価値が高められたあげくビジネスが成立し，結果的に医学領域の拡大を進めていると批判されている。

● **手段とすることの問題点**　その一方で，健康が自己実現や生きる目的ではなく，手段であるとみなすことにもいくつか問題がある。1つ目は，健康でないことは自己実現や生きる目的の達成ができないということになり，病気や障害をもっている人に対する偏見や差別を助長してしまう可能性である。健康を手段として目ざす自己実現や，生きる目的がなにかを慎重に考える必要があるだろう。健康が手段となる場合は，たとえば，健康でなく障害がある人が実現できることと，健康で障害がない人が実現できることの差異も強調される可能性がある。極端になると，健康でない人は実現できることに限りがあり，価値が低いという発想が生まれてしまうのではないだろうか。

　2つ目は，ヘルシズムとは違う意味で健康が，市場経済や労働市場の商品となって消費される点である。たとえば，病院で忙しく働いている看護師を考えてみる。本人は目の前の患者の喜ぶ顔や，自分自身の夢に向けて努力している一方で，職場では労働力商品でしかなく，極端な結果としてはバーンアウト（燃え尽き症候群，◯ 135ページ）や過労死・過労自殺が引きおこされるかもしれない。

　以上のことから健康は，目的でもあり手段でもあると柔軟に考える必要があるだろう。

B　さまざまな健康観

1　客観的健康と主観的健康

　健康診断で，血液検査や尿検査，胸部X線検査，心電図検査などの経験がある人のなかには，健康状態はこのような検査を通じてはかるものだ，と考える人がいるかもしれない。こうした検査機器による検査データから把握されるほか，医師や看護師などが，触診や打診，聴診などをして把握することもあるだろう。こうした，いわゆる徴候 sign に基づいて専門家により把

1）Turrini M. : A genealogy of "healthism" : Healthy subjectivities between individual autonomy and disciplinary control. *eä Journal*. 7 : 11-27, 2015.

握される健康のことを**客観的健康**という。

　その一方で，クリニックを受診した際にはじめに予診票に回答することがある。あるいは，医師が「体調はいかがですか」と問診をすることがある。これは本人の自覚された症状や状態に基づくもので**主観的健康**という。主観的健康は，症状チェックリストなどにより自分で記入したり，近年では健康関連QOL（生命・生活・人生の質）調査票といわれる，アンケートに回答をすることで把握することもできる。1980年代ごろからは健康度自己評価self-rated healthという方法で把握することも行われている。健康度自己評価とは，「あなたの健康状態はいかがですか」と聞いて，「とてもよい，まあよい，ふつう，あまり思わしくない，まったく思わしくない」の5段階で回答し，たとえば「とてもよい」から「ふつう」までを健康，「あまり思わしくない」「まったく思わしくない」を不健康，などとして把握する方法である。

　1980年代ごろまでは，健康状態として把握されるものは客観的健康がほとんどであり，主観的健康については重要視されていなかった。しかし，健康度自己評価の結果を長期間追跡したところ，客観的健康を調整しても，死亡率を強力に予測するとした大規模な研究が1990年代に相ついで報告され，本人の自覚の重要性の認識が強まってきた。近年では客観的健康と主観的健康の両者の重要性が認識されている。

2　生物医学モデルと生物心理社会モデル

　精神科医のエンゲルG. L. Engelは，1970年代後半に当時の保健医療において席巻していた考え方を**生物医学モデル**biomedical modelとよび，新たな視点である**生物心理社会モデル**biopsychosocial modelへの転換が必要であると述べた。西洋医学は，人間の身体をくまなく分析し，部分を明確にすることで全体を物質的に明らかにする要素還元主義的，機械論的な立場で科学的に発展してきた。しかし，そうした立場で疾患や不調をとらえることには限界があり，とくに精神疾患やストレス関連疾患は，心理的あるいは社会的な要因をとらえることが必要になる。そこで，システム論に基づいた医学・医療はさまざまな要素が互いに作用しあい調和によりなりたつ，部分に還元することはむずかしいという点で，心理社会的側面を加えた生物心理社会モデルに転換する必要性を説いた（○図5-1）。

　この生物医学モデルから生物心理社会モデルへの転換，という考え方は，当時は精神医学や臨床心理学分野においていわれていたが，近年ではその枠をこえて，保健医療一般に大きく影響を及ぼしている。

3　疾病生成論と健康生成論

　エンゲルと同じく1970年代後半に，社会学者のアントノフスキーA. Antonovskyは，従来の医学や保健医療の立場が**疾病生成論**pathogenesisに基づくものであるとし，これとは異なる**健康生成論**salutogenesisの立場での学

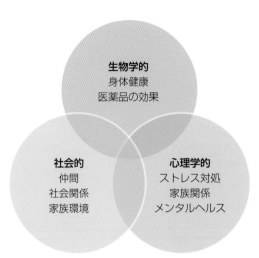

▶図5-1　生物心理社会モデルのイメージ

問や実践が必要であると述べた。つまり，医学や医療においては疾患の原因
（リスクファクター：危険因子，●91ページ）をさがし，それを取り除く営み
がなされているが，健康の原因をさがし，導入し，維持し，向上させる営み
がみられていない点を指摘した。そして，この健康の原因を**サリュタリー**
ファクター（健康要因）と名づけ，後者の立場を健康生成論と称した。また，
保健医療の学問や実践においては，疾病生成論と健康生成論は車の両輪の関
係であるとし，両者の立場が必要とした。しかし，疾病生成論的な立場が優
勢であり，健康生成論的な立場がほとんど考慮されていないことを指摘した。
　この健康生成論の考え方は，その後WHOにより提示されたヘルスプロ
モーションのためのオタワ憲章の基礎理論の1つとされたほか，とくに
2000年以降はヨーロッパ連合（EU）における健康政策の中心的理論となるな
ど，現代にいたるまで大きな影響をもたらしている。

C　現代社会と病気・健康

1　生活習慣への着眼

● **感染症から非感染性疾患へ**　1940年代から2010年代にかけての，わが
国のおもな死因別死亡率の年次推移を示した（●図5-2）。ここで注目したい
のは，結核の死亡率である。結核は結核菌による感染症であり，わが国の結
核の死亡率は，20世紀前半までは高かったが，1950年ごろを境に急激に低
下している。その一方で脳血管疾患，遅れて悪性新生物や心疾患の死亡率が
上昇して現在にいたる。これはわが国だけの現象ではなく，多少の相違はあ
るものの，先進諸国においても感染症による死亡率が低下し，感染症以外の
疾患（非感染性疾患 non-communicable disease）の患者が増加し，非感染性疾患

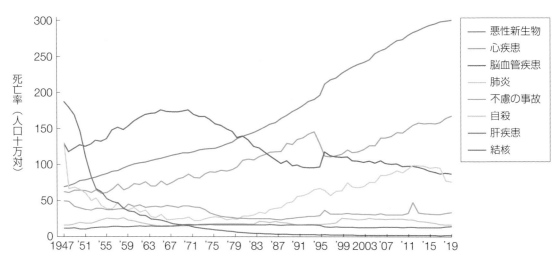

●図5-2　1940年代から2010年代にかけてのわが国のおもな死因別死亡率の推移
（「人口動態統計」をもとに作成）

を死因とする死亡数が増加してきた。

● **アメリカにおける調査**　1950年ごろのアメリカでも心疾患の増加が顕著になっており，その原因究明と対策が国家的な課題となっていた。そこで1948年よりボストン市郊外のフラミンガム町に住む30代から60代の健康な男女5,209名を追跡する調査が行われた。調査開始から10年程度経過した段階でさまざまな要因が明らかになり，高血圧や高コレステロール血症，肥満の人が，心筋梗塞などの心臓の冠動脈疾患を発症することを発見した[1]❶。

　また，1960年代から1970年代に実施された別の大規模疫学調査においても，ブレスローらが死亡率を左右する7つの生活習慣を特定した（● 149ページ）。

● **ラロンドレポート**　こうした知見が蓄積されていく一方で，医療費が国家予算を逼迫するようになった。1970年代にカナダの保健大臣であったラロンド M. Lalonde は，1974年に「カナダ人の健康に関する新たな展望」というタイトルの通称**ラロンドレポート**を提示した。このレポートでは，人々の生命や生活にかかわる領域として，これまでは医療や医療制度組織が主体となっていたことに異を唱え，過去の死亡要因および政策内容をふり返り，それ以外にも人間の生物学的側面，環境的側面，生活様式のそれぞれがあることを提唱した。

　人間の生物学的側面とは，身体的・精神的要因や遺伝要因を含む。環境的側面は，人体外のもので個人ではほぼコントロール不能な要素で，食品や上下水道，大気，騒音や振動などをさす。生活様式は，個人レベルで多かれ少なかれコントロールできる要因で，かつ悪習慣は健康上のリスクを生み出すものと強調された。ラロンドレポートは医療的側面に頼るのではなくほかの

NOTE
❶この研究は「フラミンガム研究」とよばれて有名になり，計7万5000人以上の参加者によって2022年の段階でも継続され，心疾患にとどまらないさまざまな非感染性疾患に関する科学的根拠を生み出している。

1）嶋康晃：世界の心臓を救った町──フラミンガム研究の55年．ライフサイエンス出版，2004.

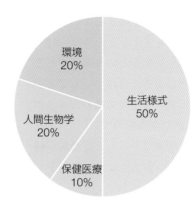

○**図5-3　北アメリカにおける75歳までの寿命を左右する要因の割合**

側面，とくに生活習慣の改善対策に重点を移すことによって合理的な対策を
打ち出せることを明記した点が特徴といえる。

● **ヘルシーピープル**　アメリカでは，1979年にはじめて**ヘルシーピープル**
healthy people という名称の健康政策を提示した。とくに，ラロンドレポート
による保健医療システムを含む4つの要因別に75歳までの寿命を左右する
要因の割合を計算し，結果を公表した（○図5-3）。つまり，寿命を左右する
要因のおよそ半分は，生活様式ということであった。ラロンドレポートでは，
これら環境・人間生物学・保健医療・生活様式の4分野について，健康対策
に投じられた予算額が示され，90%以上が保健医療にかかわることが明らか
になった。その一方で，生活様式に対してはわずか2%にとどまっていると
いう現実が示された。

2　非感染性疾患対策とリスクファクターの視点

● **非感染性疾患対策**　わが国を含む先進国では20世紀なかば以降，死因を
左右する疾患は，感染症から心臓病やがんなど非感染性疾患となった。この
ことは公衆衛生学分野を中心に**疾病構造の転換**とよばれている。そして感染
症の予防だけでなく，非感染性疾患の予防に注目が集まることになった。ま
た，それまで医療機関や医療専門職のみに人々の健康や生命がゆだねられて
いたが，ラロンドレポートは，健康や生命に与える影響を環境や生活の側面
にも広げた。それは，非感染性疾患の予防の面でも保健医療政策の面でも合
理的であり，その後の先進諸国における保健政策やWHOが提唱するヘル
スプロモーションなどに影響を与えた。

● **リスクファクター**　こうした流れのなかで，**リスクファクター❶**risk
factor という視点が設けられた。日本語では**危険因子**ともよばれている。リ
スクファクターとは，ある疾患の発生の要因のことで，直接的な原因だけで
なく，間接的な要素も含んだ関連要因の総称である。冠動脈疾患のリスク
ファクターは，高血圧や糖尿病，脂質異常症，肥満，ストレスなどである。
病気の原因に着眼し，それを除去するという考え方は非感染性疾患に始まっ

□ NOTE
❶前述のフラミンガム研究
が，この用語が用いられる
嚆矢となったといわれてい
る。

たことではなく，感染性疾患であっても病因に着眼して予防することが行われていた。しかし，1つの病因により1つの疾患が発生するという，一対一の関係にあった。たとえば，結核菌により結核が発生するという関係である。

　非感染性疾患のリスクファクターは，同時に複数が考えられていることが特徴である。リスクとは，わるいことがおこる可能性とその結果の大きさの程度をさしている。これは大小であらわすことができるもので，「リスク＝事象の発生確率×影響の大きさ」とされている。肥満であっても冠動脈が硬化しない人もいるし，肥満でなくても冠動脈が硬化する人もいる。喫煙をしていても肺がんにならない人もいる。病気の原因としてわかっていることはあくまでも確率が高いのであって100％とか0％と言い切れないのが非感染性疾患の予防のむずかしい点である。さらにリスクファクターは，私たちの日常生活の習慣に深くかかわっていることから複雑なものとなっている。

3　疾病の自己責任論と健康の社会的決定要因

　近年では，疾病にかかるのは個人の責任であるという考え方（ ● column）には問題があるという指摘が多くなされている。指摘を総合すると次の3つになる。

　□1 **本当にその人の生活習慣に原因があるのかが確実ではないこと**　第1に，その疾患にかかった原因が，本当にその人の生活習慣にあるのか確実なことがわからないという点である。ある1つの非感染性疾患の発症の原因となるリスクファクターは，単一ではなく複数ある。また，喫煙の例で述べたように，それぞれのリスクファクターが疾患の発症につながるのは確率論であって，100％や0％とはいえない。肥満であり，運動不足で喫煙し，暴飲暴食を繰り返していた人が心筋梗塞になったとしても，100％その生活習慣が原因であるとは言い切れない。同じ生活習慣を送っている人でも，病気にならない人もまれにいることがわかっているためである。

---

column　疾病・健康の自己責任論

　ある大臣が会見で「『自分で飲み倒して，運動も全然しない人の医療費を，健康に努力している俺が払うのはあほらしい，やってられん』と言った先輩がいた。いいこと言うなと思って聞いていた」と発言し，新聞の記事になった[*1]。この大臣の発言が，間違った考え方だ，と思う人はどのくらいいるだろうか。この大臣は愛煙家としても有名であり，おそらく賛否両論をねらっての発言であったのだろう。また，アメリカでは肥満者がきわめて多く社会問題となっているが，その一方で肥満の人は自己管理ができない怠惰な人間である，という負のレッテルがはられ問題となってきた。

　このような考え方は，疾病の自己責任論または健康の自己責任論とよばれており，過去数十年にわたり生命倫理の学問領域では課題として考えられてきた。この考え方に基づく場合，たとえば，心筋梗塞や脳梗塞など，生活習慣がリスクファクターとなっている疾患にかかった場合の医療費の自己負担額を増やすとか，1年間に1度も病院やクリニックにかからなかった被保険者に対しては保険者がボーナスを支払うなどの政策も考えられる。わが国では私的保険ではこうしたことが行われる場合もあるが，果たして公的保険でもこうした対策をとることは適切であろうか。

---
*1 朝日新聞デジタル（2018年11月23日）. 不摂生な人の医療費負担「あほらしい」に麻生氏が同調.

⎿2⏌ **個人の生活習慣の根拠が多種多様**　第2に, 個人が送っている生活習慣の根拠は多種多様である点である。たとえば, 喫煙者やアルコール依存症の人などは, 教育歴が低いことと関係することがわかっている。親の社会経済的地位が低いと, 子が肥満になりやすいことも明らかである。ただし, その人が正しい知識をもっていなかったのか, あるいは知識を手に入れたにもかかわらず, それに基づかない生活習慣であったのか, 判断はむずかしい。生活が貧しく健康にわるい生活習慣を送る人が病気になり, 自己負担をしいられることでさらに経済的に困窮していく, という負の連鎖も考えられる。

⎿3⏌ **個人の責任追及が問題の根本的解決にならないこと**　第3に, 個人の責任を追及することでは根本的な問題の解決にはつながらない, という点である。人々の集団で「あるもの」に対するリスクの程度の分布を模式的に図示した（◖図5-4）。縦軸は人数, 横軸はリスクの高さをあらわしている。「あるもの」とは, 感染症や交通事故, 肺がんや心筋梗塞, 運動不足の程度などでもかまわない。ほとんどの人が中程度のリスクであるが, 釣鐘型のグラフの裾野のほうは高いレベルのリスク, あるいは低いレベルのリスクである。

これらのリスクを減らす1つの方法は, この集団のなかでリスクが高い人たちを特定し, 支援してリスクを取り除くという方法で, ◖図5-4-a の影がついている部分は特定してリスクが除去された人たちをさす。この方法は, 集団を構成する1人ひとりを確認し, 支援が必要な人たちを見つけて支援するという, 当然の対策のあり方といえるだろう。しかし, このリスクを引きおこしている根本的な問題は解決していない。支援ができたとしても, 釣鐘型の中央値・平均値がかわらない限り, 理論的には新たに支援が必要な人が出てきて, 同じ釣鐘型の分布が再現されていくことになる。したがって支援は延々と繰り返されていく。

もう1つの方法が◖図5-4-b であり, 集団全体の分布を左側の低いリスクのほうにずらすという方法である。この方法では, 以前は高いリスクであった人が中程度のリスクに下がることになる。支援の必要な個人を特定することはせず, しかし, 根本的な原因に対して注目し, それに対処していくことが必要な方法である。

この2つの方法は, 1990年代から公衆衛生学でいわれている方法で, 前者の方法は**ハイリスクアプローチ**, 後者は**ポピュレーションアプローチ**とよばれている。影がついている部分は, その方法で得ることができるメリット

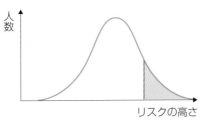

a. ハイリスクアプローチ

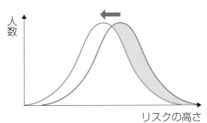

b. ポピュレーションアプローチ

◖図5-4　人々の「リスク」の分布の考え方

の大きさとして理解できる。左右のグラフの影の部分の大きさはどう違うだ
ろうか。線を引く場所や，全体をどの程度動かすのかによって違いは出てく
るだろう。保健政策では，たとえば予防接種を行い，水質検査を行うといっ
た感染症対策はポピュレーションアプローチといえる。しかし，非感染性疾
患対策の生活習慣改善に関するアプローチは，ハイリスクアプローチが圧倒
的に多くポピュレーションアプローチによる取り組みは，まだ十分ではない
現状にある。ハイリスクアプローチにより，個人の生活習慣の責任を追及し，
たとえそれが改善されたとしても，根本的な問題の解決ができない。

　肥満は，個人的な責任よりも社会的な環境の影響が大きいこともわかって
いる。たとえば，肉体労働が減り，交通機関の発達や都市設計による快適な
移動の実現が活動量の低下につながっていたり，低カロリーで新鮮な食品に
比べてカロリーの高い食品や飲料の価格が低く手に入りやすい環境となって
いるといわれている。個人の努力や忍耐でうまくかえることができる部分も
あるかもしれないが，そうでない部分も多分にあることが，さまざまな研究
からわかってきた。

4 個人の生活対策から健康の社会的決定要因対策へ

　個人の生活習慣やライフスタイルへの注目に対して，1990年代から2000
年代にかけ，個人の健康を左右する社会経済的要因への注目が大きくなり，
多くの研究によりその要因のさまざまな証拠が得られてきた。そこで，各国
におけるヘルスプロモーション政策立案の根拠とするためにWHO都市保
健センターが中心となり，2003年までに実施された数千件に上る実証研究
成果を整理した「健康の社会的決定要因——確かな事実 Social determinants of
health : The Solid Facts」というレポートが作成された。このレポートでは，
第6章でみるストレスや第7章でみる社会的格差，第8章でみる労働を含む
10の健康の社会的決定要因に関する事実と対策が整理された(◑表5-2)。こ
こでは第6〜8章で扱う以外のテーマについてみていく。

◆ 社会的排除・社会的支援

　社会的決定要因には社会格差やストレス，労働のほかに，社会的排除や社
会的支援といった人と人との関係にかかわる要因があげられている。少数民
族やマイノリティといわれる属性をもつ人たちは，差別を受け蔑視され，教
育を受ける機会や職業を得る機会が少なくなり，貧困と結びつきやすい。そ
して，貧困により生命や生活を維持する衣食住を得ることができず，健康を
害しやすくなる。さらに，さまざまな生活や生命にかかわるサービスや支援
を受けにくくなることを通じても健康が奪われることになる。

　社会的支援は，マイノリティに限らず多くの人にとって重要な資源である。
また，社会的ネットワークの多寡は心疾患死亡率と関連するという研究成果
も多くある。こうした支援の輪やネットワークがあり，互いに信頼関係があ
る状態を資本とみなす，社会関係資本(ソーシャルキャピタル，◑218ペー

○表 5-2　WHO による「健康の社会的決定要因——確かな事実」のテーマ構成と内容

テーマ	内容
1. 社会格差(第 7 章)	どの社会でも社会階層の下位・下層に近いほど平均余命が短く多くの疾患にかかる。
2. ストレス(第 6 章)	ストレスの多い環境は人々を不安に陥らせ，立ち向かう気力をそぎ，健康をそこない，死を早めることもある。
3. 幼少期(第 5 章)	幼少期の発達や教育の健康に及ぼす影響は生涯続く。
4. 社会的排除(第 5 章)	貧困や社会的排除，差別は，困窮や負の感情を引きおこし寿命を縮める。
5. 労働(第 8 章)	職場でのストレスは疾病のリスクを高め，仕事のコントロールができる人ほど健康状態が良好である。
6. 失業(第 8 章)	雇用の安定は健康，福祉，仕事の満足度を高め，失業率が高くなるほど疾患にかかりやすくなり，命を短くする。
7. 社会的支援(第 5 章)	友情や社会関係の良好さ，支援ネットワークにより，家庭や職場，地域社会における健康が推進される。
8. 薬物依存(第 5 章)	健康を害するアルコール・薬物・タバコの常用にいたるには，社会的な環境が影響している。
9. 食品(第 5 章)	食料の供給は経済市場にゆだねられており，健康的な食料を確保することは政治的な課題となっている。
10. 交通(第 5 章)	健康重視の交通システムとは，公共交通機関の整備を通じて自動車の利用を減らし，徒歩や自転車の利用を奨励することをさす。

＊(　)内は本書の該当章。

ジ)という概念がある。社会関係資本と健康は深く関係することがわかっている。

◆ 幼少期

　胎児期の環境と成人後の健康との関係について，さまざまなことがわかっている。たとえば，妊娠中の母親の栄養不足やアルコール摂取，喫煙，飲酒，薬物使用などが，その後の健康に影響することが明らかになっている。また，男性の出生時の体重と 64 歳の段階での糖尿病の罹患とが関係することもわかっている。そのほか，乳幼児期に大人からの愛情が乏しい環境で生育した子や，育児放棄された子は，学校へ適応しづらく教育歴が低くなり，問題行動をおこしやすく，成長後も社会から孤立しやすいことがわかっている。

　教育を受けることにより，自己管理力や抑制力が身につき，計画的な行動や忍耐力を通じて健康によくないものには手を出さず，健康によい生活習慣が身につくことが指摘されている。また，幼少期の教育が成人期にどのように影響するかという教育学の研究では，乳幼児期(生後～就学前)の早期教育が，その後の教育歴や就職，さらには成人後の健康に大きく影響することが示されている。

◆ 薬物依存

　かつては薬物乱用者の精神的な脆弱性などが強調されていた時代があった。現代でも個人的な責任を主張する意見もある。しかし，先のレポートで

示されたのは，社会経済的な不利やそれに関連した過酷な現実を忘れるために薬物を乱用するという事実である。つまり，さまざまな社会的な現実から一時的に逃避したいがために，アルコールを飲んだり，タバコを吸ったり，依存性薬物を使用することがわかっている。しかし，根本的な原因が解決されるわけではないので，繰り返し使用される。そして，逆に自身がおかれた社会経済的な状況をわるい方向にもっていくことになる。つまり，アルコールを含む薬物の使用による一時的な逃避ではすまなくなり，まさに負のスパイラルが生じ，依存症というコントロールできない状況になる。

　飲酒や喫煙によるアルコールやニコチンの摂取は社会的に許容されているが，わが国では覚せい剤やコカイン，モルヒネや大麻などは，法律により摂取が規制されている。覚せい剤取締法違反の検挙者数は 2006（平成 18）年以降おおむね横ばいであるが，毎年１万人をこえる状況が続いている。近年では，大麻取締法違反の検挙者が増加している。

　このような，薬物依存症対策のあり方は**司法モデル**といわれ，わが国では徹底して法律によって取り締まることで，薬物乱用者数をおさえ，薬物乱用の抑止に効果をみせてきた。しかし，水面下での売買を通じて大きな利益を得ることが可能で，さまざまな対策をかいくぐって輸入や密造が行われている。さらに昨今では危険ドラッグ，あるいは合法ドラッグとよばれる新たな合成薬物がつぎつぎと出まわっている。違法薬物として新たに指定されると，さらに新たな薬物が合成されて登場し，そして再び違法薬物として指定される。取り締まりの一方で供給はとまらず，まさに「いたちごっこ」となっている。

　薬物乱用による逮捕者は，きわめて再犯が多いことも知られている。このことは司法による取り締まりにきわめて多くのエネルギーを投じているものの，依存症からの回復支援や治療への対策が弱いことを意味している。近年では，司法による薬物使用の取り締まりをゆるめ（少量の所持や個人使用については取り締まらない），薬物依存症者の減少に成功した国が出てきている。こうした国や地域では，依存症者に対しては医師による処方を通じて徐々に薬物の使用を減らす治療や，薬物の自己注射にあたって清潔使用を支援する取り組みなどが行われている。こうした取り組みは**ハームリダクション** harm reduction とよばれ，世界的に注目されている。このように司法モデルにかわる新たな対策・治療のモデルの模索が始まっている。

◆ 食品

　歴史文化的あるいは社会経済的背景が，人間の健康に直接的に影響するのが食である。これは，人々の食料の取り引きや供給は経済優先，民間主導で進められることが多いためである。一例として沖縄県の食と健康についてみてみる。

　沖縄県は 1980 年代までは男女ともに 47 都道府県別の平均寿命で１位であった。1990 年代になっても女性は１位であったが，男性は１位ではない年もあったものの長寿県のベスト５に入っていた。ところが，2000（平成

12）年には男性は26位に落ち込み，その後も順位が低下した。2010（平成22）年には，ついに女性も3位となった。長寿1位が続いていた沖縄県になにがあったのかについて，栄養疫学者の等々力は，食の米国化と日本化の二重の栄養転換による可能性を指摘している[1]。

　沖縄県域は1945（昭和20）年からアメリカにより占領統治が行われ，1972（昭和47）年に日本国の沖縄県として復帰した。戦前の沖縄は，沖縄の伝統食形態を基本とした日本食が中心であったが，戦後には一気に米国食が導入され脂質の多い食事が増え，1970年代に日本に復帰してからは，今度は和食の影響で高い塩分食がもたらされたとされる。等々力の調べによると，実際に沖縄地域の脂質摂取量が急激に伸びた期間，および，小学校児童体重の全国と沖縄地域の平均体重差が逆転して沖縄地域が全国平均以上になった期間は，占領下の通貨政策でUSドルを用いていた期間とほぼ一致することがわかった。つまり，この期間に入手しやすい食材を摂取した人が増え，肥満者やかたよりのある栄養生活を送る人が増え，その後，心疾患をはじめ生活習慣病とよばれる疾患を発症する人が増えた可能性がある。さらに，県民の塩分摂取量も復帰後から1990年代にかけて顕著に増加していることが判明した。幼少期の栄養状態は親から影響を受けることから，世代をこえてこうした食生活の変化が影響しつづけることがうかがわれる。

　食は，口にする人々の健康に直接大きくかかわるため，食品成分表示の義務化や，食品添加物・残留農薬・遺伝子組換え食品の規制など，政治的な介入が実際に行われている。しかし先に述べたように先進国では安価で手に入りやすい加工食品ほど脂質や糖質が高く，高カロリーであることから，富裕層よりも貧困層において肥満が問題となる傾向がある。また，幼少期の食生活の影響が大きいことから日本政府は「食育」というキーワードで，子どもがいる家庭の食習慣の形成や向上に向けた啓発活動を行っている。

◆ 交通

　自家用車ではなく，徒歩や自転車，公共交通機関を使用することにより，身体活動量が増え，交通事故死が減り，社会関係が良好となり，大気汚染が減少することを通じて人々が健康になることが明らかになっている。身体活動量や交通事故，大気汚染については想像にかたくないだろう。自家用車の使用が重なることによる身体活動量の低下の問題は，日本国内でも研究が進んでおり，通勤者を対象とした研究では，自家用車通勤の人よりも徒歩・自転車・公共交通機関を利用した人のほうが，1日あたりの歩数が多く肥満度が明らかに低い。

　交通が社会関係に関与することについては，国際的にも問題となっており，とくに高齢者の孤立の問題と深くかかわっていることがわかっている。車による移動や輸送を円滑に進め，経済活動を活性化する観点では道路整備はき

1）Todoriki, H.: Nutrition transition and nourishment policy in postwar Okinawa: influence of US administration. In Juhani, L. (ed.): *Health, Wellness and Social Policy: Essays in Honour of Guy Bäckman*. Europaischer Hochschulverlag, pp.195-202. 2010.

わめて重要な施策である。しかし，物理的にも道路により生活空間が分断され，地域における心理社会的な交流自体も分断される。車移動が常態化すると，歩行者がまばらとなり，1 人で歩くことがさまざまな点で危険になってくる。

✏ work ｜ 復習と課題

❶ WHO の健康の定義について，どのような点が問題点としてあげられているだろうか。整理してみよう。

❷ 客観的健康と主観的健康のそれぞれについて，具体的にはどのようなものをさすのか自分の言葉で考えてみよう。

❸ 疾病の自己責任論について，なにが問題になるのか具体的な例をあげて考えてみよう。

❹ 健康の社会的決定要因をあげてみよう。

参考文献

1. アーロン・アントノフスキー著，山崎喜比古・吉井清子監訳：健康の謎を解く──ストレス対処と健康保持のメカニズム．有信堂高文社，2001.
2. ジェフリー・ローズ著，水嶋春朔ほか訳：予防医学のストラテジー──生活習慣病対策と健康増進．医学書院，1998.
3. 嶋康晃：世界の心臓を救った町──フラミンガム研究の 55 年．ライフサイエンス出版，2004.
4. 園田恭一：社会的健康論．東信堂，2010.
5. 山崎喜比古編：健康と医療の社会学．東京大学出版会，2001.
6. 山崎喜比古・朝倉隆司編：新・生き方としての健康科学，第 2 版．有信堂高文社，2021.
7. Bognar, G. : The Mismarriage of Personal Responsibility and Health. *Cambridge Quarterly of Healthcare Ethics*, 29(2)196-204. 2020.（https://doi.org/10.1017/S0963180119000999）（参照 2023-12-15）.
8. Wilkinson, R, and Marmot, M, 編，高野健人監訳：健康の社会的決定要因，第 2 版．特定非営利活動法人健康都市推進会議，2004.

第 **6** 章

現代社会とストレス

□ さまざまなストレスのとらえ方を理解する。
□ ストレッサーのとらえ方を理解する。
□ ストレス対処について理解する。

　健康をそこなう大きな原因の1つにストレスがある。日常的な会話のなかでは「最近，ストレスがたまっている」など，心理的に不平や不満がたまっている状態などをさすことが多いが，社会学を含む諸学問ではさまざまに定義され，使い方もさまざまである点に注意が必要である。

　本章ではストレスについて歴史をふり返り，工学・生理学・社会学のとらえ方を整理し，ストレッサー(ストレス要因)，ストレス対処について解説する。

A　ストレスの理論

1　ストレス研究の歴史

　ストレス stress は圧力や応力と訳される一般名詞である。学問的には 18 世紀ごろから物理学や工学領域の弾性体力学において用いられるようになった用語であり，日本語の工学用語としては応力と訳されている。現在でも材料工学領域を中心に用いられている。

● **20 世紀初頭**　物理学・工学領域のストレスモデル(●101 ページ)を生体における刺激-反応関係に応用するかたちで，20 世紀初頭に生理学者のキャノン W. B. Cannon は「闘争-逃走反応」で有名な緊急反応説を提唱した。同じく生理学者のセリエ H. Selye は，ストレスを与える要因のことを**ストレッサー**とよんだ。そして，ストレッサーを受けてからの時間経過とストレス適応状態によって警告反応期・抵抗期・疲憊期の3つの時期に分ける**ストレス学説**を提唱した(●102 ページ)。

● **1960～1970 年代**　1960 年代から 70 年代にかけて，心理学者のラザルス R. S. Lazarus が，ストレスの認知的評価モデルという，ストレッサーを認知的に評価していく見方を提唱した。あわせて，**ストレスコーピング(対処)**という**概念**を提示し，ストレス処理においては方略とともに資源の活用の観点を提示した。同時期に社会学者のパーリン L. Pearlin は**ストレスプロセス**という，それまでのストレス学説をもとに，ストレスをプロセスとしてとらえることを強調し，社会学的な視点としてはとくに**ストレッサー**への着眼の重要性について訴えた(●104 ページ)。

● **1980 年代**　1980 年代には社会心理学者のハウス J. S. House がストレスプロセスにおける社会関係，とくにソーシャルサポートの役割に着眼して類型化と理論化を進めた。また，社会学者のアントノフスキー A. Antonovsky は，

ストレスプロセスにおける資源に着眼し，物質的，生物学的，歴史文化的，社会的など，さまざまな側面でストレスに抵抗する資源を整理した。その資源の動員とストレッサーに対する向き合い方に個人差があり，それを規定する感覚を**首尾一貫感覚**と名づけて，資源とともに健康を生成する要因として位置づけた**健康生成モデル**を発表した（○110ページ）。

● **1990 年代**　1990 年代になるとストレス研究は社会学よりも臨床心理学や産業衛生学，医学，看護学といった，患者・当事者や労働者を対象とした応用研究が中心となった。あわせてとくに**外傷性ストレス（トラウマティックストレス）**の研究が盛んになっていき，同時に健康生成モデルをベースとした外傷後成長やストレス後成長といった，ストレスの経験と個人または集団の成長に着眼が進むようになった。外傷性ストレスや外傷後成長の研究は，2001（平成 13）年 9 月のアメリカ同時多発テロ事件や，わが国では 2011（平成 23）年の東日本大震災を機に一層研究が行われるようになった。

2　ストレスの工学モデル

　当初のストレスモデルは，物理学・工学領域におけるストレスモデルを参照としていた。そこで，ここでは材料工学で有名な応力-ひずみ曲線に基づくストレスの工学モデルをみてみる（○図 6-1）。

　応力-ひずみ曲線は，「引張試験」とよばれる，金属などの素材を上下または左右に引っぱったときの伸びと，引っぱる力の関係を示したものである。縦軸は応力であり，英語ではストレスとよび，横軸はひずみ，英語ではストレインとよぶ。工学モデルにおけるストレスは，ある抵抗体に対して作用す

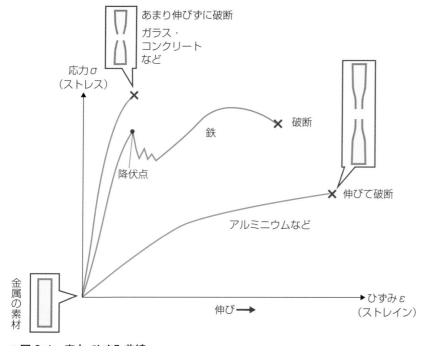

○**図 6-1　応力-ひずみ曲線**

る外的な力を意味する❶。またストレインとは，材料のストレス反応の状態（ディストレス）をさし，このモデルでは，材料の伸びの状態をさす。「引張試験」の結果は，ストレスのレベルはY軸に表示され，ストレインのレベルはX軸に表示される。

　材料が鉄の場合の曲線をみてみる。ストレスが満たされた（ストレスフルの）段階にある力のレベルが，材料の降伏点として知られている。一般にストレスが降伏点をこえない限り，材料はストレスが除去されたあとにはもとの形状に戻る。降伏点をこえると，材料（鉄）は一度調整の段階に入り，降伏点よりも高い値のストレスまで耐えることができる。つまりより強くなるといえる。しかし，材料（鉄）には「極限強さ（引っぱり強さ）」の段階があり，この強さをこえるストレスが加わると，破断（ブレークダウン）を迎える。

　ガラスやコンクリートなどの素材は，引っぱる力（ストレス）に対して伸び（ストレイン）が生じにくいが，あまり伸びないうちに破断を迎える。アルミニウムの場合は，引っぱる力は大きくなくとも伸びが大きくなり，破断には大きな力を要しない。

　しかし，鉄の場合は，降伏点をこえてもさらに調整され，破断までにはより大きな引っぱる力にも耐えつづける。以上の特性をふまえてストレスの工学モデルは，古くから人間生活におけるストレスモデルに応用するかたちで引用されてきた。

□ NOTE
❶このモデルではストレッサーとストレスは区別していない。

3　生物学的ストレスモデル

　セリエは，**汎適応症候群**という概念を提唱した。汎適応症候群とは，警告反応期，抵抗期，疲憊期の生体にとってのさまざまな身体的プロセスをさす（◉図6-2）。この反応全体（症候群）は，生体が有害な環境に適応するための防御機構と密接に関連していることから，汎適応症候群と名づけられた。

　ストレッサーにさらされた初期段階は，たとえば，胃潰瘍や十二指腸潰瘍などが生じるが，こうした反応は有害な刺激にさらされたことを身体内の防御機構に伝達し，警告する機能をもっているとして，**警告反応期**と名づけられた。さらにストレッサーにさらされつづけると抵抗力は正常の段階よりも強くなる。この期間を**抵抗期**とよび，この期間に有害な環境に適応するため

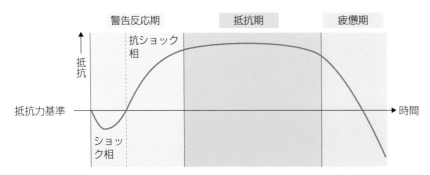

◉図6-2　汎適応症候群の3つの期間

のエネルギーが供給されるとした。しかし，さらにストレッサーにさらされつづけると，再び消化管潰瘍，免疫機能の低下などをおこし，最終的に死亡にいたる。この期間は**疲憊期**とよばれている。

4 緊張理論と一般緊張理論

1 緊張理論

　ストレス理論とも近い緊張理論 strain theory が犯罪心理学や犯罪社会学において用いられている。緊張理論は，20 世紀前半に社会学者マートン（◐14ページ）により提唱された。日本語では緊張と訳されているが，英語ではストレイン strain であり，工学モデルでみた「ひずみ」に関する理論と理解してもよい。

　この理論では，社会的にみとめられた目標（たとえば努力をして金持ちになる，アメリカンドリームをつかむ）を達成するようなプレッシャーをかけられたが，それを達成する手段や方法がない，という場合に，ひずみ・緊張につながるとするものである。たとえば，金持ちになる手段として麻薬の販売や売春に関与する，あるいはスポーツ選手で成功するためにドーピング剤に手を染めるなどのゆがんだ行動をとることなどである。ひずみは，おもに行動的な側面に焦点があてられることが多い。マートンは経済的な成功達成という目標をたてて，それを達成できない，という状況に陥ったときに生じる状況を 5 つのタイプに分類した。

2 一般緊張理論

　マートンの理論では社会的な圧迫がストレインとなり，犯罪が生じるとしていたが，これは必ずしもすべての犯罪行為には相当しないとの指摘もあった。こうしたことを補うかたちで 1990 年代に社会学者のアグニュー R. Agnew は，マートンの理論を拡大した**一般緊張理論** general strain theory を提唱した。一般緊張理論では，ストレインが個人の怒りや欲求不満などのネガティブな感情を引きおこし，犯罪はこうしたネガティブな感情に対して行われる行為であるとした。つまり，犯罪はストレインをやわらげる（例：窮乏している状況下でお金を盗む，など），ネガティブ感情を緩和する（例：つらい状況を忘れるために違法薬物を使用する，など）方法と位置づけた。これはマートンの緊張理論と重なる部分である。

　ほかに，ポジティブな刺激の喪失（例：失恋，友人の死，など），ネガティブな刺激にさらされること（例：身体的暴行および言葉による侮辱），目標の妨害（例：正しいとされる目標を達成できない），というようなカテゴリに分類されるストレインが犯罪や非行に関連していることが示されている。さらにアグニューはストレインを，客観的ストレイン（多くの人がきらうできごとや状態）と主観的ストレイン（個人が嫌悪感を感じるできごとや状態）に分けた。

　緊張理論では，個人が直面しているできごとやおかれた状況のうち，ネガティブな意味をもつものを「ストレイン」として扱っている。先ほど説明した工学モデルは，ストレスとストレインを分けて整理したものだが，緊張理論では包含して「ストレイン」として扱っている。この場合の「ストレイン」は，生理学におけるストレス学説や心理学におけるストレスモデルにおけるストレッサーとストレスを一体化させた概念と整理できる。社会学分野では，看護系ではなじみの深い「ストレス」よりも「ストレイン」の用語のほうがよく出てくる。混乱をしないように整理して理解する必要がある。

5 ストレスプロセスモデル

　社会科学における**ストレスプロセスモデル**はさまざまなものが提示されているが，社会学者のパーリンによって整理されたものを模式的に示した（◐図6-3）。ストレッサーによって，その背景にある社会的な文脈に応じるかたちで生じるストレス，さらに，ディストレス distress（苦痛）が引きおこされるまでの一連の因果関係を示している。

● **ストレッサー**　ストレッサー（ストレス要因）は，人の外部にある力で，人々が向き合ったり取り組んだりするできごとや現象・事象のみなもとをさす。具体的な内容については次項で解説する。

● **ストレス**　ストレスは多義で混乱することが多い用語である。広い意味では，ストレッサーやストレス反応，ディストレスも含めてストレスとよぶこともある❶。ストレスプロセスモデルではストレスはストレス反応の意味で用いられることが多い。

● **ディストレス**　ディストレスとは，不安，抑うつ，怒り，恐怖，攻撃性など，ストレスが存在する場合に生じる明らかな不適応反応パターンをさす。パーリンのストレスモデルでは，ストレッサーがストレスに変換されるのは条件つきであることを示している。つまり，生活史や，現在の職場・居住環境，または社会的地位などの特徴などの文脈によって，ストレッサーの脅威が軽減される可能性があるということである。たとえば，同じストレッサーでも過去に経験していたストレッサーであれば，ストレスにならないと解釈できる。また，ストレスが多い状況下であっても，ソーシャルサポートや

▭ NOTE
❶ストレスの意味
　セリエに始まる生物学的ストレスモデルでは，ストレスとは，ストレッサーの存在下での身体の反応，つまり生理学的な警戒状態を意味していた。

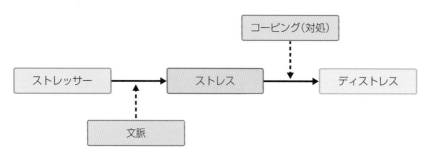

◐**図6-3　ストレスプロセスモデル**
（L. Pearlin : The Sociological Study of Stress. *Journal of Health and Social Behavior*, 30（3）241-256, 1989 をもとに作成）

ネットワークなどの対処（コーピング）資源 があることで，ディストレスの状況が緩和される可能性がある。

　パーリンのストレスプロセスモデルは社会学に限らず，心理学を含む多領域にわたって扱っているストレスプロセスを慎重に整理したものであり，大枠で了解が得られているモデルである。そこで本章ではこのパーリンのストレスプロセスモデルにおける用語をふまえて説明をしていく。

B ストレッサーのとらえ方

1 社会学におけるストレッサーの視点

　「ストレス社会」という表現があるように，現代社会を表現する際にストレスという用語がよく登場する。この場合，たとえば人間関係のむずかしさや，成果主義・競争制度，家庭内不和，借金，親の介護，離婚，失業，などさまざまな環境やできごとがストレスとしてあげられることがある。これらを先ほど説明したパーリンのストレスプロセスモデルにあてはめてみると，こうしたできごとはすべてストレッサーとして整理することができる。こうした環境やできごとに，自分自身のさまざまな文脈が加わることでそれがストレスとして認知されることになる。

　社会学者のホイートン B. Wheaton らは，ストレスに対する社会学的アプローチを検討するうえで，ストレスを定義するよりもストレッサーを定義するほうが重要であると主張している。セリエは，ストレッサーは「ストレスを生み出すもの」と定義したが，この定義に従う場合，ストレッサーを把握するためには，生物学的反応が必須というように理解できる。しかし，ストレッサーが生物学的なストレス反応によってのみディストレスにつながるとはかぎらない。人々が直面する状況について，自分にとって「問題」であるとしては意識しないこともある。しかしその状況がその人の意識を避けて，徐々に時間の経過とともに精神的または身体的健康に影響する可能性もある。

　ここではストレッサーとはなにかについてみていく。

---

plus　ストレスとストレイン

　工学モデルでは，ストレッサーとストレスは分離されておらず同様な意味をもっていたが，ストレスとストレインを分けて説明したモデルであった。また，緊張理論では，ストレインは，ストレスを包含する意味内容を示していた。このように，用語の使い方は，理論的立場によって微妙に異なるので混乱しやすい。初学者はこれらの用語を用いるうえで慎重になる必要がある。また，ストレス理論と，犯罪行動にかかる緊張理論は類似した事象を扱うが，別の立場であるとしたほうがよい。

2　さまざまなストレッサー

ストレッサーにはいくつか種類があり，それぞれに特徴がある。

◆ 人生上のできごと

　突然，大事件や天災に巻き込まれたり，愛する人が亡くなったりするなど，こうした劇的なできごとは突如としてやってくる。こうした人生上の劇的なできごとのことを**ライフイベント（人生上のできごと）**とよぶ。これを重要なストレッサーとして位置づけたのがホームズ T. H. Holmes とラエ R. H. Rahe である。配偶者の死を 100 点として，離婚を 73 点，夫婦別居を 65 点，刑務所への収容を 63 点など，さまざまなできごとを列挙したうえで，そうしたできごとが健康に与える影響の度合いをストレス強度として点数化した（▶表6-1）。さらに，過去 1 年間におこったできごとの合計得点が高いほどストレス関連疾患にかかりやすいことを検証した。

▶表6-1　ライフイベントとストレス強度

順位	日常の出来事	強度	順位	日常の出来事	強度
1	配偶者の死	100	22	仕事の地位の変化	29
2	離婚	73	23	子女の結婚	29
3	夫婦別居	65	24	親戚関係でのトラブル	29
4	刑務所への収容	63	25	個人的な成功	28
5	近親者の死亡	63	26	妻の就職・退職	26
6	本人の大きなけがや病気	53	27	進学・卒業	26
7	結婚	50	28	生活環境の変化	25
8	失業	47	29	個人的習慣の変更	24
9	夫婦の和解	45	30	上司とのトラブル	23
10	退職・引退	45	31	労働時間や労働条件の変化	20
11	家族の健康の変化	44	32	転居	20
12	妊娠	40	33	転校	20
13	性生活の困難	39	34	レクリエーションの変化	19
14	新しい家族メンバーの加入	39	35	社会活動の変化	19
15	仕事上の変化	39	36	宗教活動の変化	18
16	家系上の変化	38	37	1万ドル以下の借金	17
17	親友の死	37	38	睡眠習慣の変化	16
18	配置転換・転勤	36	39	家族の数の変化	15
19	夫婦げんかの回数の変化	35	40	食習慣の変化	15
20	1万ドル以上の借金	31	41	長期休暇	13
21	借金やローンの抵当流れ	30	42	クリスマス	12

◆ 慢性ストレッサー

　毎日毎日，勤務時間をこえた仕事をしいられ，その手当もつかないような職場で勤めていたり，負担の大きな仕事を続けていたり，今日明日にも解雇されるかもしれないような不安定な就労をしいられたりすると，多くの人は精神的にダメージを受ける。ほかにも，騒音や振動などの物理的な刺激が続くなかで生活を続けたり，職場と家庭とのバランスが取れない状況が続いたりする精神的な負担もまた大きくなる。

　このように生活のなかで繰り返され，じわじわと影響してくるような刺激を**慢性ストレッサー**とよぶ。慢性ストレッサーを受けることは，身体的にも精神的にも健康状態にきわめて重大な影響があることがわかっている。

◆ 日常のいらだちごと

　交通渋滞に巻き込まれたり，職場の上司に叱責されたり，満員電車に乗ったり，いらいらすることは日々生じる。このように日常の仕事や生活を送るうえで頻繁に体験する不愉快なことがらや心配ごとをラザルスは**日常のいらだちごと**（デイリーハッスル）とよんだ。日常のいらだちごとは，気づかないうちに心身の健康状態に悪影響を与えるといわれている。

◆ 外傷性ストレッサー（トラウマティックストレス）

　アメリカ精神医学会の「精神疾患の診断・統計マニュアル第5版」（DSM-5）によると，トラウマ的なできごととは，実際の死，または死のおそれのあるできごとであり，トラウマ後症状は，こうしたできごとにさらされたあとに発生する症状と定義されている。トラウマ後症状は，不快で苦痛な記憶が突然蘇る侵入記憶や，悪夢のかたちであらわれる。外傷性ストレッサーの具体的なものには，戦争や自然災害，性的虐待または暴行，身体的暴力および虐待，親および子どもの死などがあげられる。

◆ 差別・スティグマ

　マイノリティや患者，障害者においては，差別やスティグマとよばれる状況が生じることがわかっている。**スティグマ** stigma とは，もとはギリシャ語の烙印という意味で，時代が下るにつれてネガティブな意味がつき，汚名とか不名誉の印という意味で英語圏では一般に使われるようになった語である。学問的な用語としてのスティグマを最初に取り上げたのは，社会学者のゴッフマン E. Goffman で，私たちが周囲の人に対していだいているステレオタイプ（既成概念）とは不調和な属性がスティグマになる。つまり，健全でなく「汚れた卑小な人」とみなされる属性がスティグマで，単なる属性というよりも，人と人との関係性を表現する言葉であるともいわれている。偏見や差別の要素が含まれているが，これらの集合体というよりも，きわめて不名誉で侮蔑的な烙印としての意味が込められている。

　スティグマは，大きく**公衆スティグマ**と**自己スティグマ**に分けることがで

きるといわれている。公衆スティグマは，一般の人が当事者に対していだい
ている，危険とか，怖い，といった認識をさす。その一方で自己スティグマ
とは，当事者がいだく，社会的に受け入れられない，という認識による自分
自身の自尊心や価値観の低下を意味する。この自己スティグマがストレスに
なることがわかっている。実際に自己スティグマが強いことにより，自尊心
の低下だけでなく，抑うつや不安などの精神的不調を引きおこすほか，健康
関連QOL（生命・生活・人生の質）の低下といった健康状態に影響すること
が明らかになっている。

3　ストレッサーの二次元モデル

　ストレッサーが社会現象のさまざまなレベルで発生することを紹介してき
たが，こうしたさまざまなストレッサーを，ホイートンは二次元モデルとし
て整理した（◎図6-4）。
　二次元モデルでは，ストレッサーが発生する社会的状況をミクロ（個人）・

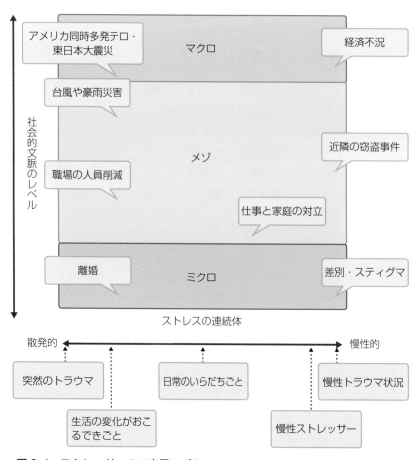

◎**図6-4　ストレッサーの二次元モデル**

（Wheaton, B. et al.: Social Stress in the Twenty-First Century. In Aneshensel et al.（eds.）: *Handbook of the Sociology of Mental Health, Second Edition, Handbooks of Sociology and Social Research.* pp. 299-323, Springer, 2013 をもとに作成）

メゾ(集団)・マクロ(社会)の3つのレベルで縦軸に示し，発生が散発的か慢性的かを横軸に示している。ミクロレベルは，ストレス研究においてよく行われる個人レベルの生活上のできごとをさす。メゾレベルは，家族・近所・職場や，SNSなどのコミュニティを含んださまざまな社会的現実が含まれる。マクロレベルとは，地域や国家などの大きな政治単位のレベルをさす。

　経済不況は，慢性的なマクロレベルのストレッサーの1つである。アメリカ同時多発テロ事件や東日本大震災は，できごとであるので散発的な部分に含まれる。ただし，たとえば震災後の避難生活などは，慢性的なストレッサーとなる。

　ミクロレベルでは，生活・人生上の変化のできごと(ライフイベント)，日常のいらだちごと，慢性ストレッサー，慢性トラウマ状況(ドメスティックバイオレンスやハラスメント，虐待など)があげられる。

　メゾレベルでは，仕事と家庭の対立など，家族，近隣，学校，職場，およびソーシャルネットワークでのストレッサーが相当するだろう。家族は近隣の地域内にあるため，慢性的な近隣ストレッサーの例として「近隣での窃盗事件」を示した。職場レベルでの散発的なライフイベントとして「職場の人員削減」を示した。台風や豪雨災害は地域レベルで発生することが多いので，マクロレベルに近いメゾレベルのストレッサーとして示した。

　このようにストレッサーをマルチレベルの問題と見なすことを通じて，個人の健康やメンタルヘルスに影響するストレッサーを複合的にとらえて，問題の解決に向けて効果的にアプローチすることができるだろう。つまり，個人が受けているストレッサーが社会組織のより高い文脈レベルのストレッサーによることを発見した場合は，臨床的にも政策的にも重要な発見となるといえよう。

C　ストレス対処と資源

1　対処(コーピング)

　ラザルスは，人がストレッサーを処理する際に，まわりからのいろいろな要求や，わき上がってくる感情に対して，さまざまな決定を行いながら，処理をしていく過程を**対処**(コーピング)とよんだ。

　ラザルスはストレッサーの処理の過程を3段階に分けて整理した。第1段階はストレッサーの認知に関する段階で，受けた刺激が自分にとって無関係か，無害か，ストレスフルかの判断をする。

　ストレスフルと判断された場合には，第2段階に進み，**対処戦略**を練り適用することが行われる。この対処戦略には大きく2つあるとされ，1つは問題焦点型，いま1つは情動焦点型である。問題焦点型の戦略は実際に問題を解決する具体的な努力の方策をさす。試験というストレッサーにたとえると，

試験に合格するために勉強をすることが相当する。情動焦点型の戦略は気晴らしをしたり，不快な感情をふりはらうことをさす。試験対策の例では，気分転換に映画を見に行くとか，友人と試験と関係ない会話するといったことが相当する。第2段階では，対処戦略のほかに，次に説明する対処資源の動員という過程も含まれる。

第3段階はふり返りの段階で，一連の対処の過程をふり返り，適切な戦略や資源を選択できたかどうかを確認し，今後にいかすということが行われる，とされる。

2 資源とストレス

コーピングの際には人，モノ，カネ，知識，情報，関係性など，人間はさまざまな要素を用いる。こうした要素は**資源**とよばれており，ストレスコーピングに用いられる資源はとくに**対処資源**とよばれる。資源と聞くと，石油やガスなどの天然資源を思い浮かべる人が多いかもしれないが，社会学においては，人がニーズを充足したり，問題を解決したりする際に活用するヒト，モノ，情報，関係性にかかるさまざまなもの一般をさし，**社会的資源**ともよばれる。

アントノフスキーは，ストレッサーと社会的資源を含む，さまざまな資源とその動員に着眼してストレス対処と健康にかかる**健康生成モデル**を提唱した。そして対処資源のことを**汎抵抗資源**とよび，次にあげる3つの特徴をあげた。

(1) ストレッサーに直面した際に，これらの資源が動員されてストレッサーにより生じた緊張の処理に用いられる。

(2) 汎抵抗資源を有していることにより，その人はよい人生経験を享受することができ，その経験によって**首尾一貫感覚**というストレス対処力が形成される。

(3) 資源の欠如こそがストレッサーの正体である。たとえば，ソーシャルサポートは，重要な対処資源であるが，サポートがない状態が続くことは，ストレスフルな状況を引きおこすことがわかっている。この資源がない状態を**汎抵抗欠損**とよび，汎抵抗欠損がストレッサーとなり，ストレスを引きおこしていくとした。

3 対処の成功と健康

こうした対処には，その人の資質や感覚，信念が大きく関与するとも提案されている。社会学分野では，パーリンとアントノフスキーが提案者の代表といえるだろう。

● 統御感　パーリンは，その人の生活・人生に目下影響を及ぼしている重大な状況をコントロールできるという確信の感覚をもつことが，その人のストレス対処の成功を左右するとし，この感覚を**統御感** sense of mastery と名づ

けた。統御感は，社会的に重要とされる目標達成によって発達するとされ，ストレッサーによる影響を緩和する能力をもつ防御資源であることが繰り返し実証されている。

● **首尾一貫感覚**　アントノフスキーは，自分の力だけでなく，まわりの人やモノ，つまり汎抵抗資源によってうまくたすけられながらストレッサーをのりこえることに加え，ストレッサーを予測して状況把握できることや，ストレッサーに対して前向きに向き合うことを含めた総合的な力として，**首尾一貫感覚** sense of coherence を提案した。

　首尾一貫感覚とは，簡単にいえば，生きている世界が首尾一貫している，筋道が通っている，わけがわかる，腑に落ちるという感覚である。次の3つの下位感覚よりなりたつとされている。

（1）把握可能感　自分がおかれている，あるいは，おかれるだろう状況がある程度予測でき，または理解できる感覚。

（2）処理可能感　周囲のさまざまな対処資源を自由にうまく使いこなせる感覚。

（3）有意味感　日々の営みにやりがいや生きる意味を見いだせる感覚。

　coherence に「首尾一貫」という用語があてられているのは，自分の内面の感覚だけでなく，まわりの環境（人やモノなど）も一体化した感覚という意味が含まれている。

　統御感や首尾一貫感覚自体は，資源の1つとして考えられることもある。また，資源を動員するカギとなる資源（キーリソース）とよばれることもある。統御感や首尾一貫感覚については，さまざまな実証研究が行われている。統御感や首尾一貫感覚が高いことによりストレッサーの対処に成功し，これらの感覚が高いことによって，ストレッサーを緩和する効果があることだけでなく，疾患の罹患や寿命を左右することもわかっている。

✎ work 復習と課題

❶ 生物学的なストレスモデルと工学的なストレスモデルの共通点と相違点について整理しなさい。

❷ ストレッサーの種類について4つあげて，それぞれについて説明をしなさい。

❸ ストレス対処のプロセスについて対処資源を中心に説明をしなさい。

参考文献

1. アーロン・アントノフスキー著，山崎喜比古・吉井清子監訳：健康の謎を解く──ストレス対処と健康保持のメカニズム．有信堂高文社，2001.
2. 日本健康教育学会編：健康行動理論による研究と実践．医学書院，2019.
3. 戸ヶ里泰典：社会経済的地位によって SOC は左右されるのか──SOC と統御感との比較．山崎喜比古監修・戸ヶ里泰典編：健康生成力 SOC と人生・社会──全国代表サンプル調査と分析．p.81-103 有信堂高文社，2017.
4. リチャード・S. ラザルス・スーザン フォルクマン著，本明寛ほか訳：ストレスの心理学──認知的評価と対処の研究．実務教育出版，1991.
5. 山崎喜比古ほか編：ストレス対処力 SOC──健康に生きる力とその応力．有信堂高文社，2019.

6. Agnew, R. : Building on the foundation of general strain theory: specifying the types of strain most likely to lead to crime and delinquency. *Journal of Research in Crime and Delinquency*, 38(4), 319-361, 2001.

7. Link, B. G. and Phelan, J. C. : Conceptualizing Stigma. *Annual Review of Sociology*, 27 : 363-385, 2001.

8. Pearlin, L. I, and Schooler, C. : The structure of coping. *Jurnal of Health and Social Behavior*, 19 : 2-21, 1978.

9. Pearlin, L. I. and Pioli, M. F. : Personal control: some conceptual turf and future directions. In: Zarit, S, H, et al.(ed.) : *Personal control in social and life course context*. Springer, 1-21, 2003.

10. Wheaton, B. and Clarke, : Space meets time: Integrating temporal and contextual influences on mental health in early adulthood. *American Sociological Review*, 68 : 680-706, 2003.

第 **7** 章

健康・病気の社会格差

本章の目標	□ 社会格差とはなにかを知る。
	□ 社会階層と健康・病気との関係を理解する。
	□ 社会格差発生のメカニズムを知る。
	□ 健康格差を是正する対策について考える。

　格差社会という言葉が広まり，経済格差・所得格差・教育格差・情報格差など，社会のさまざまな側面において格差が注目されてきた。健康格差もその1つである。

　本章では，社会格差とはなにか，また社会格差が健康・病気にどのように影響しているのかを考え，健康の社会的決定要因 social determinants of health (SDH)について解説する。

A　社会格差と平等

　かつて一億総中流❶社会といわれ，社会格差が他の先進国よりも小さかったわが国においても，格差は私たちの社会のさまざまなところで拡大していることが指摘されてきた。自己責任や市場原理を強調する政策は，社会格差を容認し，拡大させてきたとされる。

　所得の不平等の大きさをあらわすジニ係数❷は，1980年代から増加し，近年は横ばいで推移しているものの0.3をこえており，OECD主要12か国のなかでも不平等の大きいほうの国となっている[1]。一方，貧困率は1985(昭和60)年の12.0%から，2012(平成24)年には16.1%まで上昇した。その後，横ばいとなっているが，近年はとくに子どもの貧困率の上昇が注目されている[2]。

1　社会階層

1　社会階層・社会階級

　所得や資産・職業・学歴・権力・交友関係などのさまざまな社会的資源とそれらの資源を得る機会は，社会のなかで不平等に配分され，それぞれの多寡や大小によって個人や集団は序列づけられる。この序列づけられた位置を個人や集団の**社会的地位**とよび，それぞれの社会的資源によって，所得階層や職業階層などの**社会階層**が形成される。

　社会階層と類似した言葉として**社会階級**がある。一般に社会学では，前述のように区切られた階層が閉鎖的で固定的である場合に社会階級とよび，開

□ NOTE
❶一億総中流
　第二次世界大戦後の高度経済成長により，国民全体の生活水準が上昇し，国民の大半が自己の階層的位置を中流と考えるようになったことを示す言葉。
❷ジニ係数
　イタリアの数理統計学者のコッラド゠ジニ Corrado Gini が考案した。ジニ係数は0〜1の間で推移し，大きくなるほど所得格差が開いている状態をあらわす。

1）厚生労働省編：厚生労働白書，平成29年版．p.28.
2）厚生労働省：2019(令和元)年国民生活基礎調査．2020.

放的で流動的である場合に社会階層と区別して用いられることが多い。

社会階級については，マルクス（● 22ページ）がその階級理論において，生産手段の所有という観点から，次の3階級に区別した。

①**資本家階級**　生産手段の所有者から構成される。

②**地主階級**　土地所有者から構成される。

③**労働者階級**　みずからの労働以外に商品として売るものをもたない生産手段の非所有者から構成される。

産業化の進展とともに，3階級は資本家階級と労働者階級の2階級に二極分化していったが，資本家階級による労働者階級の搾取という関係のなかで，不平等は拡大し，階級間の移動はむずかしくなると考えられた。

2 階層の多次元性

近代以前のカーストなどの身分制度においては，一次元的に階層構造が規定されていたが，近代社会においては必ずしもそうではないことが指摘されている。マルクスは，資本主義社会における社会的不平等の源泉が資本家階級による生産手段の私的所有にあるとし，社会階層の規定要因として経済的要因を決定的なものとみなした。

しかしその後，ウェーバー（● 11ページ）は，経済的要因だけでなく文化的要因や政治的要因にも着目し，階層の多次元性を重視した。さらに，アメリカを中心とした機能主義の社会階層論では，産業社会においては所得や資産・職業・学歴・権力などの社会的資源によって，階層は多次元的に構成され，それぞれの階層によってその資源配分の規則は異なることが指摘されている。つまり，1つの階層で高い地位を占めることによってほかの階層でも高い地位を占めることはありうるが，たとえば学歴が高くても所得の低い人がいるように，それらは必ずしも一致するわけではない。

このような背景から，社会格差を議論するにあたっては，所得・職業・学歴などの社会経済的地位などのほかに，エスニシティやマイノリティ，ジェンダーなど，社会階層を規定するさまざまな属性が取り上げられてきた。

◆ エスニシティ

エスニック ethnic は一般に，特定の国や地域の民族と密接に関連した社会文化的事象を形容するときに用いられる語である。人種 race が，人々を肌や毛髪の色などおもに生物学的特徴によって分類する概念として用いられてきたのに対し，共通の出自・慣習・言語・宗教などおもに文化的な特徴で分類するために用いられてきたのが**エスニック集団**という概念である。

エスニシティ ethnicity は，そうしたエスニック集団が他のエスニック集団と交流するなかで表出される心理的・文化的特性をさす。わが国においても古くから，アイヌ民族や沖縄の人々，在日韓国人・朝鮮人などエスニシティをめぐる問題や議論があった。また，外国人労働者や移民など国境をこえる人の移動が増加するなか，ある社会への新しいエスニック集団の流入がその社会における新たな社会階層を形成することがある。

◆ マイノリティ

　さまざまな社会的な階層のうち，相対的に少数であったり，弱い立場にあったりする集団を**マイノリティ** minority とよぶ。一般的にマイノリティとは，ある集団のなかで特定の特徴に基づき，抑圧・差別されている人々をさす。日本語では少数派と訳されることもあるが，概念の中心にあるのは人数的な少数性ではなく，被抑圧性である。したがって，マイノリティは，社会階層としては低階層に属することが多い。特定の特徴とは，一般にはエスニシティ・言語・宗教をさすことが多いが，女性・障害者・失業者など，いわゆる社会的弱者を含めて拡大的に用いられることもある。

2　格差と不公平

　格差という言葉は，単に「差がある」「分布が均等ではない」という中立的な意味合いで用いられることもあるが，そこになんらかの社会的な不公平 inequity があり，対策を必要としていることを含意している場合が多い。

●**健康格差**　健康状態についても，前述のような社会階層を形成する職業・所得・エスニシティ・ジェンダーなどの社会経済的属性によって，なんらかの不公平な差が生じている状態をさして**健康格差**とよぶ。すべての健康の不均等 health inequality が不公正であるわけではなく，公正ではなく正義にもとる健康の不均等が健康の不公平 health inequity として区別される。公衆衛生学者のホワイトヘッド M. Whitehead は，健康の差異を必然的ではなく回避できる可能性があるか，および公正ではなく正義にもとるかどうかの視点から区別し，避けることができ，公正ではない健康の差を健康の不公平とした。健康格差の議論においては，すべての人々を同じレベルの健康状態にすることではなく，このような回避可能で不公正な健康の差異を縮減・解消していくことを目ざしているのである。

B　健康・病気の社会格差の諸相

　健康や病気にかかわる要因は，必ずしも生物医学的要因だけでなく，社会的・経済的・政治的・環境的な要因も大きな影響をもつことが知られている。教育や収入などの社会経済状況や，地域のつながり・雇用や労働環境・医療体制・住居など個人の健康に影響する社会的な背景のことを**健康の社会的決定要因** social determination of health（SDH）とよぶ。

　なかでもしばしば注目されてきたのが，**社会経済的地位** socioeconomic status である。社会経済的地位はおもに所得や職業，教育歴によってあらわされ，社会経済的地位の高い者はより多くの社会的資源をもっているとされる。これまで多くの研究で，経済的状態や職業，教育歴による健康状態や疾病の罹患率の差が示されてきた。

1　経済的状態

● **平均寿命と GDP の関連**　絶対的な貧困や経済的水準の低さが，健康状態のわるさや疾病につながることは想像にかたくないだろう。たとえば，国ごとに人口1人あたりの国内総生産（GDP）と平均寿命との関連をみると，GDP の高い（高所得の）国ほど平均寿命が長く，低所得の国ほど平均寿命が短いという傾向がみとめられる（●図7-1）。この関連は，とくに GDP の低い国々で強くみられる。貧困のために栄養状態がわるく，衛生水準が低いなど，健康に直結する基本的な資源や環境が十分に得られず，健康状態の悪化をまねいていることは容易に理解できる。

　一方で，●図7-1 の中央部から右側のほうに分布する所得水準の高い先進諸国では，平均寿命はほとんど横ばいとなり，GDP と平均寿命との関連がみられなくなる。経済的水準が一定レベル以上にある国，すなわち絶対的な貧困状態や経済的水準の低さの問題が少ないと考えられる国では，経済的差異による健康状態の差異はなくなり，経済状態と健康との関連はみられなくなるのだろうか。

● **先進諸国の経済状況と健康**　先進諸国においても，所得と健康状態・死亡率との関連は繰り返し報告されている。たとえば，アメリカの研究では，所得が高いほど死亡率が低いこと，持続的な経済的困難は身体的・心理的・認知的機能の低さにつながることなどが示されている。

　また，所得と抑うつとの関係を分析した日本国内での研究では，年間世帯

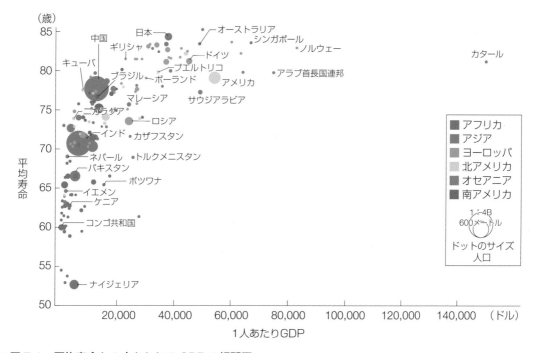

◎**図 7-1　平均寿命と1人あたりの GDP の相関図**
（Our World in Data.org/life-expectancy をもとに作成）

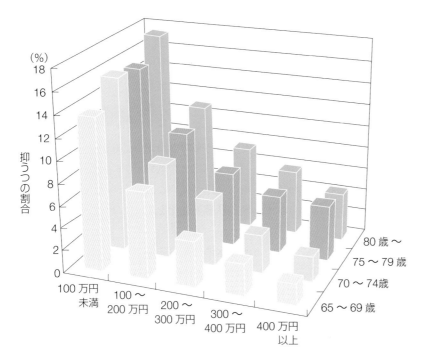

●図7-2 所得と抑うつの関係
所得は年間世帯所得を世帯人数の平方根で除した等価所得。うつは GDS 15 項目版で 10
点以上であった者。
（吉井清子ほか：高齢者の心身健康の社会経済格差と地域格差の実態，日本の高齢者──介護予防
　に向けた社会疫学的大規模調査．公衆衛生 69（2）：147，2005 による，一部改変）

　所得がより低い層ほど，抑うつである人の割合が段階的に高くなっているこ
とが示されている（●図7-2）。すなわち，絶対的貧困による低栄養状態や衛
生水準の低さがほとんどみられない国であったとしても，経済的水準の低い
人のほうが健康状態がわるいと考えられる。
● **相対的貧困との関係**　その国や地域の水準のなかで比較して，大多数よ
りも貧しい状態であることを**相対的貧困**という。
　経済的にある程度ゆたかになった国では経済が発展し，全体の所得水準が
上がれば国民の健康度が改善するという絶対所得効果はみられなくなるもの
の，相対的貧困が拡大，つまり集団内での所得格差が拡大すると健康をそこ
なう可能性が高まることが指摘されている。たとえば，ジニ係数が大きい国
ほど死亡率が高く，平均寿命が短い傾向がある（●図7-3）。
　所得格差と死亡率との関連を調べた研究を統合した研究では，所得格差の
大きい地域では，個人の所得や年齢，性別にかかわらず死亡率が高く，健康
状態の自己評価が低いことが示されている[1]。わが国でも所得格差の大きい
都道府県ほど，住民の主観的健康感と幸福感が低いことが報告されている[2]。

---

1 ）Kondo, N. et al. : Income inequality, mortality, and self rated health: meta-analysis of multilevel studies. *British Medical Journal*, 339 : b4471, 2009.
2 ）Oshio, T. and Kobayashi, M. : Income inequality, perceived happiness, and self-rated health: evidence from nationwide surveys in Japan. *Social Science & Medicine*, 70（9）: 1358-66, 2010.

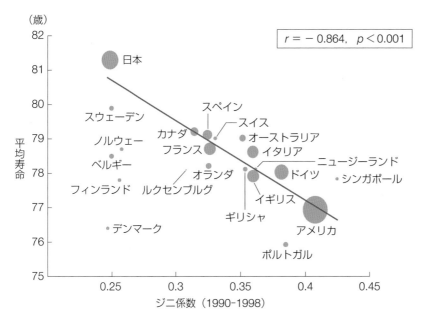

（歳）

r＝－0.864，p＜0.001

（De Vogli R, et al.：Has the relation between income inequality and life expectancy disappeared? Evidence from Italy and top industrialised countries. *Journal of Epidemiology and Community Health*, 59（2）：158-162, 2005 をもとに作成）

● 図 7-3　平均寿命とジニ係数の相関

円の大きさは人口規模をあらわす。相関関係は人口規模で重みづけし，1人あたり国内総生産（GDP）で調整している。

2　職業

　これまで，社会階層に関する研究では，とくに職業階層がその対象とされてきた。職業階層による健康状態の違いについても多くの研究・報告がなされている。

　1980 年にイギリスにおいて，健康の社会的格差に関する調査のさきがけとして有名なブラックレポートが出された。そこでは，男女ともすべての年齢層において，職業により死亡率に差がみられ，男女ともに低い職業階層において相対的に死亡率が高くなっていることが示された（●表 7-1）。また，ブラックレポートでは，経済発展と福祉国家論の導入のもと，全体としての健康は改善されているが，職業階層間の健康格差は拡大していることを指摘している。

　職業階層と健康との関連の要因には，職業によって得られる収入（経済的状態）や有害環境への曝露などがある。また，近年では，職業性ストレスの影響も注目されている。第 8 章で述べる仕事の要求度-コントロールモデルや努力-報酬不均衡モデルなどに基づく研究が進められている（● 138 ページ）。

◗表 7-1　性・職業階層別の死亡率(15〜64 歳)

職業階層	男性	女性	男女比
Ⅰ(専門職)	3.98	2.15	1.85
Ⅱ(中間職)	5.54	2.85	1.94
Ⅲn(熟練職・非肉体労働)	5.80	2.76	1.96
Ⅲm(熟練職・肉体労働)	6.08	3.41	1.78
Ⅳ(半熟練職)	7.96	4.27	1.87
Ⅴ(非熟練職)	9.88	5.31	1.86
階層Ⅴ/階層Ⅰ比	2.5	2.5	

(注 1)人口 1000 対,イングランドとウェールズ,1971 年.
(注 2)女性は既婚者,夫の職業による分類.
(Department of Health and Social Security : Inequalities in health: report of a research working group. DHSS, 1980. Table2-1 による,著者訳)

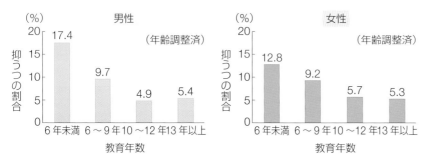

◗図 7-4　教育年数別にみたうつ状態の割合
(吉井清子ほか:高齢者の心身健康の社会経済格差と地域格差の実態,日本の高齢者――介護予防に向けた社会疫学的大規模調査.公衆衛生 69(2):146,2005 をもとに作成)

3　教育

　健康格差は,学歴や教育年数の違いによっても顕著にあらわれている。教育歴が短いほど死亡率が高く,健康状態の自己評価が低いことや,がん・脳血管疾患・認知症・メタボリックシンドロームなどさまざまな疾病の罹患率や有病率が高いことが報告されている。また,喫煙・飲酒・運動などの生活習慣,健康診断の受診などの健康関連行動についても,教育歴が関連することが指摘されてきた。

　わが国においても,日本老年学的評価研究(JAGES)において,近藤らは,教育年数が短い者ほど健康診断を受診したことがない者が多いことや,うつ状態の者が多いことなどを報告している(◗図 7-4)。

● 健康とヘルスリテラシー　教育歴は,第 9 章で取り上げるヘルスリテラシー(健康医療に関する情報を活用する力)とも強く関連することが知られている(◗ 156 ページ)。ヘルスリテラシーの向上は,アメリカにおける国民の健康づくり運動の指針「ヘルシーピープル Healthy People 2010」のなかでも

重要な目標の1つとして取り上げられており，健康格差解消へのカギの1つとも考えられている。

C 社会格差による健康格差発生のメカニズム

健康格差が生まれるメカニズムについては，これまでにいくつかの説があげられてきた。ただし，これらの説は，いずれかが正しいというわけではなく，相互に関係し合って健康格差が生じていると考えられる。

1 物質主義論

収入・住環境・食事・労働環境など，社会階層によって異なる物質的な状況が，健康状態や医療の利用状況に直接的に影響しているとする説を物質主義論という。栄養や衛生状態，有害物質への曝露（ばくろ）や労働環境などが，健康状態や病気の発症，治療の経過に直接的な影響を及ぼすことは明らかであり，物質的な状況に恵まれない低い階層で健康状態がわるいことは容易に理解できるだろう。

また，格差の大きい社会では，所得の高い層が政治的・経済的に大きな力をもち，所得の低い層に注がれる社会的資源の量が少なくなりがちであるため，健康の格差も大きくなると考えられる。

2 文化・行動論

階層によって健康に対する信条や生活習慣行動が異なることに注目した考え方が，文化・行動論である。これは，教育やヘルスリテラシーといった，知識やそれを得る機会の不足によるものと，階層によって文化や嗜好（しこう）が異なることによるものがあると考えられる。たとえば，健康に大きな影響を与える喫煙・食事・運動などの生活習慣行動は社会階層によって異なり，社会階層の低い人々ほど健康によくない行動をとる傾向がある。また，貧困層では，日常生活が困難にならない限り病気とはみなさず，健康診断など予防的な医療サービスを利用しない傾向がある。これに対し，富裕層ほど健康に高い関心をもち，予防的な行動の重要性をよく理解して行動する傾向がある。健康と密接に関連するこのような日常的な行動の違いが，健康状態の違いに結びつく。

3 社会的選抜・淘汰論 （ソーシャルセレクション）

社会階層によって健康状態の差が生じているのではなく，健康状態の違いが職業選択や教育歴などの社会階層に反映しているという考え方がある。こ

れを，社会的選抜・淘汰論(ソーシャルセレクション)という。すなわち，不健康な人は高い教育を受けることができず，社会的地位や収入が高い職業につきにくい可能性が高い。結果として，社会的階層の高いほうには健康な人が集まり，低い層には健康状態のわるい人が集まる傾向ができるという説である。

4 心理社会的要因を介した影響

　格差が拡大すると，社会階層の低い層がさらされる心理・社会的ストレスが増大し，健康に影響を及ぼす可能性がある。物質主義論でいう欠乏状態ではなくとも，自分より上の階層の人と比較してストレスを感じることによる影響が考えられる。

　さらに，格差によって，その社会における**社会関係資本**(ソーシャルキャピタル，● 218ページ)がそこなわれることによる影響も考えられる。人間関係の資本は個人を支え，集団として望ましい行動を促進するはたらきをもっており，個人的な利益ではなく，公共の利益を生み出すとされる。この社会関係資本が，格差によって切りくずされることによる影響に着目する説がある。つまり，所得格差の拡大が，人々の間の結びつきや信頼感，互助意識などを失わせ，結果として健康に悪影響を及ぼすという考えである。

D 健康格差是正の取り組みと可能性

　社会構造や社会経済的要因は，個人や集団の健康に直接的・間接的に影響を与えることが明らかにされてきた。これを概念化して示したのが，● 図7-5 である。健康の社会的決定要因(SDH)を考慮するということは，個人や集団の健康に影響する社会のあり方を考えることであり，健康の格差是正に

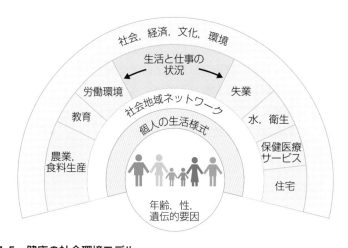

●図7-5　健康の社会環境モデル
(Dahlgren, G. and Whitehead, M. : *Policies and strategies to promote social equity in health*, p.11, 1991 をもとに作成)

向けた取り組みは，このような視点に基づいて行う必要がある。

1 健康格差対策の原則

WHO の「健康の社会的決定要因に関する特別委員会」による最終報告書では，世界レベルで健康格差対策をどのように進めるかについて，3 つの行動原則を提示している[1]。

①日常生活状況の改善　健康には，日常の生活全般の環境が影響しており，健康格差対策には日常の生活環境を改善することが必要である。子どもが生まれるときの環境や，幼少期からの発達・教育環境，成人期の就労環境，ゆたかな老年期を過ごせるような社会保障を整えるなどである。これらを達成するためには，市民社会や政府，国際機関の関与が必要である。

②権力や資金，リソースの不公平な分配への対処　日常生活状況を形成する権力が資金，リソースの不公平な分配の改善に取り組むには，強力な公共部門が必要である。政府による統制だけでなく，信頼できる民間組織などの活動に法的根拠や活動場所を提供して支援するしくみをつくり，ガバナンス（統制）を強化する。グローバル化が進展するなか，地域コミュニティから国際機関まで，それぞれのレベルにおいて公正な社会づくりに向けたガバナンス体制を築いていく必要がある。

③問題の測定と理解，対策効果の評価　健康格差という問題があることを認め，健康格差を数値化して評価することは，対策を戦略的に進めるために必要である。このために，健康格差と SDH に関する継続的なモニタリングと，政策や取り組みが健康の公平に及ぼす影響のモニタリングを行うシステムをつくる。健康格差対策を効果的に進めるために，政策立案者や実務担当者の教育と研修を進めるとともに，SDH に関する一般市民の理解を深めるはたらきかけを行う。

2 健康格差対策の進め方

健康格差にはさまざまな社会環境的要因が複合的に関与している（◎図7-5）。したがって，健康格差への対策もさまざまな領域における対策を組み合わせていく必要がある。また，各国の政策形成の基礎をなしている価値はさまざまであることや，財政面など多くの制約が存在することをふまえ，実態の分析や実施可能性を検討したうえで，政策を立案していくことが重要である。

近藤は健康格差対策を具体的に進めるうえで重要な考え方を，5 つの視点として示している[2]。

1）World Health Organization's Commission on the Social Determinants of Health report, Closing the gap in a generation: Health equity through action on the social determinants of health. (https://www.who.int/publications/i/item/WHO-IER-CSDH-08.1) (2023-12-15).
2）近藤尚己：健康格差対策の進め方——効果をもたらす 5 つの視点. 医学書院，2016.

①**新しいポピュレーションアプローチ**　すべての人を対象として集団の健康リスクを全体に低下させることをねらうポピュレーションアプローチは，ときとして格差を助長する可能性がある。知識の普及や啓発を行うキャンペーンなどでは，最も支援したい社会的に不利な立場にある人々 vulnerable population よりも，健康に関心の高い人たちがそれに反応し，恩恵を受けることが多いからである。このため，社会的弱者に特化したポピュレーションアプローチや，全員を対象としながらも，社会的に不利な立場にある人ほどより恩恵を受けられるように提供する支援に傾斜をつけたユニバーサルアプローチも提案されている。

②**「見える化」による課題共有と PDCA**　地域や社会的属性による健康指標の違いを客観的なデータでわかりやすく示すことは，健康格差対策の第一歩である。健康格差を「見える化」することで，対策にかかわる多様な人材や組織どうしで課題が共有できる。また，予算などを配分するうえで，対策の優先順位をつけることができる。さらに，計画した対策を実行し，健康格差指標の変化を評価し，取り組みを見直していく PDCA サイクルの循環のためにも重要である。

③**横断的・縦断的な組織連携**　健康格差対策では，さまざまな制度や環境にアプローチする必要があるため，それらを扱う部署や組織の間の連携が必要である。連携には，部署間をまたいだ連携や地域のさまざまな組織との連携といった横断的な連携と，国や都道府県，保健所といった階層的な組織間の縦断的な連携がある。

④**健康に無関心な人に対する効果的な戦略**　健康に関心をもつゆとりのない人が，意識せずに健康になれるような社会環境や施策の整備が重要である。そして，それらの施策を実際の行動につながるような仕掛けも考えていく必要がある。たとえば，健康行動に対してポイント制度やクーポン券を付与す

---

column　社会的処方とは

　社会的処方は，英語の social prescribing の訳である。「健康の社会的決定要因を抱える住民に対して，保健・医療・介護・福祉・地域の他の機関・地域の住民などの連携のもと，本人のニーズに合致する社会的課題を解決しうる社会資源につなげる支援をすること」[*1]で，「そのケアの機会を地域組織とともに創る活動」[*2]とされる。孤立や貧困など，健康問題の原因になっていたり，治療を妨げたりする可能性のある問題を解決することは，単に薬を処方したり，医療機関内で治療を行ったりすること以上に重要である。その解決には，保健医療だけではないさまざまな機関や組織，地域の住民などが十分に連携をとり合い，その社会的課題を解決しうる社会的資源につなげる支援をすることが求められる。

　社会的処方の処方者は，医療者だけではない。地域の生活を支える組織や，生活に困難をかかえる本人や近隣住民など，その当事者にかかわる人すべてが社会的処方の実施者となることができる。また，社会的処方の視点をもつ医療者になるためには，その人の問題を医学モデルではなく社会モデルからみる視点をもつことや，その人のニーズに気づき，把握することができる対人援助ができるようになること，地域におけるネットワークをもつことが重要になる。

[*1] 西岡大輔・長嶺由衣子：健康格差に対する社会的処方の可能性．武田裕子編：格差時代の医療と社会的処方──病院の入り口に立てない人々を支える SDH（健康の社会的決定要因）の視点．p.39-54, 日本看護協会出版会，2021.
[*2] 西岡大輔・長嶺由衣子：上掲書．p.39-54.

る制度をつくる，健診会場を増やしてアクセスをよくするなどである。

　また，私たちの行動はつねに論理的判断に基づいているわけではなく，直感や印象によってなんとなく判断していることも多い。このような人間の感情や直感を利用して，利用してほしい健康サービスが利用されやすくなる工夫をする必要がある。

　⑤**生涯にわたる対策**　健康は，胎児期からの環境曝露の蓄積で決まる。人生のさまざまな時期の生活環境や習慣のすべてが健康にかかわってくる。そのため，それぞれ時期に特有な SDH について，対策を実施していくことが重要となる。とくに幼少期への介入は効果が高いことが指摘されている。

3　わが国における対策に向けた課題

　わが国でも，2013（平成 25）年から開始された健康日本 21（第 2 次）において，「健康格差の縮小」が最終目標に加わり，「社会環境の整備」によってこれを実現することが明確に示された。この基本的な方向は，2024（令和 6）年からの健康日本 21（第 3 次）にも引き継がれ，「誰一人取り残さない健康づくり」を推進することが目ざされている。また，社会格差・健康格差についての研究も少しずつ広がり，知見が蓄積されてきている。

　一方，その対策を形成するにあたっては，次の点に注意する必要がある[1]。

　①**対象の設定**　政策課題を設定するうえで，誰のどのような格差を対象とするかを明確にする。地理的条件・所得・教育歴・ジェンダーなど，さまざまな集団間の健康格差に対する政策を組み込んでいく必要がある。また，その問題をどのような文脈に位置づけるかにより，その対策が社会経済政策として構築されるのか，医療政策として構築されるのかなど，政策対応が異なってくる。

　②**情報の集積**　政策を形成するにあたっては，その基盤となる多面的・客観的情報を集積する必要がある。社会階層が健康状態とどのように，どの程度関連しているのかなど，政策を形成するうえで必要となる基本的な知見の蓄積がわが国ではまだ不足している。このため，他国の研究も参考にしながら，政府統計や各種の研究事業の活用を含め，健康格差対策の知識基盤をつくっていくことが求められる。

　③**実施体制と各機関の役割**　健康格差対策の実施体制は，既存の行政機構が基盤となる。わが国の公衆衛生行政は，国，都道府県，市区町村という三層構造で構築されており，健康格差対策もこの枠組みで実施することになる。各地域においてきめ細かい施策や取り組みを実施する一方で，国全体としての資源配分という観点から，財源調整や医療における資源配分について，国がどうかかわっていくのかについて合意が必要となる。

1）松田亮三：健康と医療の公平に挑む——国際的展開と英米の比較政策分析. 勁草書房，2009.

❶ 社会階層とはなにか。どのようなものがあるか。

❷ 健康や病気の社会格差を生むメカニズムについて，具体例をあげて説明しなさい。

❸ 健康格差の是正を目ざした具体的な取り組みについて調べてみよう。それは，誰のどのような格差を対象にした取り組みだろうか。

参考文献

1. 安藤喜久雄・児玉幹夫編著：社会学概論．学文社，1990.
2. 川上憲人ほか編：社会格差と健康——社会疫学からのアプローチ．東京大学出版会，2006.
3. 近藤克則：健康格差社会——何が心と健康を蝕むのか，第2版．医学書院，2022.
4. 近藤尚己：健康格差対策の進め方——効果をもたらす5つの視点．医学書院，2016.
5. 日本社会学会社会学事典刊行委員会編：社会学事典．丸善，2010.
6. 早坂裕子：健康・病気の社会的格差．山崎喜比古編：健康と医療の社会学．p.49-73，東京大学出版会，2001.
7. 藤野善久・近藤克則：健康の社会的要因(12)健康格差への取り組みと健康影響評価．日本公衆衛生学雑誌 58(4)：300-305, 2011.
8. 松田亮三：健康と医療の公平に挑む——国際的展開と英米の比較政策分析．勁草書房，2009.
9. Backlund, E. et al. : The shape of the relationship between income and mortality in the United States : Evidence from the National Longitudinal Mortality Study. *Annals of Epidemiology*, 6 : 12-20, 1996.
10. Berkman, L. F. and Kawachi, I. : *Social Epidemiology*. Oxford University Press, 2000.
11. Department of Health and Social Security : Inequalities in health : report of a research working group. DHSS, 1980.
12. Lynch, J. W. et al. : Cumulative impact of sustained economic hardship on physical, cognitive, psychological, and social functioning. *The New England Journal of Medicine*, 37 : 1889-1895, 1997.
13. Whitehead, M. : The concepts and principles of equity and health. *Health Promotion International*, 6 : 217-228, 1991.

第 8 章

働き方・働かせ方と健康・病気

本章の目標	□ 仕事を取り巻く社会的な状況の変化と問題を知る。
	□ 働き方・働かせ方が健康や病気に結びついていることを理解する。
	□ 仕事や職場のどのような特徴が健康に影響を与えるのかを学ぶ。
	□ ワークライフバランスとはなにか，どうしたら実現できるかを考える。

　成人の場合，職業としての仕事は日常の活動時間の大きな部分を占めていることが多い。どのような働き方をするか，企業や会社がどのような働かせ方をするかは，私たちの健康に強く関連している。本章では，このような仕事や職場のあり方と健康・病気との関係について考える。

A　働き方と働かせ方

1　職業とは

　デュルケーム（● 20ページ）によれば，職業は社会的分業の形態であるとされる。また，日本標準職業分類によれば，職業とは「個人が行う仕事で，報酬を伴うか又は報酬を目的とするもの」[1]であり，仕事とは「1人の人が遂行するひとまとまりの任務や作業」[1]のことをいう。それぞれの職業は，その技能・知識・能力などに基づいた任務や作業を遂行することによって，社会全体の機能の一部を担っており，結果として全体の社会が機能していると考えられる。

　職業につくことや働くことは，私たちにとってどのような意味をもつのだろうか。1つには，その職業に課せられた社会的な機能を果たすことによって，賃金・給料などの経済的な報酬を得るという側面がある。もう1つには，個人がそれぞれの職業を通じて，個人の能力を発現し社会に貢献すること，それを通じて，働きがいや生きがいを得ることが考えられる。

◆ 職業分類

　職業の種類は，とらえ方によっては無限にあり，さまざまな基準による分類が可能である。わが国では，公的統計の統一性を確保し，利用の向上をはかるための統計基準の1つとして日本標準職業分類が作成され，国勢調査などに用いられている。これは，仕事の内容の類似性，仕事に従事する人数などによりその仕事が社会的にどの程度1つの職業として確立しているかを考慮して定められており，12の大分類，74の中分類，329の小分類からなっている（●表8-1）。ここでみると，看護師を含む保健医療職は「専門的・技

1）総務省：日本標準職業分類（平成21年12月統計基準設定）——日本標準職業分類一般原則.（https://www.soumu.go.jp/toukei_toukatsu/index/seido/shokgyou/gen_h21.htm）（参照 2023-11-02）.

○表 8-1　日本標準職業分類（大分類と中分類）

大分類		中分類
A	管理的職業従事者	管理的公務員，法人・団体役員，法人・団体管理職員，その他の管理的職業従事者
B	専門的・技術的職業従事者	研究者，農林水産技術者，製造技術者（開発），製造技術者（開発を除く），建築・土木・測量技術者，情報処理・通信技術者，その他の技術者，医師・歯科医師・獣医師・薬剤師，保健師・助産師・看護師，医療技術者，その他の保健医療従事者，社会福祉専門職業従事者，法務従事者，経営・金融・保険専門職業従事者，教員，宗教家，著述家・記者・編集者，美術家・デザイナー・写真家・映像撮影者，音楽家・舞台芸術家，その他の専門的職業従事者
C	事務従事者	一般事務従事者，会計事務従事者，生産関連事務従事者，営業・販売事務従事者，外勤事務従事者，運輸・郵便事務従事者，事務用機器操作員
D	販売従事者	商品販売従事者，販売類似職業従事者，営業職業従事者
E	サービス職業従事者	家庭生活支援サービス職業従事者，介護サービス職業従事者，保健医療サービス職業従事者，生活衛生サービス職業従事者，飲食物調理従事者，接客・給仕職業従事者，居住施設・ビル等管理人，その他のサービス職業従事者
F	保安職業従事者	自衛官，司法警察職員，その他の保安職業従事者
G	農林漁業従事者	農業従事者，林業従事者，漁業従事者
H	生産工程従事者	生産設備制御・監視従事者（金属製品），生産設備制御・監視従事者（金属製品を除く），機械組立設備制御・監視従事者，製品製造・加工処理従事者（金属製品），製品製造・加工処理従事者（金属製品を除く），機械組立従事者，機械整備・修理従事者，製品検査従事者（金属製品），製品検査従事者（金属製品を除く），機械検査従事者，生産関連・生産類似作業従事者
I	輸送・機械運転従事者	鉄道運転従事者，自動車運転従事者，船舶・航空機運転従事者，その他の輸送従事者，定置・建設機械運転従事者
J	建設・採掘従事者	建設躯体工事従事者，建設従事者（建設躯体工事従事者を除く），電気工事従事者，土木作業従事者，採掘従事者
K	運搬・清掃・包装等従事者	運搬従事者，清掃従事者，包装従事者，その他の運搬・清掃・包装等従事者
L	分類不能の職業	分類不能の職業

術的職業従事者」に分類される。

◆ 職業意識

　それぞれの職業には，その職業に特有の技術や文化があり，その職業に従事する人々はその職業に特有の**職業意識**をもつ。職業意識とは，職業に関連する価値観や態度のことであり，職種や雇用形態，年齢，性などさまざまな属性によって異なると考えられる。看護職も，看護職としての職業意識をもっており，「看護は，あらゆる年代の個人，家族，集団，地域社会を対象としている。さらに，健康の保持増進，疾病の予防，健康の回復，苦痛の緩和を行い，生涯を通して最期まで，その人らしく生を全うできるようその人らしく人生を全うできるようその人のもつ力に働きかけながら支援することを目的としている」[1]とする「看護職の倫理綱領」に示された職業倫理など

1）日本看護協会：看護職の倫理綱領．〈https://www.nurse.or.jp/nursing/assets/statistics_publication/publication/rinri/code_of_ethics.pdf〉（参照 2023-11-02）．

はその一部である。このような職業意識は，その職業につくための教育過程や実際に職務を行っていくなかで，専門的な技術とともに身につけていくと考えられる。

◆ 職場集団

職場とは職業としての仕事が行われる場所であり，**職場集団**とはその仕事を中心に構成されている社会集団である。職場集団は，企業などの経営側の職務権限に基づいた第二次集団❶としてのフォーマルな側面をもつとともに，その成員にとっては個人的・直接的な第一次集団的な結合の場ともなりうるものである。

職場集団は，個々人に仕事を配分し，その達成を評価するという就業管理の機能をもつ。また，仕事を進めていくなかでの教育訓練 on the job training (OJT)や，個人の能力の育成・開発を行う機能，働く個人が感じる苦情や不満を解消する機能をもつとされる。しかし，職場集団のもつこれらの重要な機能は，人件費管理の進行に伴う職場人数の減少や非正規社員の増加，成果主義の導入などに伴う人事管理の個別化によって，近年低下しているといわれている。

NOTE
❶第一次集団・第二次集団
　第一次集団は，家族や近隣集団などの成員間の直接的接触に基づく親密な関係と協働を特徴とし，無意識に形成されるインフォーマルな関係である。これに対し，第二次集団とは，成員間の短期的・間接的・限定的な相互作用を特徴とし，なんらかの目的を達成するために意図的に組織された集団である（◐16ページ）。

2 わが国における働き方・働かせ方の変化

仕事や職場のあり方は，働く人の側の働き方と経営者側の働かせ方の相互作用によってつくられている。ただし，この働き方と働かせ方の影響は必ずしも同じではなく，とくに会社組織などに雇われて働く雇用労働者の場合には，その働き方は，会社側が設ける労働・職場・組織の環境や条件などの働かせ方に大きく規定されると考えられる。さらに，このような働き方・働かせ方自体が社会的・経済的な情勢の影響を受け，時代とともにかわってきている。

1 長期的な変化

◆ 産業構造の変化

わが国の産業は，日本標準産業分類に基づき，第一次産業（農業，林業，漁業），第二次産業（鉱業，建設業，製造業など），第三次産業（情報通信業，卸売業・小売業，金融業・保険業，宿泊業・飲食サービス業，教育・学習支援業，医療福祉など第一次・第二次以外の産業）に分けられる。

2020（令和2）年の「国勢調査」によれば，15歳以上就業者（約6547万人）のうち，第一次産業は3.2％，第二次産業は23.4％，第三次産業は73.4％となっている。わが国では，第一次産業は1955（昭和30）年以降，第二次産業は1995（平成7）年以降，それぞれ減少が続く一方，第三次産業の増加が続いている。この傾向はほかの主要先進諸国においても同様であり，第三次産業の割合が高くなっている。

◆ 雇用慣行の確立

　産業構造の変化とともに，会社や企業に雇用されて働く雇用労働者が増加した。戦後から高度経済成長期にかけては，日本的経営を特徴づけるとされる次の3つの雇用慣行が確立した。

　1 **終身雇用**　新規採用者を途中で解雇せず定年まで雇用を続ける形態。

　2 **年功序列**　業績や能力より勤続年数によって賃金が上昇する賃金形態。

　3 **企業内組合**　職種ごとに企業をこえて結成される職業別組合ではなく，企業ごとに結成される組合。

　これらの雇用慣行は，従業員の企業に対する帰属意識や忠誠心を高め，企業と従業員の協調を促進するものとして，わが国の高度経済成長に寄与したとされる。

　また，このような日本企業の雇用慣行は，メンバーシップ型雇用の特徴をもつとされてきた。**メンバーシップ型雇用**は，雇用の本質が職務（ジョブ）ではなく会員・成員（メンバーシップ）であり，人を中心にして管理が行われ，職務との結びつきはあいまいである。一方，**ジョブ型雇用**は，職務の内容を明確に定め，その職務に対して遂行できる人をあてはめる。

　経営環境の変化や就労ニーズの多様化などに伴い，伝統的な雇用形態の課題が顕在化するなかで，メンバーシップ型雇用とジョブ型雇用を最適なかたちで組み合わせた雇用システムをつくり上げていくことの重要性が指摘されている。

2 　近年の変化

◆ 非正規雇用の拡大

　1990年代のバブル経済崩壊後，わが国は長期の経済停滞に陥り，厳しい雇用情勢が続いた。このようななかで，日本的経営の典型的特徴の1つであった終身雇用を揺るがす，非正規雇用が急速に拡大してきた。この背景には，企業における雇用管理や人材育成方針の変化などがある。

　正規の職員・従業員が雇用者全体に占める割合は，男女ともしだいに減少しており，逆にパート・アルバイトなどの非正規雇用者の割合が長期的に上昇している（●図8-1）。とくに，非正規雇用者は女性が多く，比率も高い。このことが，男女の賃金格差や女性の潜在的貧困につながっている可能性も指摘されている。非正規雇用者の処遇の改善を進めるとともに，正規・非正規といった雇用形態にかかわらず，だれもが安心して働きつづけられる環境を整備していく必要がある。2020（令和2）年に施行された「短時間労働者及び有期雇用労働者の雇用管理の改善等に関する法律」に基づき，非正規雇用者の待遇改善や正規雇用者への転換に向けた取り組みが推進されている。

◆ 女性の就労の増加

　もう1つの大きな変化として，女性の就労の増加と，それに伴う共働き世

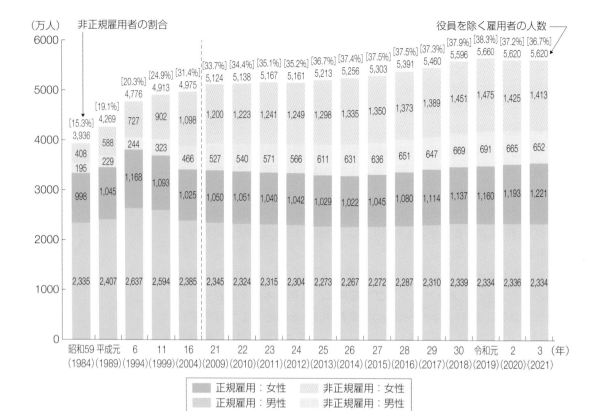

（万人）

非正規雇用者の割合

役員を除く雇用者の人数

◎図 8-1　非正規雇用者の割合の変化

（備考）1. 1999（平成 11）年までは総務省「労働力調査（特別調査）」（2 月調査）長期時系列表 9，2004（平成 16）年以降
　　　　は総務省「労働力調査（詳細集計）」（年平均）長期時系列表 10 より作成。
　　　 2. 2009（平成 21）年の数値は，2010（平成 22）年国勢調査の確定人口に基づく推計人口の切替による遡及集計
　　　　した数値（割合は除く）。
　　　 3. 2010（平成 22）年から 2016（平成 28）年までの数値は，2015（平成 27）年国勢調査の確定人口に基づく推計
　　　　人口（新基準）の切替による遡及又は補正した数値（割合は除く）。
　　　 4. 2011（平成 23）年の数値，割合は，被災 3 県の補完推計値を用いて計算した値（2015（〔平成 27〕年国勢調査
　　　　基準）。
　　　 5. 雇用形態の区分は，勤め先での「呼称」によるもの。
　　　 6. 正規雇用者：勤め先での呼称が「正規の職員・従業員」である者。
　　　 7. 非正規雇用者：勤め先での呼称が「パート」「アルバイト」「労働者派遣事業所の派遣社員」「契約社員」「嘱
　　　　託」「その他」である者。
　　　 8. 割合は，「正規雇用者」「非正規雇用者」，それぞれの男女計に占める割合。

（内閣府：「令和 4 年版男女共同参画白書」による）

帯の増加がある。夫婦ともに雇用者である共働き世帯は 1980（昭和 55）年以
降に年々増加しており，1997（平成 9）年以降は共働きの世帯数が，男性雇用
者と無業の妻からなる片働き世帯数を上まわっている（◎図 8-2）。この背景
には，経済情勢の変化もあるが，女性の社会進出に対する社会的な意識の変
化もあると考えられている（◎ 199 ページ）。

◆ テレワークの拡大

　2020 年以降，新型コロナウイルス感染症の拡大に伴う外出自粛要請など
により急速に広まったのが，テレワークである。テレワークは情報通信技術

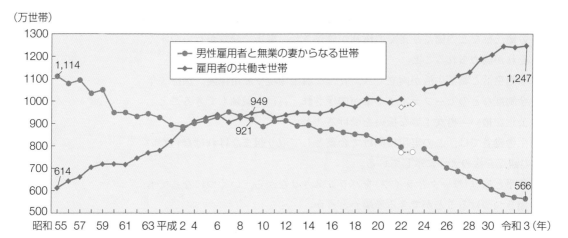

（備考）　1. 昭和 55 年から平成 13 年までは総務庁「労働力特別調査」（各年 2 月。ただし，昭和 55 年から 57 年は各年
　　　　　　3 月），平成 14 年以降は総務省「労働力調査（詳細集計）」より作成。「労働力調査特別調査」と「労働力調
　　　　　　査（詳細集計）」とでは，調査方法，調査月等が相違することから，時系列比較には注意を要する。
　　　　　2. 「男性雇用者と無業の妻から成る世帯」とは，平成 29 年までは，夫が非農林業雇用者で，妻が非就業者（非
　　　　　　労働力人口及び完全失業者）の世帯。平成 30 年以降は，就業状態の分類区分の変更に伴い，夫が非農林業雇
　　　　　　用者で，妻が非就業者（非労働力人口及び失業者）の世帯。
　　　　　3. 「雇用者の共働き世帯」とは，夫婦ともに非農林業雇用者（非正規の職員・従業員を含む）の世帯。
　　　　　4. 平成 22 年および 23 年の値（白抜き表示）は，岩手県，宮城県及び福島県を除く全国の結果。

▷**図 8-2　共働き等世帯数の推移**
（内閣府：「令和 4 年版男女共同参画白書」による）

（ICT）を活用した時間や場所を有効に活用できる柔軟な働き方であり，本拠
地のオフィスから離れた場所で，ICT を使って仕事をすることをさす。自
宅で行う在宅勤務や，本拠地以外の施設で働くサテライトオフィス勤務，臨
機応変に選択した場所で行うモバイル勤務などが含まれる。働く時間や場所
を柔軟に活用することのできる働き方として，今後さらに広まっていく可能
性がある。

3　ディーセントワーク

　国際労働機関 International Labour Organization（ILO）は，**ディーセントワー
ク** decent work（働きがいのある人間らしい仕事）の実現を，ILO 憲章に基づ
く主目標の 1 つとしている。2015 年に国連総会で採択された持続可能な開
発目標 Sustainable Development Goals（SDGs）でも，「働きがいも経済成長も
（Decent Work and Economic Growth）」として，「包摂的かつ持続可能な経済成
長及びすべての人々の完全かつ生産的な雇用と働きがいのある人間らしい雇
用を促進する」ことが推進されている。

　ディーセントワークとは，具体的には次のような多角的にみて適切な労働
条件を満たす仕事のことである[1]。

---

1 ）厚生労働省：ディーセントワークと企業経営に関する調査研究事業報告書，2012.（https://www.mhlw.go.jp/bunya/roudou
　　seisaku/dl/decentwork.pdf）（参照 2023-11-02）.

(1) 働く機会があり，持続可能な生計に足る収入が得られること。

(2) 労働三権などの働くうえでの権利が確保され，職場で発言が行いやすく，それが認められること。

(3) 家庭生活と職業生活が両立でき，安全な職場環境や雇用保険，医療・年金制度などのセーフティネットが確保され，自己の鍛錬もできること。

(4) 公正な扱い，男女平等な扱いを受けること。

　厚生労働省では，この実現に向けて企業として取り組まなければならない7つの観点を次のように示している。

(1) 仕事と家庭(ワークとライフ)をバランスさせながら，いくつになっても働きつづけることができる職場かどうか。

(2) 性別や雇用形態を問わず，すべての労働者が「公正」「平等」に活躍できる職場かどうか。

(3) 能力開発機会が確保され，自己の鍛錬ができる職場かどうか。

(4) 持続可能な生計に足る収入を得ることができる職場かどうか。

(5) 労働三権などの働くうえでの権利が確保され，発言が行いやすく，それが認められる職場かどうか。

(6) 安全な環境が確保されている職場かどうか。

(7) 最低限(以上)の公的な雇用保険，医療・年金制度などに確実に加入している職場かどうか。

　近年の社会的情勢のなかで，職場と働く人の健康にかかわる問題がどのように変化し，どのような対策がとられているのかについて，次節でみていく。

B　働き方・働かせ方による健康への影響

　仕事や職場は，働く人の多くが1日の主要な活動時間を費やし，過ごす場であり，そのあり方は働く人の健康に大きな影響力をもつ。

　仕事や職場による健康への影響は多岐にわたる。化学物質などを原因とする疾病や職業性腰痛のように仕事内容そのものの特性により生じる疾病もあれば，業種にかかわらず過労やストレスなど働き方や働かせ方により生じる疾病もある。ここでは，おもに過労やストレスの影響についてみていく。

　「労働安全衛生調査」(2021年)によれば，現在の仕事や職業生活に関することで，強い不安やストレスとなっていると感じることがらがある労働者の割合は53.3%となっている。その内容としては，男女とも「仕事の量」が最も多く，ついで「仕事の失敗，責任の発生等」「仕事の質」となっているが，「会社の将来性」については男性，「対人関係」については女性で多くあげられているなどの違いもみられる。このようなストレス状態や疲労が積み重なり，回復しないまま蓄積すると，一般に過労とよばれる状態になり，過労死や過労自殺につながる危険性がある。

1 過労死・過労自殺

　過労死とは，仕事による過労・ストレスが原因の1つとなって，脳・心臓疾患や呼吸器疾患，精神疾患などを発病し，死亡にいたることである。一方，**過労自殺**とは，職務上のストレスにより発症したうつ病などの精神障害から正常な判断能力を失って行った自殺のことをさす。

　こうした過労死や仕事のストレスによる精神障害は，近年，わが国においても大きな社会問題となっている。過労死など脳・心臓疾患に関する労災補償，および精神障害などに関する労災補償の請求件数・認定件数は2000年前後を境に急増しており，とくに，精神障害の労災請求件数・認定件数は増加が続いている。この背景には，経済情勢の悪化とともに，日本型経営の特徴でもあった終身雇用や年功序列の賃金形態が崩壊し，リストラ❶による人員削減や欧米型の成果主義が取り入れられるなど，職場や組織の環境が変化し不安定化したことがあると考えられる。

NOTE

❶リストラ
　英語のリストラクチャリング restructuring からきており，もともとは従業員数や事業規模の増減にかかわらず，組織を再構築することをあらわす語である。しかし，日本語でのリストラは，組織再構築のために不採算事業・部署，従業員を削減することをあらわす言葉として用いられてきた。

2 バーンアウト

　バーンアウトは燃え尽き症候群ともよばれ，それまでふつうに仕事をしていた人が急に，あたかも燃え尽きたように意欲を失って働かなくなり，ときに休職・離職してしまうことである。顧客に直接サービスを提供することを職務とする，対人サービス労働の従事者に多いといわれている。対人サービス業では，知識・技術に基づく無形の成果（＝サービス）を顧客に提供するこ

---

column 看護師の過労問題と働き方改革

　2008（平成20）年度に相ついだ看護職員の過労死認定事案をふまえ，日本看護協会は，「時間外勤務，夜勤・交代制勤務等緊急実態調査」を行った。これに基づき，交代制で働く看護師の23人に1人が，過労死危険レベルとされる月60時間以上の時間外勤務をしていることを明らかにし，全国で約2万人の看護師がこうした勤務状態にあると推計した。

　この調査によると，時間外勤務は平均月23.4時間，年齢別にみると20歳代が最も長く，4分の3は月35時間をこえる時間外勤務をしている。そのうち病院側に申告しているのは8.3時間で，残りはサービス残業になっている。病棟師長・主任など中間管理者の時間外勤務時間は平均月28.2時間とさらに長く，そのうち病院側に申告したのは平均8.0時間であった。

　さらに，看護職が過労状態になると，患者の安全が

おびやかされることも示唆されている。慢性疲労兆候の自覚項目数が多い（慢性疲労が強い）ほど，業務中に事故をおこす不安を感じている者の割合が高くなっている。

　国の「働き方改革」を受けて，日本看護協会は，看護における働き方改革の目標を「働き続けられる仕組みを創る。その仕組みは実現可能で，持続可能な仕組みであること，看護職が生涯にわたって，安心して働き続けられる環境づくりを構築し推進する」[*1]としている。これに向けた看護職個人の持続可能な働き方の実現を推進するための提案として，夜勤負担，時間外労働，暴力・ハラスメント，仕事のコントロール感，評価と処遇に関して求められる取り組みを示している。

*1 日本看護協会：就業継続が可能な看護職の働き方の提案，2021.（https://www.nurse.or.jp/nursing/shuroanzen/hatarakikata/）（2023-12-15）.

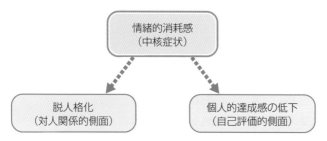

●図8-3　バーンアウトの3症状

とで，その代償として賃金を受け取る。医療職・介護職・教員などはこれに
あたる。サービスの対象となる人に気をつかうことの多い仕事だが，仕事の
成果は自分の努力よりも相手の満足や成果ではかられるため，成果がみえに
くく，「努力しても報われない」状態に陥りやすいとされる。

◆ バーンアウトの症状

　バーンアウトの3つの症状として，①情緒的消耗感 emotional exhaustion，
②脱人格化 depersonalization，③個人的達成感 personal accomplishment の低下が
あげられる。なかでも，仕事のうえで日々過大な情緒的資源を要求された結
果生じる情緒的消耗感が，バーンアウトの中核症状であり，この情緒的な枯
渇状態の結果として，対人関係的側面では脱人格化，自己評価的側面では個
人的達成感の低下がおこるとされる(●図8-3)。それぞれの症状について，
以下に説明する。

● **情緒的消耗感**　仕事を通じて，情緒的に力を出しつくし，消耗してし
まった状態である。他人の気持ちを思いやり，信頼関係を築くには多大な情
緒的エネルギー(資源)が必要であるが，この情緒的な資源の枯渇が精神的な
消耗感や疲労感を引きおこす。みずからの役割に誠実な人ほどこうした状態
になりやすい。

● **脱人格化**　顧客に対して，無情で非人間的な対応をすることである。具
体的には，①顧客(患者)を症状などでラベルづけし，個人名で呼ばなくなる，
②書類の整理など事務的な仕事に終始し，それに生きがいを感じる，③相手
が理解できないような専門用語をふりかざし，わずらわしい接触を避ける，
などがあげられる。これは，過度の情緒的消耗感の結果として生じ，さらに
疲弊しないようにするための自己防衛反応と考えられている。

● **個人的達成感の低下**　仕事に対する能力の低さを感じ，生産性が低下し
てしまう状態である。周囲の目にも，本人にとっても，サービスの質の低下
が明白となるため，仕事の要求に対応できず自己評価や自己効力感が低下し，
抑うつ感をいだくことがある。また，離職や強い自己否定などの行動と結び
つくことも少なくない。

◆ バーンアウトの要因

　このようなバーンアウトを引きおこす要因はなんだろうか。個人的な要因

としては，対人サービスで重要なパーソナリティ特性が関与するといわれている。つまり，人を気づかう心や，利他的な奉仕的精神，他人と深くかかわろうとする姿勢，人のために役だちたいという使命感などは，対人サービスの従事者として重要な特性であるが，このような特性をもつ人ほどバーンアウトに陥りやすいということである。また，環境的な要因としては，仕事の過重負担や，自律性の低さ，役割葛藤などのストレスがあげられている。

◆ 医療職とバーンアウト

　医療職は，患者の気持ちに共感しながら治療やケアにあたらなければならないが，努力の成果がみえにくいことや，医療者の多くが苦しんでいる人をたすけたいという使命感をもち，患者・家族からの期待にこたえようと無理をしがちなことなど，対人サービス業の典型ともいえる特徴をもつ。さらに，患者との深い心理的かかわりをもたざるをえないことや，慢性的な医療従事者不足による過重労働など，バーンアウトを引きおこしやすい要因も多い。

●**バーンアウトの防止**　医療職のバーンアウトを防ぐためには，まずは職場環境や労働条件そのものの改善が必要である。そのうえで，個人レベルでできることとしては，患者や同僚との相互作用を良好にするための人間関係を調整するスキルをもつことや，ソーシャルサポートの確保，患者に共感しつつも一定の距離をとることなどが指摘されている。

3　感情労働

　一般に，感情は個人的・内的な自然現象であると考えられがちであるが，感情は社会的に形成されるものであるととらえたのが**感情社会学**である。感情社会学は，アメリカの社会学者ホックシールド A. R. Hochschild が**感情労働** emotional labour の概念を提唱したことをきっかけに発展した。感情労働とは，職業上の役割や期待に応じて，自分の感情を調整したり，他者に感情を伝達したりするなど，感情の管理を要する労働のことである。

　ホックシールドは，感情の管理を**表層演技**と**深層演技**の二種類に区別した。表層演技とは，自分の内面の感情とは関係なく，外面の表情や声のトーンなどをかえることで，他者に望ましい感情を伝えることである。一方，深層演技とは，自分の内面の感情にはたらきかけ，外面の表現と一致させるようつくり上げるものである。多くの対人サービス業では，顧客に対して笑顔で接することを求められたり，共感や気配りをもって対応することを求められたりするなど，このような感情の管理が仕事の場面で求められる。

　とりわけ，看護・介護などのケア労働は，対象となる患者や家族の感情，人生を理解しながらそのニーズを満たすことが必要とされ，比較的持続的で長期的な関係性をもつことが多い。このため，マニュアル的な表層演技ではなく，深層演技による感情管理が必要な感情労働の典型とされる。こうした職種では，ストレスや消耗が生じやすく，うつやバーンアウトにつながり，健康に影響を及ぼすことが指摘されている。

C 健康に影響を与える職場の要因

「働きがいのある職場」「働きやすい職場」をつくっていくことは，働く人にとっても経営する側にとっても重要な課題である。これらは，仕事の質や働く人の心身の健康に密接なかかわりをもつ。働く人の健康に影響を及ぼす職場の心理社会的要因については，これまで多くの研究が行われてきた。現在広く知られているモデルとして，次のようなものがある。

1 仕事要求度-コントロールモデル

職業性ストレス研究の第一人者であるカラセック R. Karasek は，仕事の量的・心理的負担を示す仕事の要求度と，職務上の意思決定や裁量権（裁量の自由度）を示すコントロールに着目した**仕事要求度-コントロール** Job Demand-Control（JD-C）**モデル**を提唱した（◎図8-4）。仕事の要求度が高くても，コントロールも高ければ，能動的に取り組めるやりがいの高い仕事となり，逆にどちらも低ければ，受動的で退屈な仕事になる。

働く人の健康という観点から最も問題となるのが，仕事の要求度が高いにもかかわらず，十分なコントロールが与えられていない状態である。このような場合にはストレスの度合いが高まり，冠動脈性疾患などさまざまな健康問題を引きおこすことが知られている。

さらにこのモデルの拡大モデルとして，職場のソーシャルサポートを含めたものがある。すなわち，要求度が高くコントロールが低くても，上司や同僚からの支援が十分に得られていれば，ストレスの程度は低下するというものである。

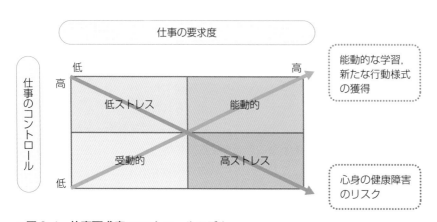

◎**図8-4　仕事要求度-コントロールモデル**
（Karasek, R. and Theorell, T. : *Healthy work ──stress, productivity, and the reconstruction of working life*. Basic Books, 1990 をもとに作成）

2　努力-報酬不均衡モデル

　ドイツの社会学者セグレスト J. Siegrist が提唱したのが，**努力-報酬不均衡** Effort-Reward Imbalance（ERI）**モデル**である（▶図8-5）。このモデルでは，仕事に費やす努力 effort に対し，それによって得られる金銭的報酬や正当な評価，昇進などの報酬 reward の均衡がくずれた就業環境でストレス状態が高まるとした。▶図8-5 のように「がんばっているのに報われない」状態が続くと，ストレス状態が高まり，健康障害が発生すると考える。このような不均衡は，仕事に過度に傾注する傾向の強い人に生じやすいといわれている。

3　健康職場モデルと健康経営

　アメリカの国立職業安全保健研究所（NIOSH）は，**健康職場** Healthy Work Organization という新たな概念を用いたモデルを提唱した（▶図8-6）。これまで対立すると考えられがちであった，働く人の健康や仕事への満足感と職場の業績や生産性とは，両立させることが可能であり，むしろ互いに強化することが可能であるというものである。

　前述の2つのモデルを含めた従来の職業性ストレスの研究においては，個

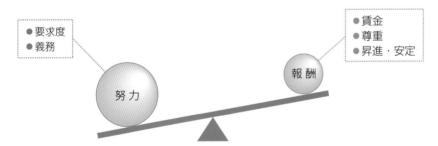

▶図8-5　努力-報酬不均衡モデル

（Siegrist, J.：Adverse health effects of high-effort/low-reward conditions. *Journal of Occupational Health Psychology*, 1：27-41, 1996 をもとに作成）

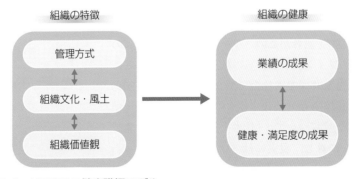

▶図8-6　NIOSH の健康職場モデル

（Sauter, S. L. et al.：Organizational Health：A New Paradigm for Occupational Stress Research at NIOSH. 産業精神保健 4（4）：248-254, 1996 をもとに作成）

人レベルでの仕事の特徴やそれに伴うストレスをとらえることが多かった。これに対して健康職場モデルでは，その背後にあるよりマクロな組織特性に注目し，組織の健康には，管理方式や組織風土，経営方針といった組織特性が重要な要因になるとしている。そして，これらの組織特性を含めて組織の健康を考えたストレス対策を実施することにより，働く人の健康の向上とともに，職場の生産性や業績が高まり，職場が活性化されると考えられている。

● **わが国における取り組み**　わが国では，経済産業省がすぐれた**健康経営**の取り組みを行う企業を表彰する制度を始めている。健康経営とは，従業員などの健康保持・増進の取り組みが，将来的に収益性などを高める投資であるとの考えのもと，健康管理を経営的視点から考え，戦略的に実践することとされる。企業が経営理念に基づき，従業員の健康保持・増進に取り組むことは，従業員の活力向上や生産性の向上などの組織の活性化をもたらし，結果的に業績向上や組織としての価値向上へつながることが期待される。

D　仕事と生活の調和

1　ワークライフバランス

◆ ワークライフバランスへの取り組み

「ワーク」とは仕事と勤務時間における生活であり，残業など仕事の延長線上の生活も含まれる。一方，「ライフ」には，家事・育児・介護などの家庭生活や，地域生活，レジャー・休養・趣味などの余暇生活などが含まれる。時代とともに家族の形態やライフスタイルが変化するなか，仕事と家事・育児・介護などの生活との両立は，働く人々にとって大きな悩みの1つとなっている。このような「ワーク」と「ライフ」との「バランス」をとり，仕事と生活との調和を考え直そうとする動きから，**ワークライフバランス**という言葉が広まってきた。わが国では，2007（平成19）年に「仕事と生活の調和（ワーク・ライフ・バランス）憲章」「仕事と生活の調和推進のための行動指針」が策定され，仕事と生活の調和の実現に向けた取り組みが始まった。

現代のわが国においては，多くの労働者がこの「ワーク」と「ライフ」のバランスがくずれた「ワークライフインバランス」の状態におかれていることが懸念されている。内閣府「男女共同参画社会に関する世論調査」（2019〔令和元〕年）によれば，「仕事」「家庭生活」「地域・個人の生活（地域活動・学習・趣味・付き合いなど）」の優先度について，「仕事を優先したい」と希望する者の割合は9.9％であったのに対し，現実には「仕事を優先している」と答えた者が25.9％と高かった。逆に「仕事と家庭生活をともに優先したい」（28.7％），「仕事と家庭生活と地域・個人の生活をともに優先したい」（13.1％）と答えた者の割合に対し，現実に「仕事と家庭生活をともに優先し

ている」(21.0%),「仕事と家庭生活と地域・個人の生活をともに優先している」(5.1%)者の割合は低くなっていた。とくに,男性では,「仕事と家庭生活をともに優先したい」者の割合が最も高いにもかかわらず,現実には「仕事」を優先している人の割合が高くなっており,希望と現実が大きく乖離(かいり)していることが示されている。

◆ 長時間労働

　ワークライフバランスがくずれている背景として問題視されてきたのが,とくに 30〜40 歳代の男性を中心とした長時間労働の常態化である。総務省統計局「労働力調査」によれば,週間就業時間が 60 時間以上の雇用労働者の割合は,全体では 1990(平成 2)年の 15.9% からしだいに減少し,2021(令和 3)年には 5.0% となっている。しかし,性・年齢別にみると 30 歳代と 40 歳代の男性ではまだ 10% 近くとなっており,女性や他の年代と比べて高い。こうした長時間労働は心身の状況にも影響を与え,家庭生活や地域・個人での活動を阻害し,前述のようなワークライフインバランスを生んでいる可能性がある。

◆ 女性における問題

　女性の場合は,仕事と家庭の両立のむずかしさから,出産を機に離職するケースも多い。育児休業を取得する女性は増えており,第 1 子出産前に就業していた者のうち,第 1 子出産後も継続就業している割合は増加しつつあるが,まだ 5 割程度となっている[1]。

　これには,根強く残っている仕事と家庭に対する伝統的な価値観の影響もある。第 12 章で詳しく述べるが,「夫は外で働き,妻は家庭をまもるべきである」という性別役割分担意識に反対する者の割合は年々増加傾向にあるものの(● 199 ページ),西欧諸国と比べるとまだ少なく,とくに女性より男性で少ない傾向がある[1]。このような性別役割分業についての価値観が,働き方や働かせ方を規定している可能性がある。

2　ワークファミリーコンフリクト

　ワークライフバランスを考えるうえで重要な概念に,**ワークファミリーコンフリクト** work family conflict がある。ワークファミリーコンフリクトは,仕事と家庭のそれぞれにおいて役割を担っている場合に,その役割が互いに両立せずに生じる,役割葛藤をいう。たとえば,「仕事で大事な会議がある日に,子どもが熱を出してしまった」「仕事で疲れてしまって,家事をする気にならない」など,仕事と家庭への時間や労力の配分に困難を感じるような状況である。ワークファミリーコンフリクトは,ワークライフインバランスの一種と考えられる。

---

1) 内閣府:「令和 4 年版男女共同参画白書」

　ネトマイヤー R. G. Netemeyer らは，ワークファミリーコンフリクトには，①仕事で生じる要求や仕事に費やす時間，仕事でのストレスによる影響が，家庭における役割の達成を妨げる「仕事から家庭へ」の影響，②家庭から生じる要求や家庭に費やす時間，家庭がつくり出すストレスによる影響が，仕事における役割の達成を妨げる「家庭から仕事へ」の影響の2方向性が存在するとしている。このようなワークファミリーコンフリクトに注目することによって，仕事および家庭の要因が他方の領域に与える影響，個人の生活の質や健康に与える影響の道筋を明らかにすることができる。

　これまでの研究においてワークファミリーコンフリクトは，職務満足感・転職意図・欠勤などの仕事関連指標，人生満足感・結婚や家庭生活満足感などの仕事外関連指標，心身の症状・抑うつ・アルコール依存・バーンアウトなどのストレス関連指標との関連をもつことが示されている。

　ワークファミリーコンフリクトの解消に向けて，夫婦間での家事・育児分担とともに，労働時間などの職場環境，保育サービスなどの社会環境を整えていく必要がある。

3 ワークライフバランスに支援的な職場環境づくり

　どのような職場環境がワークライフバランスの向上に必要なのだろうか。加藤らは，職場における仕事と家庭の両立支援的風土を以下のような項目で測定している[1]。その結果，項目①～④の特徴があり，項目❺～❿の特徴がない職場，すなわちワークライフバランスに支援的な組織風土をもつ職場で働く人ほど，ワークファミリーコンフリクトが少ないことを明らかにした。

①個人や家庭の諸事情に対して理解があり，適切に対応してくれる職場である。

②仕事に影響するような個人や家庭の問題を，気軽に相談できる職場である。

③育児や介護などで一時期休業しても，将来的にはキャリアアップできる。

④子育てや介護にかかわっても，働きつづけられる見通しのたつ職場である。

❺家庭や個人の生活を大切にする社員は，仕事への熱意が低いとみなされる。

❻個人や家庭の事情で，早引き・遅刻したり，休んだりすると評価にひびく。

❼育児休業や介護休業などの両立支援制度を利用すると，昇進や昇格に不利になる。

❽つきあい，残業，休日出勤など長時間労働がよく評価されている。

❾家庭や私生活を多少犠牲にしても，仕事を優先することが期待されている。

❿自分の仕事が早く終わっても，先に帰りにくい雰囲気がある。

　ワークライフバランスの実現には，職場としての企業の理解や取り組みの促進が欠かせない。企業にとっても，このような取り組みを進めることは，多様な従業員の定着(離職率の低下)，優秀な人材の確保，従業員の満足度や

---

1) Kato, M. and Yamazaki, Y. : An examination of factors related to work-to-family conflict among employed men and women in Japan. *Journal of Occupational Health*, 51 : 303-313, 2009.

仕事への意欲の向上，従業員の創造性・時間管理能力の向上，コスト削減，生産性や売り上げの向上，部下や同僚従業員の能力向上，企業イメージや評価の向上，従業員の心身の健康の保持増進など多くのメリットがあるとされる。各企業において，ワークライフバランスに向けた支援ができる職場づくりや，従業員がかかえる時間的制約などを理解した業務運営を進めるとともに，企業の枠をこえ，企業間や顧客や取引相手などの理解も促進していく必要があるだろう。

4　働き方改革

　少子高齢化に伴う生産年齢人口の減少や，育児・介護との両立など労働者のニーズの多様化が進むなかで，就業機会の拡大や意欲・能力を存分に発揮できる環境をつくることが重要な課題となってきた。2019（令和元）年に施行された「働き方改革を推進するための関係法律の整備に関する法律」に基づいて推進されてきた**働き方改革**は，そのような課題の解決に向け，個々の事情に応じた多様な働き方を選択できる社会を実現し，よりよい将来の展望をもてるようにすることを目ざすとしている。具体的には，長時間労働の是正によるワークライフバランスの向上や，多様で柔軟な働き方の実現，正社員と非正規社員との不合理な待遇の差をなくし，雇用形態にかかわらない公正な待遇を確保することなどが推進されている。

　これは，ワークライフバランスの問題への取り組みの中心を，これまでの仕事と家庭の両立支援から働き方改革に移すことで，男女，既婚・未婚，子どもの有無，正規雇用・非正規雇用などを問わず，すべての労働者の問題として位置づけることになり，その実現に向けた推進力は増したと考えられる。

📝 work｜復習と課題

❶ 男女共同参画白書は内閣府から毎年刊行されている。男女共同参画局のホームページ（http://www.gender.go.jp　2023年2月現在）で最新の男女共同参画白書を見てみよう。
❷ バーンアウトとはなにか。看護職における問題について調べてみよう。
❸ 仕事要求度-コントロールモデル，および努力-報酬不均衡モデルについて説明しなさい。
❹ ワークライフバランスとはなにか。ワークライフバランスの実現に向けて行われている企業の取り組みの具体例を調べてみよう。内閣府　仕事と生活の調和推進室のホームページ（http://wwwa.cao.go.jp/wlb/　2023年2月現在）が参考になる。

参考文献
1. 一般社団法人日本経済団体連合会：「2021年版経営労働政策特別委員会報告」（https://www.keidanren.or.jp/policy/2021/003.html）.
2. 川上憲人ほか編：社会と健康——健康格差解消に向けた統合科学的アプローチ. 東京大学出版会，2015.

3. 久保真人：バーンアウト(燃え尽き症候群)——ヒューマンサービス職のストレス．日本労働研究雑誌 558：54-64，2007．

4. 厚生労働省：テレワークの適切な導入及び実施の推進のためのガイドライン．（https://www.mhlw.go.jp/content/000759469.pdf）（参照 2023-11-02）．

5. 濱口桂一郎：ジョブ型雇用社会とは何か——正社員体制の矛盾と転機．岩波新書，2021．

6. 藤本真：職場集団．社会学事典，p.354-355，丸善，2010．

7. ホックシールド，A.R. 著，石川准・室伏亜希訳：管理される心——感情が商品になるとき．世界思想社，2000．

8. Karasek, R. and Theorell, T. : *Healthy work ——stress, productivity, and the reconstruction of working life*. Basic Books, 1990.

9. Kato, M. and Yamazaki, Y. : An examination of factors related to work-to-family conflict among employed men and women in Japan. *Journal of Occupational Health*, 51 : 303-313, 2009.

10. Netemeyer, R. G. et al. : Development and Validation of Work-family Conflict Scales. *Journal of Applied Psychology*, 81(4) : 400-410, 1996.

11. Sauter, S. L. et al. : Organizational Health: A New Paradigm for Occupational Stress Research at NIOSH. 産業精神保健 4(4) : 248-254, 1996.

12. Siegrist, J. : Adverse health effects of high-effort/low-reward conditions. *Journal of Occupational Health Psychology*, 1 : 27-41, 1996.

13. Tammy, D. A.et al. : Consequences associated with work-to-family conflict : A review and agenda for future research. *Journal of Occupational Health Psychology*, 5 : 278-308, 2000.

第 3 部

保健医療における行為・
関係・組織・制度

第 9 章

健康行動・病気行動と病経験

本章の目標	□ 健康行動・病気行動の過程とそれに関連する要因について学ぶ。
	□ 病 illness と疾病 disease の概念の違いを理解する。
	□ 病の語りがもつ意味を学ぶ。
	□ ヘルスリテラシーの概念と，健康・病気行動への影響について学ぶ。

　からだの不調を感じたとき，私たちはどのような行動をとるだろうか。また，健康や病気に対するとらえ方や感じ方は，患者と医療者とでどのように違っているのだろうか。本章では，健康と病気にかかわる人間の行動や社会心理的反応について，とくに患者の視点から考える。

A 健康行動と病気行動

　近代医学のパラダイム[1]において，医学は疾病 disease を対象として，その原因を探索する知識システムであり，医療行為は疾病原因を除去し，制御することで健康の回復を目ざすことであるととらえられてきた。ここでは，人間はおもに生物学的存在であり，病者は基本的に一方的な医療的介入を受ける受動的対象になる。

NOTE
❶ パラダイム
　その時代や分野で支配的な規範となる物の見方やとらえ方のこと。

　これに対して，病者を社会において生活を営む存在としてとらえると，みずからの意思と意図をもった主体的側面，病（やまい）に対して能動的にかかわる（行動する）側面が浮かび上がってくる。この観点から新たに注目されてきたのが，健康と病気にかかわる人間の行動である。

　健康と病気にかかわる人間の行動は，**健康行動** health behavior，**病気行動** illness behavior，**病人役割行動** sick role behavior という次の3つの概念に分類される。

　1 **健康行動**　症候のない段階において，自分が健康であると考えている人が健康を維持・向上し，疾病を予防するためにとる行動である。たとえば，ふだんから食事の栄養バランスに気をつける，運動をするなどがこれにあたる。

　2 **病気行動**　痛みや不快，身体的な不調など，なんらかの自覚症状があることを前提とする。自分が病気であると感じている人が，病名の確定や援助などを求め，医療機関を受診するなど，適切な救済策を発見しようとする行動である。

　3 **病人役割行動**　病気行動のさらに進んだ一部であり，病気であることが確定したことを前提に，専門家の援助を受け，病気から回復しようとする行動である。たとえば，医師に処方された薬を服用する，指示に従って休養をとるなどである。

1　健康行動への関心

　1970年代以降，食習慣や運動習慣，喫煙，飲酒などの生活習慣が，多くの疾患の発症に深く関係していることが明らかにされてきた。ブレスローL. Breslow らは7つの健康習慣として，①7〜8時間の睡眠，②朝食を食べる，③間食をしない，④喫煙をしない，⑤禁酒または適度の飲酒，⑥適度な体重，⑦規則的な運動をあげ，それを実行していた人ほど死亡率が低いことを報告した。

　また，1979年にアメリカで作成された報告書「ヘルシーピープル(Healthy People)」では，主要死因(高血圧，がん，脳卒中，自殺，事故，インフルエンザ・肺炎，糖尿病，肝硬変，動脈硬化，他殺)の50%は不健康な行動や生活習慣に起因していることが指摘された。そして，5つの行動・生活習慣(食事，喫煙，飲酒，運動，降圧薬服用の遵守)を改善することにより，これらの10の主要死因のうち少なくとも7つを減少させる可能性があるとした。

　このように生活内の行動が健康に影響を与えることが明らかになり，生活習慣病という概念が確立すると，病気の予防と健康の維持には，健康によいとされる行動をとり，それを維持することが必要であると考えられるようになった。

　公衆衛生政策の中心も，病気の早期発見・早期治療から，疾病予防・健康増進に移ってきた。わが国においても，2000(平成12)年から開始された「21世紀における国民健康づくり運動(健康日本21)」において，個人の生活習慣としての健康行動と，それに影響を与える社会環境の整備を目ざすようになった。

2　病気行動の段階

　病気行動について，サッチマンE. A. Suchman は，時間的経過にしたがって，①症候体験段階，②病人役割取得段階，③医療ケアとの接触段階，④依存的患者役割段階，⑤回復・リハビリテーション段階という5段階に区分している。

　1 症候体験段階　この段階は，どこかがわるいことを知覚することから始まる。この知覚は，医学的な観点によるものではなく，ふだんの社会生活が阻害されているという観点からのものである。これに基づいて，医療ケアに入ろうとしたり，あるいは病気を否定したり，受診を遅らせたりするといった行動がとられる。自己治療などがなされるのもこの段階である。

　2 病人役割取得段階　ここでは，自分が病気であり，専門的ケアを必要とすることを認識する。自覚症状をもった個人は，家族・友人など専門家ではない素人に助言や情報を求めるとともに，仕事や家事などふだんの役割を行う責務の免除に対する同意と確証を求める。

　3 医療ケアとの接触段階　専門的な医療ケアを求めるのがこの段階であ

る。ここではじめて，受診というかたちで医療に接触し，素人間での病状を
めぐる解釈に一定の判定が下される。ただし，その診断が必ずしも受容され
るわけではなく，それを拒絶し，ほかの医療ケアとの接触がなされる場合も
ある。

　④ **依存的患者役割段階**　ここでは，自己管理を医師に委譲し，処方され
た治療を受容し従うことを決める。つまり，病者はこの段階ではじめて患者
になる。患者という新しい地位に適応していく過程で，医師–患者関係など
さまざまな要因が影響を与えることになる。

　⑤ **回復・リハビリテーション段階**　患者役割を放棄する段階である。急
性疾患の場合には，完治すれば患者は以前の社会的地位や役割に復帰するが，
完治のむずかしい慢性疾患や障害の場合は，病気–健康行動のサイクルを繰
り返すことになる。

　このように，病気行動の一般的なプロセスを時間的順序にしたがって見る
と，セルフケアや周囲の一般の人々によるケアが存在することや，医療機関
による専門的ケアは人々が健康・病気に対して行う多様なケアのごく一部で
あることがわかる。もちろんこれは，すべての病気行動のパターンを説明す
るモデルではなく，①から⑤に一方向的に進まず，ある段階でとまったり，
前の段階に逆戻りしたりする場合があることも考えられる。

　また，伝統的な医師–患者関係や患者役割が前提とされており，たとえば，
依存的患者役割段階でいわれている「自己管理を医師に委譲し，処方された
治療を受容し従う」ことは，患者参加や共同での意思決定が重視される昨今
の流れと必ずしも合わない部分もある。しかし，病気行動のプロセスには，
それぞれ異なる意思決定と問題解決を必要とする複数の段階があることを明
確にし，それぞれの段階の設定と行動を説明するものとして，社会文化的要
因とならんで主観的知覚や解釈，意思決定といった心理的要因を導入した点
において大きな意味をもつ。

◆ 受療行動とその関連要因

　病気行動のなかでも，専門家による医療サービスを利用する**受療行動**につ
いては，どのような要因が受療行動に影響するのかという観点から多くの研
究が行われてきた。病気そのものの特徴（症状・苦痛の程度，発病率，重篤
度，一般的経過，治療法，予後，検査・治療の負担，日常生活への影響な
ど）以外にも，患者個人やその周囲，医療側のさまざまな要因が関連してい
ることが知られている。

● **性・年齢**　性別では，一般的に男性よりも女性のほうが医療サービスの
利用が多い。これは，出産など女性特有のニーズの影響を考慮しても多いと
されている。実際に，わが国の受療率を「患者調査」（2020年）からみると，
入院では男性が910（人口10万人対）に対し，女性が1,007（同），外来では男
性が4,971（同），女性が6,308（同）となっている。また，年齢別にみると，高
齢者の利用が圧倒的に多くなっている（◯図9-1）。

● **社会階層**　社会階層については，これまでとくにアメリカで注目され，

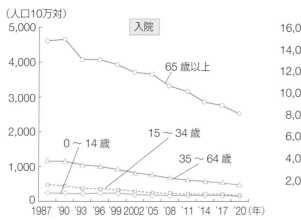
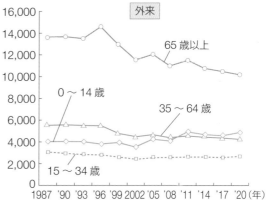

◉**図 9-1　年齢階級別にみた受療率の年次推移**
注：2011 年は，宮城県の石巻医療圏，気仙沼医療圏および福島県を除いた数値である。
（「患者調査」をもとに作成）。

社会階層が高い人々のほうが医療サービスの利用が多いことが指摘されてきた。これは，アメリカでは医療費が高く，高齢者，障害者と貧困層を対象としたものを除いて一般には公的健康保険がなく，大部分の人は民間の健康保険を利用しているためである。2010 年に成立した医療費負担適正化法（アフォーダブルケア法，通称オバマケア）以降，無保険者は減ったものの，依然として社会階層による差がある。また，居住地域によって医療資源の分布の差もあり，社会階層の低い人々が住む地域は，病院や診療所へのアクセスがよくないということも考えられる。さらに，社会階層は，人種や民族とも関連することから，医療の利用に対する文化的な背景の違いが影響していることもいえるだろう。

●**その他の要因**　そのほか，ヘルスリテラシーや，認知能力，人生観，ストレス対処能力，パーソナリティなどの個人的な要因，ソーシャルネットワーク，家族の価値観などの社会的な要因も受療行動に影響する。ソーシャルネットワークは，家族・友人・知人・同僚などその人を取り巻くさまざまな人間関係を意味し，医療機関を受診するかどうかや病気への対処法などに大きな影響を与えることが知られている。ヘルスリテラシーについては，本章 D 節（◐156 ページ）で受療行動を含む健康・病気行動との関連をより詳しくみる。

●**医療側の要因**　また，医療側の要因として，医療機関へのアクセス，医療の質，医療スタッフの技術や人間性に対する評価などが関連することが指摘されている。

B　病経験

病 illness とは，症状や障害をわずらう本人や家族の視点から社会心理的側面を含めた生活のなかでとらえる際に使われる用語である。生物医学的な

異常としての疾病 disease に対する語である。

　病経験 illness experience は，病む人やその家族などの主観的な世界をあらわすものとされる。つまり，病気の主観的・個別的な側面に着目し，客観的なできごとそのものではなく，それを個人がどのように経験したか（しているのか）をあらわすものである。もともと医療人類学の領域で発展してきた概念であるが，社会学的にも重要な意義をもっている。

　前述の病気行動との違いは，病気行動が外側から観察可能な具体的行動を対象とするのに対し，病経験は個人が病気をどうとらえ，どう感じ，どう意味づけるかといった個人の主観的な世界そのものを扱うところにある。

1 病の意味

　病はさまざまな意味をもち，医療人類学者のクラインマン A. Kleinman は病の意味を次の4つに分類している。これらの多様な意味を織り合わせて，その人なりの病経験がかたちづくられていくと考えられる。

　① **症状自体の表面的な意味**　たとえば，おなかが痛いという症状は緊張していることを連想させ，食欲がないという症状は心配ごとを連想させる。

　② **文化的にきわだった特徴をもつ意味**　たとえば，中世の黒死病やかつてのハンセン病や結核，現代のがんやエイズなどは，その時代を特徴づける象徴的意味を与えられている。

　③ **個人的経験に基づく意味**　たとえば，幼少期のできごとや仕事上の失敗などの経験が現在の病気と結びつけられて生じる意味である。

　④ **病を説明しようとして生じる意味**　原因はなにか，なぜそのときに発症したのかなどをめぐって，医療者・家族・友人などの言葉を手がかりにかたちづくられていく意味である。

2 解釈モデル

　クラインマンは，患者や家族がある特定の病のエピソードについていだく考えのことを**解釈モデル** explanatory model とよんだ。

● **患者・家族の解釈モデル**　病とはいったいなんなのか，ということについての患者や家族による説明には，臨床上大きな意味があり，これを無視することは大きな問題を引きおこす場合がある。たとえば，解釈モデルは，次のような疑問に対する患者なりの答えをあらわしている。

- この障害の原因はなにか。
- なぜ自分がその病におかされてしまったのか。
- なぜちょうどそのときに発症したのか。
- どんな経過をたどるのか。
- 自分のからだにどんな影響を及ぼすか。
- どんな治療をしてほしいと思っているのか。
- 自分がこの病と治療について最も恐れているものはなにか。

　解釈モデルは，論理的で厳密な説明というよりは，差し迫った生活状況において実際的な行為を正当化するものであり，矛盾があったり，内容がかわったりすることもまれではない。たとえば，「親しい友人が最近がんで亡くなったので，自分の胃の痛みもがんではないかと急に心配になった」とか「仕事で重要なプロジェクトをかかえており，絶対に入院はできない」など，医学的にみれば必ずしも適切な考えとはいえないこともある。また，言葉に出してあらわされないこともしばしばある。しかし，このような患者や家族の解釈モデルを引き出すことによって，医療者は，その患者の視点を真剣に受け取れるようになり，治療計画をたてる際にそれを取り入れられるようになる。

●医療者側の解釈モデル　解釈モデルは，患者や家族だけがもっているものではなく，医療者の側も医療者としての解釈モデルをもっている。医療者が自分の解釈モデルを効果的に伝えることによって，患者や家族は，いつ治療を受けることにするか，どの治療者にどんな治療を受けるか，費用と効果の比はどれくらいかといったことについて，よりよい判断ができるようになると考えられる。

●解釈モデルの対立と交渉　しかし，このような患者・家族の解釈モデルと医療者側の解釈モデルとは，しばしば相反するものとなることがある。ミシュラー E. G. Mishler は，医師と患者との相互作用を医学の声 voice of medicine と生活世界の声 voice of life world との間の対話場面であるとした。ここでいう医学の声とは専門家である医療者側の解釈モデル，生活世界の声とは素人である患者・家族側の解釈モデルに通じるものであると考えられる。ミシュラーは，医学の声がしばしば患者の視点を軽視したり，それどころかそうした視点を許容しなかったりすることによって，生活世界の声をかき消してしまうことが頻繁におこっていると指摘した。

　このように，患者と医療者の間で互いの解釈モデルが対立するような場合には，**交渉** negotiation が必要となる。交渉を通じて，効果的なケアの妨げになりうる重大な障害を取り除くことができ，より共感的で心のこもった治療を進めることができる。逆に，医療者が患者・家族の解釈モデルに注意を向けないのは，患者や家族に対する敬意を欠いたり，傲慢に見下したり，ケアの心理社会的な側面を軽視していることのあらわれとも考えられる。これは，治療関係を妨げ，ケアを行う際のコミュニケーションの土台をくずしてしまう可能性もある。患者の視点を十分に理解し，患者がなにを期待しているのかを確実に知るためには，患者・家族の解釈モデルを引き出すことが重要である。このような患者の解釈モデルを引き出すためには，どのような質問をしたらよいか，いくつかの例を▶表9-1 に示した。

C　病の語り

　患者は，自分の病経験，すなわち自分自身や重要な他者にとって病がもつ

▶表 9-1　患者の解釈モデルを引き出すための質問例

- 病気の原因についてどのようにお考えですか。
- 病気は，なぜそのころにおきたのだと思いますか。
- 病気のために，からだにどんな変化がありますか。
- 病気はどれくらい重いと思いますか。
- 治るまでにどれくらいの時間が必要だと思いますか。
- どんな治療を受けたいと思いますか。
- 治療によって，病気の経過はどうなると思いますか。
- 病気になって，なにか別の問題が持ち上がりましたか。
- 病気に関することで，一番心配していることはなんですか。

意味を個人的な語りとして整理している。**病の語り** illness narrative は，その患者が語り，重要な他者が語り直す物語であり，病をわずらうことに伴う特徴的なできごとやその長期にわたる経過を首尾一貫したものにする。病をわずらうということは，それまでふつうにできていたことができなくなる，あたり前だと思って考えたこともいなかった自分の将来を失うことである。このように過去と未来を同時に失う，**個人史の崩壊** biographical disruption こそが，病をわずらうことの本質であるともされる。

　このように崩壊した個人史と失った物語を再構築することは，患者がみずからの存在を取り戻し，「病とともに生きる」うえで重要な作業となる。すなわち，患者は，自分の病について語ることを通じて，混沌とした体験を物語として筋にまとめ，みずからの世界をつくりあげ，再構築していくのである。つまり，病経験は，語ることと不可分の関係にある。病の語りは，単に病の経験を反映するのではなく，語ることによってさまざまなできごとや経験が取捨選択され，物語を構成する筋書きに従って整理される。こうして物語のかたちをとることによって，病の意味が逆に生み出され，経験がかたちづくられていくのである。

　病の物語をつくり出したり，語ったりすることは，とりわけ高齢者によくみられる。病経験は，その人の人生の物語の筋書きに織り込まれ，人生の浮き沈みの時期を説明したり，教訓を与えたりするものになる。物語化することは，言葉にして語る（言語化する）ことを通じて，混沌としていた経験を整理し，それを自分の存在の一部として受け入れていく過程であり，人間の発達段階の心理・生物学的な変化にとって重要な役割を果たしている。このような過程において，ケアをする側にとって大切なことは，その人の人生の物語に立ち合い，その解釈が正しいことを認め，その価値を支持することである。

1　ナラティブアプローチ

　前項でも，「語り」「物語」という言葉が出てきたが，これはもともとナラティブ narrative の訳として使われている。しかし，いずれも原語がもっている「語る」という行為と，「語られたもの」という行為の産物の両方の意

味を十分にあらわせないため，ナラティブというカタカナのまま使われることも多い。**ナラティブアプローチ**とは，このようなナラティブという形式を手がかりにしてなんらかの現実に接近していく方法とされている。

　従来の医療では，患者の語る物語は主観的なバイアスのかかった不確かな情報として軽視され，排除されることが多かった。しかし，近年では，**ナラティブベイスドメディスン** narrative-based medicine など，患者による病の語りに着目し，治療のなかで患者の語りを促し，たすけることを目ざした実践も行われるようになっている。このプロセスでは，医療者は，まず患者の病経験の語りを引き出して傾聴し，それを共有する。そのうえで医療者側の語りを示し，患者の語りと慎重にすり合わせていくことを通じて，患者と医療者が新しい物語を共有していくことになる。患者と医療者の間で取り交わされる対話は，治療の重要な一部となる。

　一方，気をつけなければならないのは，必ずしもすべての患者によって多様な経験やその意味が語り直され，整理されて一貫した物語ができあがるわけではないということである。語りつくせないこともあれば，物語の一貫性がなりたたないこともある。医療におけるナラティブアプローチとは，そのような事態に直面したとき，語り直しはいかにして可能なのか，どのような要因がそれに影響しているのか，どのような既成の物語が個別の物語に影響を与えているのか，医療者の物語と患者の物語は相互にどのように影響し合っているのかなど，こうした視点から病気のなりたちや回復について検討する方法であり，現在少しずつ研究が進んでいる。

　このようなナラティブアプローチは，おもに精神医療の現場で注目されてきた**オープンダイアローグ**ともつながる。オープンダイアローグは，「急性期精神病における開かれた対話によるアプローチ」[1]ともよばれ，患者と医療者の二者関係にとどまらず，当事者を支えるネットワークにかかわる人達が集まり，上下関係なく完全に相互性を保った状態で対話が行われる。ここでは，意見が対立しても，すべての声が許容され，全員が合意に達することよりも，それぞれの異なった理解をうまくつなぎ合わせ，共有することを目ざす。

2　病の語りを公開する試み

　病を得たとき，人ははじめてその病の意味，その病がかかえるさまざまな問題を知ることになる。以前から，患者やその家族による病の体験記や，闘病記は数多く出版されてきたが，インターネットの発達などにより，個々の患者が自分の病の体験，語りをより自由に発信し，ほかの人々と共有することが容易になってきた。

　このようななか，患者の語りから病を理解するための活動として，患者がみずからの病の体験を語ったビデオ映像や音声を，データとして集積する活

1）斎藤環：オープンダイアローグとは何か．p.19，医学書院，2015.

動がイギリスを中心にはじまり，ディペックス Database of Individual Patient Experiences（DIPEx）とよばれるデータベースが作成されている❶。個人の患者のブログなどとの違いは，医療や社会学，心理学などの専門家によってデータが確認され，情報の質が担保されていることや，語りが内容によって分類され検索できるようになっていることなどである。がん・糖尿病・うつ病などをはじめとして，さまざまな病気に関する患者の体験がビデオ映像としてインターネット上に公開されており，イギリスにおいては，信頼できる医療情報源として患者に利用されているだけでなく，医学教育などにも活用されている。

　同様の試みが，DIPEx-Japan として，わが国においても進められており，これまでに，乳がん，前立腺がん，認知症などの語りが公開されている❷。

■ NOTE

❶ Health talk online
　http://www.healthtalk.org において公開されている（2023 年 2 月現在）。

❷ 健康と病いの語り
　ディペックス・ジャパン（http://www.dipex-j.org）において公開されている（2023 年 2 月現在）。

D　ヘルスリテラシー

　近年，患者本位の医療を目ざした改革が提唱されるなか，医療への患者の主体的な参加がますます重視されるようになっている。とりわけ，インフォームドコンセント，すなわち治療法の選択や決定への参加のためには，患者自身が疾病・治療に関する情報を積極的に収集し，理解したうえで，意思決定に利用していくことが求められる。健康や医療に関する情報の収集行動は，健康行動・病気行動のいずれにおいても大きな位置を占める。昨今では，マスメディアによる報道やインターネットの発達によって，健康や医療に関するさまざまな情報が一般市民にも手に入りやすくなってきた。一方，SNS などで誰でも手軽に情報発信ができるようになり，必ずしも質の保証されていない情報も多く流布している。そのなかで，信頼できる情報，自分にとって有用な情報を見分け，活用していくための力が重要となっている。

● ヘルスリテラシーとは　このような背景から，注目を集めるようになってきたのがヘルスリテラシーという概念である。ヘルスリテラシーの概念は，文字どおり，健康 health に関連した読み書き能力 literacy という意味からしだいに進化し，より広く健康や医療に関する情報をさがし，理解し，活用する力を意味するようになっている。ヘルスリテラシーはさまざまに定義されてきたが，それらのレビューに基づいた定義では「健康情報を入手し，理解し，評価し，活用するための知識，意欲，能力であり，それによって，日常生活におけるヘルスケア，疾病予防，ヘルスプロモーションについて判断したり意思決定をしたりして，生涯を通じて生活の質を維持・向上させることができるもの」[1]としている（◉図 9-2）。

● ヘルスリテラシーと健康行動との関連　ヘルスリテラシーは，健康や病気に関連した人間の行動に大きな影響を与えることが知られている。当初，アメリカを中心に実施されてきた研究では，ヘルスリテラシーが病気に対す

1）福田洋・江口泰正編．ヘルスリテラシー──健康教育の新しいキーワード．p.4, 大修館書店，2016.

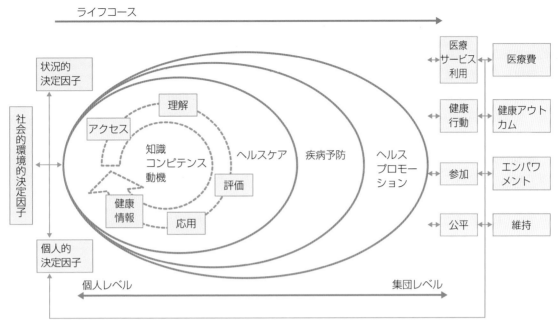

⊙図 9-2　ヘルスリテラシーの統合モデル

（Sørensen, k. et al. : Health literacy and public health : a systematic review and integration of definitions and models. *BMC Public Health*, 12（1）: 80, 2012 をもとに作成）

る理解や服薬アドヒアランス，慢性疾患の自己管理のわるさなど本人の健康行動や健康状態に関連することが示されてきた。

　たとえば，ヘルスリテラシーが低い人は，次のようなことを指摘されている。

- 疾患管理や健康的な行動に関する知識が少ないこと。
- 定期的な運動や健康的な食事などの健康的な生活習慣をもたない傾向があること。
- 服薬の指示をまもらない傾向があること。
- 予防的な保健医療サービスの利用が少なく，入院や救急医療サービスを利用する割合が高いこと。
- 医療における意思決定への参加希望が低く，家族や専門家に意思決定を依存しがちであること。

　上記のような望ましくない健康・病気行動は，健康状態や QOL などの健康アウトカムのわるさにもつながる。また，個人だけではなく社会全体にとっても，経済的コストや健康格差，社会的不平等の拡大につながることが指摘されてきた。

● ヘルスリテラシー測定の指標　　ヘルスリテラシーの概念を提唱したナットビーム D. Nutbeam は，リテラシーには機能的リテラシー，相互作用的リテラシー，批判的リテラシーの3つレベルがあるとし，これに基づく3つのレベルのヘルスリテラシーのモデルを提唱した。

　① 機能的ヘルスリテラシー functional health literacy　　日常生活場面で効果的に機能するための読み書きの基本的なスキルに基づき，健康・医療に関す

る情報を受け取り理解できる能力である。

2 相互作用的ヘルスリテラシー interactive health literacy　より高度な認知的，読み書きのスキルであり，社会的スキルとともに，日常的な活動に活発に参加し，さまざまな形式のコミュニケーションから情報を入手したり意味を引き出したり，新しい情報を変化していく環境へ適用するために利用される。支援的な環境のなかで，周囲とコミュニケーションをはかり，知識に基づいて自立して行動したり，意欲や自信を向上させたりできる能力である。

3 批判的ヘルスリテラシー critical health literacy　より高度な認知的スキルであり，社会的スキルとともに，情報を批判的に分析し，その情報を生活上のできごとや状況をよりコントロールするために利用される。健康を決定している社会経済的な要因について知り，それらに影響を与えるために社会的，政治的な活動ができる能力である。

　初期の研究では，ヘルスリテラシーは，健康情報の読解力として，リテラシー（識字能力）そのものに近いかたちで測定されることが多く，読解力と数

---

column　**わが国におけるヘルスリテラシー**

　近年，わが国においてもヘルスリテラシーへの関心は高まっている。当初，ヘルスリテラシーに関する研究の多くは，多民族国家の識字率の低い集団をかかえるアメリカなどで行われてきた。一方，国民の多くが単一の言語を話し，100％近い識字率を有するわが国では，ヘルスリテラシーに関する問題は生じにくいとも考えられたが，実際には，EU諸国と比較して日本人のヘルスリテラシーは低いとの報告もある[*1]。

　また，わが国においても欧米の先行研究と同様に，ヘルスリテラシーが患者の健康・病気行動に関連することも示されてきた。ナットビームによる3段階のヘルスリテラシーのモデルに基づき，3段階のそれぞれの能力を測定する尺度が作成されている[*2]。尺度の項目には，機能的ヘルスリテラシーとして，病院や薬局の説明書などを読む際に「読めない漢字や知らない言葉がある」「読むのに時間がかかる」，相互作用的ヘルスリテラシーとして，自分の病気について「いろいろなところから情報を集めた」「病気についての自分の気持ちや考えを，医師や身近な人に伝えた」，批判的ヘルスリテラシーとして「見聞きした情報が正しいかどうか調べた」「病院や治療法などを自分で決めるために調べた」などがある。この尺度をもとに行われた研究の結果，糖尿病患者において，ヘルスリテラシーが健康や病気に関する情報収集行動，診察での医師とのコミュニケーション，糖尿病の管理状態，疾病の自己管理に関する自己効力感などに影響することが明らかにされた。

　また，患者ではない一般市民を対象とした研究においても，ヘルスリテラシーが高い人ほど，喫煙・食事・運動などについてより健康的な習慣をもち，より適応的なストレス対処行動をとっていることが示されている[*3]。

　ヘルスリテラシーに関する問題は，情報の受け手のスキル・能力だけではなく，提供される情報の複雑さ（ヘルスリテラシー要求度）との関係で生じる。つまり，情報の受け手のヘルスリテラシーが低くても，必要な情報がわかりやすく提供されれば問題はおこりにくい。逆に，情報が，受け手のスキルをこえて，複雑でわかりにくいときに，問題が生じることになる。患者のヘルスリテラシーを把握することは，その能力に合わせた説明やフォローをするための手掛かりとなる。さらに，日ごろから患者のヘルスリテラシーを向上させるようなはたらきかけを行うこともヘルスリテラシーに関する問題を改善させ，医療におけるコミュニケーションの向上につながると考えられる。

---

*1 Nakayama, K. et al. Comprehensive health literacy in Japan is lower than in Europe: a validated Japanese-language assessment of health literacy. *BMC Public Health*, 15 : 505, 2015.

*2 Ishikawa, H. et al. : Measuring functional, communicative, and critical health literacy among diabetic patients. *Diabetes Care*, 31 : 874-879, 2008.

*3 Ishikawa, H. et al. : Developing a measure of communicative and critical health literacy : a pilot study of Japanese office workers. *Health Promotion International*, 23 : 269-274, 2008.

量的思考の評価など，機能的ヘルスリテラシーを測定するツールが用いられてきた。その後，ナットビームによるモデルやヘルスリテラシーの統合モデル（◉ 157 ページ，図 9-2）に基づく測定ツールなど，多くの測定ツールが開発されてきた。より高度なヘルスリテラシーを高めることは，ヘルスプロモーションでいわれるエンパワメント，すなわち人々が自分の健康に影響する意思決定や行動をよりコントロールできるようになる過程につながると考えられる。また，人々の生活習慣や生活状況の改善を通じて，個人だけでなく地域社会全体の健康の改善につながる点でも重要な能力とされ，健康や病気に関する行動に大きな影響をもつ概念として注目されている。

▶ work　復習と課題

❶ 受療行動に影響を与える要因にはどのようなものがあるか，具体的にあげて説明しなさい。

❷ 解釈モデルとはなにか，医療者がそれを理解することの意義について述べなさい。

❸ DIPEx-Japan のウェブサイトで公開されている患者の語りを実際に視聴し，このような事業の意義について考えてみよう。

❹ ヘルスリテラシーとはなにか，健康・病気行動にどのような影響をもつかを述べなさい。

参考文献

1. 石川ひろの：保健医療専門職のためのヘルスコミュニケーション学入門．大修館書店，2020.
2. クラインマン，A. 著，江口重幸ほか訳：病いの語り——慢性の病をめぐる臨床人類学．誠信書房，1996.
3. 斎藤環：オープンダイアローグとは何か．医学書院，2015.
4. 進藤雄三：医療の社会学．世界思想社，1990.
5. 野口裕二編：ナラティブ・アプローチ．勁草書房，2009.
6. 野口裕二：病気行動・病人役割・病いの経験．山崎喜比古編：健康と医療の社会学，p.99-113，東京大学出版会，2001.
7. 福田洋・江口泰正編：ヘルスリテラシー——健康教育の新しいキーワード．大修館書店，2016.
8. フランク，A. W. 著，鈴木智之訳：傷ついた物語の語り手．ゆみる出版，2002.
9. Breslow, L. and Enstrom, J. E. : Persistence of health habits and their relationship to mortality. *Preventive Medicine*, 9(4) : 469-483, 1980.
10. Ishikawa, H. et al. : Measuring functional, communicative, and critical health literacy among diabetic patients. *Diabetes Care*, 31 : 874-879, 2008.
11. Ishikawa, H. et al. : Developing a measure of communicative and critical health literacy : a pilot study of Japanese office workers. *Health Promotion International*, 23 : 269-274, 2008.
12. Kasl, S. V. and Cobb, S. : Health behavior, illness behavior, and sick role behavior. I. Health and illness behavior. *Archives of Environmental Health*, 12(2) : 246-266, 1966.
13. Kasl, S. V. and Cobb, S. : Health behavior, illness behavior, and sick-role behavior. II. Sick-role behavior. *Archives of Environmental. Health*, 12(4) : 531-541. 1966.
14. Mishler, E. G. : The Discourse of Medicine : Dialectics of Medical Interviews. Ablex Publishing. 1984.
15. Nutbeam, D. : Health promotion glossary. *Health Promotion International*, 13 : 349-364, 1998.
16. Nutbeam, D. : Health literacy as a public health goal : a challenge for contemporary health education and communication strategies into the 21st century. *Health Promotion International*, 15(3) : 259-267, 2000.
17. Sorensen K, et al. : Health literacy and public health: a systematic review and integration of definitions and models. *BMC Public Health*, 12(1) : 80, 2012.
18. Suchman, E. A. : Stages of illness and medical care. *Journal of Health and Human Behavior*, 6 : 114-128, 1965.
19. Zarcadoolas, C. et al. : *Advancing Health Literacy ——A Framework for Understanding and Action*. Jossey-Bass, 2006.

第 10 章

患者-医療者関係と
コミュニケーション

□ コミュニケーションの基本的な概念について学ぶ。
□ 患者-医療者関係に関するこれまでのおもなモデルを学び，わが国における患者-医療者関係の特徴について考える。
□ 患者-医療者間のコミュニケーションの特徴とその影響を学ぶ。
□ 協働の医療における重要な概念について学ぶ。

　患者と医療者の関係およびコミュニケーションは，医療が行われる際の基盤となる。本章では，コミュニケーションの基本的な概念について学ぶとともに，医療場面におけるコミュニケーションと人間関係の特徴について学ぶ。

A　コミュニケーション

　コミュニケーションという言葉は，私たちの日常生活のなかでも広く使われている。一般に，コミュニケーションとは，情報やメッセージの記号化およびその解読の過程であるとされる。コミュニケーションは，ある目的をもった情報を伝達する**送り手**，送り手の目的や意思の表現である**メッセージ**，メッセージが伝えられる**伝達経路（チャネル）**，メッセージを受け取り解読する**受け手**からなりたっている（●図 10-1）。

　対人コミュニケーションは，さまざまなチャネルを通じて行われている。伝統的には，このチャネルの違いに応じて，言葉を用いる**言語的コミュニケーション**と，言葉以外を用いる**非言語的コミュニケーション**に大きく分けられてきた。

　言語的コミュニケーションは発言の内容・意味そのものであり，抽象的な情報や論理的な情報の伝達，すなわち説明にはすぐれているとされる。また，意図的・意識的に操作しやすいため，うそをついたり隠したりする手段にもなると考えられている。

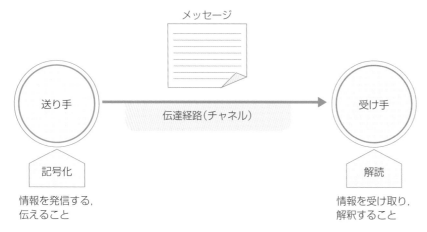

●図 10-1　コミュニケーション

　非言語的コミュニケーションには，発言の形式的属性（声の高さや話す速さ，抑揚，間のとり方など），身体動作（視線，ジェスチャー，表情など），対人距離や位置，被服や化粧など人工物の使用，インテリアや照明などの物理的環境などが含まれる。非言語的コミュニケーションは，個人のもつ感情や対人的な態度の伝達にとくに有効で，第一印象や関係づくりに大きな影響をもつとされる。また，コントロールしにくく，無意識の本音が出やすいと考えられている。このため，たとえば，「どうぞゆっくりなさってください」と言いながら，話している間中ちらちら時計を見るなど，言語的コミュニケーションと非言語的コミュニケーションが伝えるメッセージに乖離<ruby>乖離<rt>かいり</rt></ruby>がある場合には，受け手には非言語的コミュニケーションのメッセージ（この例なら「忙しいから早く帰ってほしい」）が本当であると感じられることが多い。

　このように，送り手が受け手との間で，さまざまなチャネルを通じて自分の伝えた情報やメッセージの意味が伝わったと思い，実際に相手にもそう受けとめられていくこと，すなわち，送り手と受け手との間で，意味を理解し，共有していくプロセスがコミュニケーションである。医療場面においても，患者と医療者との間のコミュニケーションは，信頼関係を構築し，治療やケアに必要な情報をやりとりし，患者教育や治療への参加を促進していくための重要な手段である。

B　患者-医療者関係のモデルとコミュニケーション

　この50年ほどの間に，医療を取り巻く社会的な環境が変化し，患者-医療者関係も大きく転換してきた。急性疾患から慢性疾患へという疾病構造の変化や，医療技術の急激な進歩などに伴い，長期的な治療関係や治療過程における患者の協力や積極的な参加，患者-医療者間での話し合いと合意が必要とされる場面が増加した。また，消費者主義（◉165ページ）や当事者の自己決定権を重んじる風潮のもとで，患者である一般市民の意識も，専門家としての医療者におまかせするのではなく，治療過程に主体的に参加する方向に変化してきた。これをあと押ししてきたのが，マスメディアの報道やインターネット，SNSの普及による健康医療情報の流布である。

　わが国においても患者の権利意識の高まりのなかで，1990年代後半から2000年代前半にかけて，医療訴訟の件数が倍増し，医師の説明義務が問われる事例も多くみられてきた。一方で，いきすぎた権利意識から，医療者に対して理不尽な要求をふりかざし，暴言や暴力をふるうような患者や家族の増加も指摘され，社会的な問題にもなった。医療崩壊が社会的な問題となり，医療機関の苦悩や医療者側の疲弊が伝えられるようになった2000年代後半ころから，患者と医療者との関係も，対立から協働，自己決定から意思決定の共有を目ざすものへと転換してきた。

1 患者−医療者関係のモデル

医療における人間関係，とりわけ医師−患者関係については，1900年代後半から多くの医療・社会科学の研究者が関心を寄せてきた。

1 パーソンズのモデル

患者−医療者関係の原型モデルを構築したのが，パーソンズ(◯21ページ)である。パーソンズは，医師−患者関係を合意に基づく2者間の役割関係ととらえ，患者は病人役割として，病気状態に対する責任と通常の社会的役割責務からの免除という権利を得る一方，回復義務と専門的援助を受ける義務を負うと考えた。ここでは，患者は合意のもとで専門家としての医師に責務と権限を委譲するとされていた(◯32ページ)。

パーソンズのモデルは，患者−医療者関係のモデルとして原点となるものではあるが，その後，さまざまな観点からの批判を受けることになる。その1つが，医師と患者の関係が，あたかも大人と子どもの関係のように，医師の優位と患者の劣位を明らかな前提としており，両者の関係が不均衡である点である。

2 スザッス・ホランダーモデル

医師−患者関係の不均衡に着目し，疾病の重症度を基準に，3つのモデルを提示したのがスザッス T. S. Szasz とホランダー M. H. Hollender である(◯表10-1)。

① 能動−受動モデル　患者が昏睡や急性外傷などで自分の意思を表明できない場合である。これは，患者に意思決定能力がないため，医師が父権主義的(パターナリスティック)に治療のすべてを決定するモデルである。

② 指導−協力モデル　急性伝染病のケースが典型例である。患者は意思決定能力をもってはいるものの，適切な治療の指針は議論の余地なく明らかであり，医師の指導のもと患者はその治療指針に協力するモデルである。

③ 相互参加モデル　慢性病など，治療のために患者自身の行動変容が重要であり，治療計画への患者の積極的な参加が必要な場合にあてはまる。

◯表10-1　スザッス・ホランダーモデル

モデル	医師の役割	患者の役割	モデルの臨床への適用	モデルの原型
(1)能動−受動	なにかを患者になす	受容者	麻酔・急性外傷昏睡・精神錯乱	親−幼児
(2)指導−協力	患者に行動指示する	協力者	急性伝染病	親−思春期の子
(3)相互参加	患者の自助をたすける	同僚として参与	慢性病・精神分析	成人−成人

(進藤雄三：医療の社会学. p.125, 世界思想社, 1990による)

3 ローターによる4つのパターン

　ローター D. L. Roter らは，患者と医療者の力関係が異なる4つのパターンについて，「誰が診療の内容と目標を決めるか」「患者の価値観の役割」「医師の役割」といった観点から論じている（○表10-2）。

　① **父権主義**　父権主義（パターナリズム）は，パーソンズが提唱したような，専門家として支配的な医師と受動的な患者という最も古典的な医師–患者関係として，今日でも広く受け入れられている。医師は診療の内容や目標を設定し，保護者として患者の利益を最大化するように行動する役割を負う。ただし，なにが利益になるかの判断は，患者の価値観が医師自身のものと同じであるという仮定に基づいたものとなる。一方，患者の役割は医師の忠告に従うことである。

　② **消費者主義**　父権主義の対極にあるのが消費者主義 consumerism（コンシューマリズム）であり，患者が診療の内容や目標を決め，意思決定に関しても責任を負う。このため，患者の価値観は患者自身が定義し，医師との間では検討されない。ここでは，市場取引のように，提供される医療サービスが自分の求めるものかを見きわめ，買うか買わないかを決める力は買い手（患者）に属し，医師の役割は買い手の好みに合う情報とサービスを提供する技術的な相談役に限定される。

　③ **相互参加型**　相互参加型は，患者と医師が単に補完的な役割を演じるのではなく，比較的対等な立場にたってそれぞれの強みと資源をもち寄り，交渉を通じて診療の目標や内容を設定し意思決定を行う。このため，患者の価値観についても両者の対話のなかで検討され，医師は助言者としての役割を担う。

　④ **機能停止**　機能停止は，患者と医師の期待が対立したり，その関係性を必要に応じてかえていく交渉ができない場合におこりうる。患者も医師も支配権をとらず，診療の目標や内容，患者の価値観，医師の役割は不明確なままとなる。いらだち怒った患者は，不適切なサービスを要求したり，ケア

○**表10-2　ローターによる4つのパターン**

		医師の権力	
		低い	高い
患者の権力	低い	機能停止 •目的設定：不明 •患者の価値観：不明 •医師の役割：不明	父権主義 •目的設定：医師が設定 •患者の価値観：医師が推測 •医師の役割：保護者
	高い	消費者主義 •目的設定：患者が設定 •患者の価値観：患者が定義。医師との間では検討されず •医師の役割：技術的な相談役	相互参加型 •目的設定：交渉 •患者の価値観：共同で検討 •医師の役割：助言者

(Roter, D. : The enduring and evolving nature of the patient-physician relationship. *Patient Education and Counseling*, 39 : 5-15, 2000 による，著者訳)

から脱落したりしてしまうこともあり，医師の側からみると「むずかしくて困った患者」となってしまう。

2 患者-医療者間のコミュニケーション

相互性を中心とした患者-医療者関係においては，とりわけ患者-医療者間のコミュニケーションが重要となる。なぜなら，コミュニケーションを通じて診療の目標や内容だけでなく，患者の価値観や思いについても患者と医療者との間で共有していくことが前提となるからである。

1 医療におけるコミュニケーションの特殊性

医療におけるコミュニケーションを特殊なものにしている要因として，患者-医療者間での知識・情報・社会的地位などを含む力 power の不均衡があげられる。また，生物医学的な異常としての疾病 disease に着目する医療者と，社会心理的側面を含めた生活のなかの病 illness として問題をとらえる患者との視点の違いなどが指摘されてきた。さらに，医療に内在する不確実性は患者には理解されにくいことや，生死・宗教・性生活などきわめて個人的で，扱いのむずかしい話題を取り扱わなければならないこともあげられる。

一方，患者や家族は痛みや不安などのためにしばしば不安定な心理状態にあるなど，必ずしも最適な状態でコミュニケーションにのぞめないこともある。医療者側にしても，現在の医療システム上の制約のなかで，限られた時間や空間で患者とコミュニケーションをはからなければならない。

2 コミュニケーションが与える影響

患者-医療者間のコミュニケーションが与える影響については，これまで多くの研究がなされてきた。患者-医療者間のコミュニケーションがうまくはかれていると，診療後の患者満足感や情報の理解，治療へのアドヒアランスが上がるなど，短・中期的な患者への効果があるだけでなく，血圧や血糖値など生理学的指標の改善や，生活の質 quality of life（QOL）の向上など長期的な効果もあることが明らかにされている。

さらに，患者個人ではなく社会的な観点からみた効果もある。たとえば，患者が自分にとって納得のいく診断と治療法にたどり着くまで，主治医に告げずにつぎつぎとほかの医療機関への受診を繰り返す「ドクターショッピング」を防ぎ，不要な検査・薬を抑制するなど，医療資源の効率的な利用につながる。また，患者と医療者の双方にとって大きな負担となる医療訴訟の回避などにも役だつことが指摘されている。

C　わが国の患者-医療者関係とコミュニケーションの特徴

1　パターナリズム志向・おまかせ志向

　わが国の患者-医療者関係の特徴として，しばしば指摘されてきたのが，医師の**パターナリズム志向**と患者の**おまかせ志向**である。患者は「医学のことは素人にはよくわからないから先生におまかせします」と医師にすべてをゆだね，医師の側も「由らしむべし，知らしむべからず」といわれるように，症状や治療法について詳しく説明をしない傾向があった。それには次のような背景があると考えられる。

●**医師のカリスマ性**　患者に詳細な説明をしないことは，専門職としての医師のカリスマ性を保持するために，素人である患者になるべく情報を与えないほうが都合がよいという考え方と一致する。カリスマとは，非日常的・超人格的・超自然的な資質をもつ者のことであり，ドイツの社会学者ウェーバー（◯11ページ）は指導者の類型の1つとしてこれをあげている。すなわち，カリスマ的な指導者に対しては，被指導者は，そのカリスマ的資質に絶大の信頼をおいて服従するという考えである。医療場面においては，治療法などについて詳しく知らせず，奇跡のように思わせるほうがありがたみが増し，患者が従うということになる。

●**専門用語・略語の使用**　カリスマ性の保持にひと役かっているのが，専門用語や略語の使用である。もちろん，専門用語や略語は，医療者間での正確で迅速な情報や意思の伝達に欠かせないものである。しかし，患者の前で使用することによって，専門家としての地位を示す，素人である患者をコミュニケーションから疎外するといった側面もある。また，意識的にそのような意図で専門用語を用いないまでも，素人である患者に病状や治療法などをわかりやすく説明することはむずかしい。とくに，わが国の医療制度のなかでは，忙しい外来診療のなかでていねいに説明をする時間がない，ほかの患者の待ち時間が長くなる，説明をすることに対する報酬もあまりなく，とくに勤務医にとってはメリットが感じられないなど，システム的な問題も背景にある。

●**患者の心理**　患者の側が，パターナリスティックな医師の態度を誘発している部分もある。性別・年齢・学歴など患者の属性によっても異なるが，病状や治療法などについて，医師が十分な説明をしなかったとしても，患者は自分から説明を求める，質問をするといった行動を必ずしもとらないことが知られている。その裏には，あまりしつこくたずねると医師を信頼していないように思われる，医師のきげんをそこねたくない，ものわかりのわるい患者と思われたくないなどの患者心理がある。

　このような傾向はわが国に限ったことではなく，欧米においても報告されている。しかし，上下の関係を重んじる儒教的思想や，素人が玄人（専門家）に「おまかせ」することをよしとする文化的な背景のなかで，わが国ではとくに顕著である可能性がある。

2　家族の介在

　わが国における患者-医療者関係のもう 1 つの特徴は，家族の介在である。老親との同居や，家族を中心とした介護，さらには旧来のがん告知のあり方などの社会規範を考えても，患者と医療者の関係における家族のもつ役割や影響の大きさが欧米社会とは異なるであろうことは想像にかたくない。診療場面においても，家族が診察室の中まで患者に付き添い，診察での会話にも積極的に参加する傾向があることが知られている。

1　3 人の集団の特性

　ジンメル（●3 ページ）は，小集団論において，2 人からなる集団の特殊性と，第三者の参加がそれを完全に変化させてしまうことを指摘している。具体的には，まず，3 人の集団では，三者間の関係の強さにかかわらず，親密さが失われる傾向にあるとされる。実際，2 人のグループよりも 3 人からなるグループのほうが，参加者は個人的な情報を開示したがらない傾向があり，対話のなかでアイコンタクトやジェスチャー，姿勢などの非言語的な情緒的行動も少ないことが報告されている。

　次に，3 人の集団では，メンバーの 1 人が脱退しても集団が存続できる。すなわち，誰か 1 人が会話に参加しなくてもほかの 2 人が会話を続けられるため，参加者のうちの 1 人が会話への参加をやめやすいと考えられる。

　第三に，多数派というものが成立しえない 2 人の集団とは違い，3 人の集団では連合によって個人に打ち勝つことのできる多数派が形成される可能性がある。連合とは，3 者のうちの 2 者が，残る 1 人の積極的あるいは消極的抵抗にもかかわらず，互いに望んでいる目的の達成に向けて努力すること，とされる。これまでの研究においても，3 人の集団は，一対（2 人）とほかの 1 人に分離する傾向をもつことが示されている。

2　家族の介在による利点

　3 人の集団の特性を，患者・家族・医療者からなる医療場面にあてはめて考えると，どうなるだろうか。患者と家族との間で連合がうまく形成されたときには，前述の医師-患者関係のモデルで指摘されてきたような，医療者と患者との力の差が是正される可能性がある。家族が同席し，患者の訴えを支持・強調することで，医療者側はそれにより耳を傾けざるをえないことは十分に考えられる。また，家族は，患者と医療者とのコミュニケーションギャップを埋める通訳として，両者のコミュニケーションを潤滑にする可能性がある。とくに患者が高齢である場合，患者の視聴覚・認知能力などの衰

えが医療者とのコミュニケーションを困難にする可能性がある。一方，付き添いとなることが多い患者の子どもは，より消費者主義的な考え方やインターネットなどの利用にもなじんでいる世代であり，患者よりも医療に関する知識をもち，情報の収集・理解能力が高いことが考えられる。

さらに家族は，患者に近い者としての視点と，家庭におけるケア提供者としての視点をもち，医療者と患者の双方の視点を仲介しやすい立場ともいえる。家庭でのケアを支える家族が診療場面に同席し，患者の病状や治療計画などを共有することは，医療機関と家庭におけるケアの連携を円滑にし，家庭などにおけるインフォーマルケア機能の強化につながる可能性がある。

3 家族の介在による弊害

逆に，家族の介在がもたらしうる弊害も考えられる。3人の集団では，参加者のうちの1人が会話への参加をやめやすいことが指摘されているが，診療場面で一番問題となりうるパターンは，患者が参加をやめ，対話が医療者と家族との間で進められてしまう場合であろう。とくに，患者と家族とで，その疾患に対するとらえ方や診療に対する期待が異なる場合，患者の視点は聴かれないまま取り残され，医療者と家族の間の合意のみで治療が進められてしまう可能性がある。

たとえ家族と患者が一致した見解をもっている場合でも，家族による過度の代弁はいくつかの問題を含んでいる。まず，患者の家族への依存をまねき，セルフケア能力，自己効力感などの低下につながる可能性がある。また，第9章のナラティブアプローチで述べたように（◉154ページ），「語る」というプロセス自体に治療的な意味があるとすれば，家族が代弁することで，たとえ類似の「語り」が医療者に伝えられたとしても，患者は「語る」機会そのものを失ってしまうことになる。

D 患者アドボカシー

1 アドボカシー

保健医療において**アドボカシー** advocacy は，1990年代以降，ノーマライゼーション（◉226ページ）の思潮とともに，社会的弱者の権利擁護を意味する語として広まってきた。当初，保健医療におけるアドボカシーは，自己権利を主張することが困難な弱者の味方となって，その権利や利益を「まもる」「擁護する」ために活動することをおもに意味した。そこからしだいに，単に弱者をまもるだけでなく，広く社会に訴え，有権者の協力・支援を得て，公共福祉政策の意思決定過程に影響を与え，提案し変革していく社会活動の1つとしてとらえられるようになっていった。このような活動をする人を**アドボケート** advocate（権利の擁護者）とよぶ。

2 患者アドボカシーと医療者の役割

　医療場面においても，**患者アドボカシー**や**患者アドボケート**という言葉が少しずつ使われるようになってきた。患者-医療者関係の項でも述べたように，患者は病気をもつことで，身体的にも精神的にも社会的にも弱い立場におかれやすい。そのため，医療者や病院に対して不満や不信感をいだくことがあっても，それを直接表明できないことが多い。そのような場合に，親身になって患者の相談にのってくれる，病院と患者をつなぐ調整役としての専任スタッフがいれば，じっくりと話し合うことができる。それによって，病気の状態や，検査・診断の結果，治療や処置の方法，インフォームドコンセントなどに関する患者の不明点など，患者がかかえるさまざまな問題が解決できる可能性がある。つまり，患者アドボケートとは，患者の立場にたって，患者と医療機関や医療者とを結ぶ調整役，パイプ役ともいえる存在であり，患者の希望や不満・疑問などを，病院や医療者側に伝える役割をもつ。

　とりわけ看護の領域では，この文脈でのアドボカシーが注目され，患者アドボケートとしての看護師の専門的役割がしばしば言及されてきた。一方で，医療現場で，看護師個人が患者の権利をアドボケートすることの困難さもしばしば報告されており，チームとしてのアプローチ，制度化や教育の必要性も指摘されている。

3 医療機関における患者アドボカシー

　アメリカでは，公民権運動に象徴される1960年代の人権意識の高まりを背景に，患者アドボカシーの制度をおく病院がしだいに増えてきた。医療機関評価においても，専任スタッフ（患者アドボケート）が存在するかどうかが重要な評価基準になっている。近年はわが国でも，「患者相談窓口」のように，患者からの相談や苦情などに対応するための部署やスタッフをおく病院が多い。公益財団法人日本医療機能評価機構による病院機能評価においても，患者が相談しやすいように，相談窓口や担当者などが明確にされていることや，必要な経験や知識を有する職員が配置されるなど，相談支援体制が確立していることなどが評価の項目としてあげられている。

　病院側にとっても，このような相談窓口を設けることによって，患者の人権をまもり，患者からのフィードバックを病院や医療サービスの改善に役だてられるという意義がある。それだけでなく，医療訴訟を防止する効果も期待されている。すなわち，患者の不満や苦情に早い段階で適切に対応することによって，問題がこじれて医療訴訟まで発展するのを防ぐことができる可能性がある。

4 患者アドボカシーの意義

　本来，患者と医療者は対立する立場にあるわけではない。このようなスタッフをおかなくても，医療者はすべて患者アドボケートであるという考え方もあるかもしれない。実際，ほとんどの医療者は，患者の最善の利益のた

めに最善の医療を提供しようと努めている。しかし，患者と医療者は，しばしば異なる視点をもつことも指摘されている。医療者が患者にとって最善であると判断しても患者側からみるとそうではなかったり，医療者が気づいていない問題や期待があったりする可能性もある。そのような場合に，意見を言いにくい立場にある患者の不満や疑問を拾い上げ，患者のニーズにこたえる医療を提供していくためにも，医療機関内におけるこのような患者アドボカシーのシステムは重要である。その意味で，患者アドボカシーは，患者中心の医療における重要なキーワードである。

E　患者と医療者の協働

　1970年代以降，医療における消費者主義の興隆を背景に，患者-医療者関係は大きく転換し，医療サービスの消費者 consumer としての患者の権利が主張されてきた。

　しかし，医療者と患者の関係は，サービス提供者と消費者という図式には必ずしもあてはまらないことも多く，患者を消費者に見たてた「消費者中心の医療」という概念に問題があることが指摘されている。本来，市場とは，競争原理が機能し，平等で十分な情報へのアクセスがあるという前提で，消費者がみずからの意思で参加するゲームである。また，サービス提供者は経済主体として，みずからの経済的利益を最大にするために，利己的行動をすることが前提となる。しかし，医療ではこのような前提は必ずしもなりたっていない。医療に関する情報に誰もが平等にアクセスでき，それを正しく読みとり，十分に理解して活用できるというのは，現実とはほど遠い状況である。

　また，わが国の多くの患者は公的な医療保険を利用している。もちろん保険診療においても自己負担は存在するが，医療の受診と，受診に要した医療費の負担とは必ずしも対応していないことから，厳密な意味での消費者とはいえない。一方，医療者の側も，競争原理に従って行動することを許されていないし，すべての医療者が経済的利益を最優先に専門や職場を選んでいるわけではないことは明らかである。

● **患者中心の医療**　患者と医療者は，本質的には対立するものではなく，医療は病気に立ち向かうための患者と医療者の協働のプロセスである。患者と医療者が効果的に協働するためには，患者は自分の病状や治療法について，正確でわかりやすい情報を得る必要があり，医療者側は患者の期待や好みを知る必要がある。

　いわゆる伝統的・パターナリスティックな医師-患者関係において支配的であった医学的なものの見方や，疾患だけに着目しがちな医療者側の視点への偏重に対する反省から，患者の考えや期待も同じように重視していく必要があるという意味で，患者中心の医療・患者本位の医療という概念が提唱されるようになった。たとえば，カナダの家庭医であるスチュワートM.

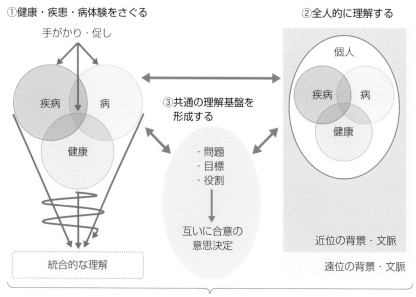

①健康・疾患・病体験をさぐる

手がかり・促し

疾病　病

健康

③共通の理解基盤を
形成する

・問題
・目標
・役割

互いに合意の
意思決定

②全人的に理解する

個人

疾病　病

健康

近位の背景・文脈

遠位の背景・文脈

統合的な理解

④患者-医師関係を強化する

▶図 10-2　患者中心的アプローチのモデル

(Stewart, M. et al.: *Patient-centered Medicine*── *Transforming the Clinical Method, Third edition.* CRC Press. 2013 をもとに作成)

Stewart は，患者中心の医療についてモデルを示し，4 つの重要な要因について述べている(▶図 10-2)。

(1) 病歴や身体診察によって疾病を評価するとともに，患者の視点から見た健康観(患者にとっての意味や人生の目標)と病経験(病についての患者の気持ち，病についての考え，病による影響，医師への期待)を理解する。

(2) (1)の疾病，健康，病の概念を患者の全人的な理解と融合させる。性格，生いたち，ライフサイクルなどの患者の生活のさまざまな側面と，患者が生活しているさまざまな社会的背景や環境のなかで，その患者の疾病・健康・病を理解する。

(3) 患者と医師が共通の理解基盤を形成する。とくに，問題の定義，治療の目標の設定，患者・医師それぞれの役割の 3 つの重要な領域に焦点をあてる。

(4) 継続的なケアのなかで，共感，分担，癒し，希望などにより患者-医療者関係を強化する。そのためには，マインドフルネスと実践的な知恵，また転移や逆転移のような人間関係の無意識的な側面を理解することが必要である。

　ここからもわかるように，患者中心の医療とは，患者の視点・意見だけを重視し，それを最優先すべきであるというものではない。患者と医療者がそれぞれの異なる視点をもち寄り，話し合いによって互いに共通の理解基盤を形成していくところに重点がある。しかし，わが国では定義があいまいなまま「患者中心」という言葉だけがひとり歩きしたこともあり，しばしば「顧

客至上主義」のような誤解を生むこともあった。その意味で，「協働の医療」という言葉のほうがより正確にその概念を伝えているかもしれない。

　以下に，このような患者と医療者の協働において重要となるいくつかの概念について説明する。

1 インフォームドコンセント

　インフォームドコンセントは，日本語では「説明と同意」と短く訳されることが多いが，治療法などについて，医師から十分な説明を受けたうえで，患者が正しく理解し納得して同意することである。

　インフォームドコンセントが重視される最大の要因は，専門家である医師と素人である患者との間の決定的な知識の格差である。この格差を埋めるために，医師からの情報の提供を中心に，患者と医師との間で十分なコミュニケーションをはかることが必要となる。

　したがって，インフォームドコンセントにおける医師の説明は，患者や家族がその内容を十分に理解してはじめて完結する。患者が理解できない専門用語が並ぶ文書や，画一的・マニュアル的説明では，医療者側からみて完全な説明であったとしても，インフォームドコンセントで必要とされる患者の理解とそれに基づく同意を得ることは困難である。病気や治療法に関する知識や理解力は，患者によって異なることから，医師はそれぞれの患者に合わせ，反応を確かめながらコミュニケーションをとり，情報を提供していくことが重要となる。インフォームドコンセントの重要な点は，単に説明をして同意を得るという結果ではなく，患者と医師との間で緊密な信頼関係を築くというプロセスにある。

2 セカンドオピニオン

　一般的に，インフォームドコンセントが行われる場合，医療者側は，医学的根拠に基づき，比較的明確に「これがよい」と思われる選択肢や解決策をもっている。しかし，医療の進歩によって治療法の選択肢が増えた結果，同じ病状でも病院や医師によって治療法に対する考え方が違ったり，医療技術や診療の質が異なったりすることがある。このようななか，わが国でも医療過誤をめぐるトラブルや患者の意識の高まりを受けて少しずつ広まってきたのが，セカンドオピニオンである。

　セカンドオピニオンとは，主治医以外の医師の意見のことであり，現在かかっている病気や，その治療法について理解を深め，治療を受けるかどうかを判断するための患者側の1つの手段である。たとえば「すすめられた手術が妥当なものか，ほかに治療法がないか」など，診断や治療方針について主治医以外のほかの病院の医師の意見を参考にして判断する際に用いられる。

　これは，前述した「ドクターショッピング」とは異なり，主治医に相談したうえで，ほかの医師への診療情報提供書を作成してもらって行われる。医

師に「おまかせする」という旧来のパターナリスティックな医師-患者関係
を脱して，複数の専門家の意見を聞くことで，より適した治療法を患者自身
が選択していくべきという考え方にそったものである。

3　シェアードディシジョンメイキング

　一方，治療の選択肢が増え，患者の価値観も多様化するなか，専門家であ
る医療者の側も医学的にどちらがすぐれているともいえない選択肢が複数あ
る場合や，患者の価値観やライフスタイルなどによる違いが大きい場合など，
医療者にも最善の解決策がわからないケースも増えている。このようななか
で，**シェアードディシジョンメイキング** Shared Decision Making（SDM）という
考え方も注目されている。共有意思決定，協働的意思決定などと訳されるこ
ともあり，医療者と患者・家族が，科学的根拠（エビデンス）に加え，選択肢，
ベネフィットとリスク・害，患者の価値観や希望・状況などを共有し，一緒
に健康に関わる意思決定に参加するプロセスとされる。

　本章でみてきたように，患者と医療者は，異なる視点や背景から，同じ健
康問題や病気についても異なる考えや情報をもっている。その両者が，医療
者は医学的な根拠に基づいた知識や情報（エビデンス），患者は自分の生活経験
に基づいた情報（価値観や意向）をそれぞれもち寄って，いま，なにが問題な
のか，なにを目標に治療するのか，そのためにはどんな方法があるのか，そ
れを実行するために，それぞれがどんな役割を果たすのかなどを話し合い，
決定にいたるプロセスを共有していくことが SDM の中心にある。これは，
●図 10-2 で示した患者中心の医療において，患者と医療者との共通理解の
基盤を形成するという重要な要素にもなっている。

4　アドバンスケアプランニング（人生会議）

　アドバンスケアプランニング Advance Care Planning（**ACP**）は，事前指示
（アドバンスディレクティブ advance directives）にかわり，「人生の最終段階の
医療・ケアについて，本人が家族等や医療・ケアチームと事前に繰り返し話
し合うプロセス」[1]として提唱されてきた。ここでは，人生の最終段階を視
野に，本人の意思決定が困難になった場合も想定して事前に行う意思決定に
焦点がある。人生会議という呼び名にもあらわれているように，医療だけで
はない人生のさまざまな意思決定に関する話し合いを含む。

　事前指示では，末期の疾病で意識が戻らないときや知的判断能力がひどく
そこなわれてしまったときなど自己決定の能力を失った場合に，自分の選び
たい・選びたくない治療についてあらかじめ意思を表明しておくことに焦点
があった。このような意思を表明しておくための文書として，**リビングウィ
ル** living will（人生の最終段階における事前書）の作成が進められてきた。しか

　1）厚生労働省：人生の最終段階における医療・ケアの決定プロセスに関するガイドライン 解説編 2018.

し，せっかくリビングウィルを作成していても，家族や医療者など周囲の人がそのことを知らないと，いざというときに実際に使うことができない。とくに，わが国では，医療における意思決定において，患者本人の意見以上に家族の意見が重視されることも多い。患者がリビングウィルを通じて意思を表明していても，家族が反対すれば，医療者側はリビングウィルに従って決定することがむずかしくなってしまう。また，わが国では，事前指示書は法的文書にはなっていないため，患者が「延命措置をしないでほしい」というリビングウィルをもっているにもかかわらず治療の中止が認められないなど，延命治療の中止に関して医療者が対応に苦慮するような事例も生じてきた。

　こうした事例を受け，わが国でも「終末期医療の決定プロセスに関するガイドライン」が作成され，2018 年には，英米諸国を中心として普及してきた ACP の概念もふまえ，「人生の最終段階における医療・ケアの決定プロセスに関するガイドライン」として改訂された。一方，一般国民を対象とした意識調査では，「人生の最終段階の医療・療養について，家族等や医療介護関係者等とあらかじめ話し合い，また繰り返し話し合うこと（ACP）」について賛成であるとした人は 64.9% であったものの，半数以上の人が「死が近い場合に受けたい医療・療養や受けたくない医療・療養について，ご家族等や医療介護関係者と話し合ったことはない」としていた（●図 10-3）。わが国の文化のなかでは，死に関する話をすることはなかなかむずかしいことも指摘されてきたが，ACP 普及のための取り組みも少しずつ行われてきている。

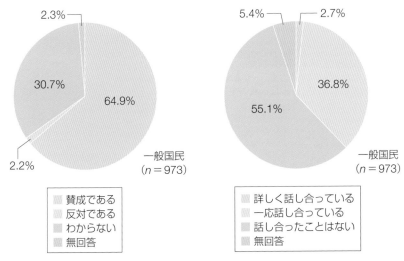

a. アドバンスケアプランニング
　（ACP）の賛否について

b. 人生の最終段階における医療について家族
　などや医療介護関係者との話し合いについて

●図 10-3　ACP に関する意識と現状
（厚生労働省：人生の最終段階における医療に関する意識調査報告書．2018 をもとに作成）

✎ work 復習と課題

❶ 言語的コミュニケーション，非言語的コミュニケーションの特徴について説明
しなさい。

❷ スザッスとホランダー，およびローターによる医師-患者関係のモデルについ
て説明しなさい。

❸ わが国の患者-医療者関係には，どのような特徴があるだろうか。

❹ 患者-医療者のコミュニケーションは，日常生活におけるコミュニケーション
とどのような点で異なるのだろうか。

❺ ACP とはなにか，普及のためのどのような取り組みが行われているか調べて
みよう。

参考文献

1. 石川ひろの：保健医療専門職のためのヘルスコミュニケーション学入門．大修館書店，2020.
2. ウェーバー，M. 著，世良晃志郎訳：支配の諸類型．創文社，1970.
3. 厚生労働省：人生の最終段階における医療に関する意識調査報告書．2018.
4. 進藤雄三：医療の社会学．世界思想社，1990.
5. ジンメル，G. 著，居安正訳：社会学-社会化の諸形式についての研究．白水社，1994.
6. 杉田聡・長谷川万希子：医療者-患者関係．山崎喜比古編：健康と医療の社会学，p.115-131．
   東京大学出版会，2001.
7. 中山健夫：これから始める！シェアード・ディシジョンメイキング——新しい医療のコミュニ
   ケーション．日本医事新報社，2017.
8. 李啓充：アメリカ医療の光と影．医学書院，2000.
9. Coe, R. M. and Prendergast, C. G. : Research note : the formation of coalitions : interaction
   strategies in triads. *Sociology of Health & Illness*, 7 : 237-247. 1985.
10. Parsons, T. : Illness and the role of the physician : a sociological perspective. *American
    Journal of Orthopsychiatry*, 21 : 452-460. 1951.
11. Roter, D. : The enduring and evolving nature of the patient-physician relationship. *Patient
    Education and Counseling*, 39 : 5-15. 2000.
12. Roter, D. L., Hal, J. A. 著，石川ひろの・武田裕子監訳：患者と医師のコミュニケーション——
    より良い関係づくりの科学的根拠．篠原出版新社，2007.
13. Solano, C. H.and Dunnam, M. : Two's company : self-disclosure and reciprocity in triads
    versus dyads. *Social Psychology Quarterly*, 48 : 183-187. 1985.
14. Stewart, M. et.al. : *Patient-centered Medicine: Transforming the Clinical Method, Third
    edition*. CRC Press ; 2013.
15. Szasz, T. S.and Hollender, M. H. : A contribution to the philosophy of medicine ; the basic
    models of the doctor-patient relationship. *AMA Arch Internal Medicine*, 97 : 585-592. 1956.
16. Stewart, M. et. al. 著，葛西龍樹監訳：患者中心の医療の方法——原著第3版．羊土社，2021.
17. The unspoken issue that haunts the UK general election. Lancet, 365(9470) : 1515. 2005.

第 11 章

保健医療福祉専門職と
アクター

　保健医療福祉サービスの基本は，サービスの受け手となる患者・利用者と，サービスの提供者となる保健医療福祉関連職をはじめとする医療者の二者関係である。本章では，おもに一方の当事者であり，サービスの提供者となる保健医療福祉関連職についてみていく。そのあとに，これらの職種に限定されないアクター（◐52ページ）についてみていく。

A 保健医療福祉関連職のなりたち

　近代医療の初期には，医師と少数の医療補助を行う人々によってサービスが提供されていた。しかし，保健医療福祉領域における知識・技術が飛躍的に発展した現代社会では，保健医療福祉領域には多数の職種が存在している。以下では保健医療福祉関連職の成立についてみていく。

1 近代医療の発展と保健医療福祉関連職

　近代医療とは，近代社会における主要な医療の形態で，19世紀にかけて西ヨーロッパで最初に成立したとされ，現代の先進国のほとんどが制度的に採用している。近代医療は次の点で，それ以前の医療と区別される。①身体の内部観察に基づく知識・技術をもつ，②専門職としての医師が中心となって治療を行う，③病院が治療の中心的な場である，④国家との深いかかわりがある[1]。

　20世紀後半以降にさまざまな職種が誕生した。そのなかには，近代医療の成長によって誕生した職種があり，また，近代医療の対象とする領域の拡張によって誕生した職種もある。さらに，すでに近代医療の成立時に存在しており，近代医療の発展とともにその役割が変容した職種もある。

● **近代医療の成長によって誕生した職種**　近代医療では，身体の内部観察を可能とする知識・技術が発展した。具体的には，肉眼で直接見ることができないような部分を，X線や超音波などを用いて可視化する技術や，尿・便・痰などの排泄物や血液，組織や細胞などを物理的・化学的に検査する技術である。これらの技術を背景に，検査を専門とする診療放射線技師や臨床検査技師などが誕生した。

1）黒田浩一郎：病/医療と社会学理論．宝月誠・進藤雄三編：社会的コントロールの現在——新たな社会的世界の構築をめざして．pp.149-152，世界思想社，2005.

　加えて，治療技術，すなわち生命維持装置や血液透析装置，放射線治療装置などが発達したことにより，これらの装置の維持・管理を専門とする職業として，臨床工学技士などが誕生した。

● **近代医療の対象とする領域の拡張によって誕生した職種**　20世紀なかばに慢性疾患が主要な疾患となるにつれ，近代医療は治療だけでなく予防までをその対象とするようになり，重点が治療から予防へとシフトした。**予防医学**には，健康増進や各疾病に注目した予防対策（1次予防），早期発見・早期治療（2次予防），すでに罹患している患者の疾病の悪化を防ぎ，機能の回復を目ざすこと（3次予防）が含まれる。これにより，**リハビリテーション**の領域が新たに成立し，理学療法士や作業療法士，言語聴覚士などの職種が誕生した。

● **その他の職種**　近代医療の発展という文脈ではとらえきれない職種もある。その1つは薬剤師である。薬剤師は，医師が診療を中心業務とし，調剤を補助者にまかせるようになったことで，医薬品の調剤の権限の独占を有する職業として誕生した。現在では製薬産業の発展により調剤業務が形骸化し，薬剤師の業務はモノ中心から対人業務中心へと変化している。

　もう1つは看護師である。看護師は，19世紀末から病院が収容施設から治療施設へと発展していく過程で，病棟における患者の世話や，病棟や手術室における医師の診療の補助を担う職業として確立した。業務が広範にわたり，特定の限定された領域を専門として誕生したわけではない点がほかの職種との大きな違いである。

　さらに，近代医療の外部で独立開業形態をとってきた伝統的施術者もいる。たとえば，あん摩マッサージ指圧師，はり師，きゅう師，柔道整復師などである。

2 わが国の保健医療福祉関連職の成立過程

◆ 国家資格の誕生

　わが国の近代医療の制度化は，明治に制定された**医制**によって始まる。日本政府は1874（明治7）年に医制を公布し，西洋医学の医師のみに診療資格や開業を認め，法的にその他の医療者の治療行為を禁止した。第二次世界大戦以前は，資格制度のある職種は，医師と看護職と薬剤師だけであった。戦後は，これらの職種の法改正に加え，多様な職種が国家資格となって新たに誕生した（●表11-1）。

　ただし，これらの新たな職種が担う業務は，国家資格となる前からも行われていたことには注意が必要である。国家資格化の過程では，教育内容や免許制度などをめぐる議論がなされており，職業としてのあり方が変容した可能性がある。さらに，従来から業務を行っていても，国家資格化していない職種も存在する。

○表 11-1　わが国の保健医療福祉関連職種とその根拠法

資格	根拠法	年	資格	根拠法	年
あん摩マッサージ指圧師・はり師・きゅう師	あん摩マツサージ指圧師・はり師・きゅう師等に関する法律(あはき法)	1947	栄養士	栄養士法	1947
医師	医師法	1948	歯科医師	歯科医師法	1948
保健師・助産師・看護師・准看護師	保健師助産師看護師法	1948	歯科衛生士	歯科衛生士法(DH 法)	1948
獣医師	獣医師法	1949	歯科技工士	歯科技工士法(DT 法)	1955
臨床検査技師・衛生検査技師	臨床検査技師等に関する法律	1958	薬剤師	薬剤師法	1960
理学療法士・作業療法士	理学療法士及び作業療法士法(PTOT 法)	1965	柔道整復師	柔道整復師法	1970
視能訓練士	視能訓練士法(ORT 法)	1971	診療放射線技師	診療放射線技師法(RT 法)	1984
臨床工学技士	臨床工学技士法(CE 法, ME 法)	1987	義肢装具士	義肢装具士法(PO 法)	1987
社会福祉士	社会福祉士及び介護福祉士法	1987	介護福祉士	社会福祉士及び介護福祉士法	1987
救急救命士	救急救命士法(EM 法, EMPT 法)	1991	精神保健福祉士	精神保健福祉士法	1997
ケアマネジャー(介護支援専門員)	介護保険法	1997	ホームヘルパー(訪問介護員)	介護保険法	1997
言語聴覚士	言語聴覚士法(ST 法)	1998	公認心理師	公認心理士法	2017

◆ 業務独占と名称独占

　当該の資格保持者以外の業務遂行が禁止されている場合は,「業務独占を有する」といい, 当該資格保持者以外の名称使用が禁止されている場合は,「名称独占を有する」という。業務独占の状況に応じて, 医療従事者資格は次のように分けられる❶。

(1) 固有の業務領域を有する資格：医師, 歯科医師
(2) 医師・歯科医師の業務を一部分担する資格：薬剤師, 保健師・助産師・看護師・准看護師, 診療放射線技師など。

> ◻NOTE
> ❶これらの資格と担当業務間の関係性は必ずしもきれいに切り分けることはできない。また, 本章では, 医師・歯科医師と記述すべき箇所も, 煩雑さを避けるために医師とのみ記述している。

---

column　コメディカルとパラメディカル

　医師と連携して働く医療者のことを, わが国ではコメディカルとよぶこともある。以前はパラメディカルともよばれていたが, 従属的な意味を含むパラ(para-)よりも, 協同を意味する(co-)のほうが適切とされた。しかし近年では, コメディカルという言葉に対しても疑義が呈され, より包括的にヘルススタッフなどとよぼうとする動きもある。将来的にはよび方がかわる可能性もあるが, 現状では最も浸透しているため, 本章ではコメディカルを使用している。

（3）看護師等の「診療の補助」業務を一部分担する資格：臨床検査技師，理学療法士・作業療法士，視能訓練士など。

B 保健医療福祉関連職をみる視点としての専門職論

　保健医療福祉関連職の多くは，高度に専門的な知識・技能を必要とする。このような職種の特徴は，専門職という観点からさまざまに分析されてきた。以下では，こうした**専門職論**の視点から，保健医療福祉専門職の特徴や職種間の関係性をみていく。

1 専門職としての保健医療福祉関連職

◆ 専門職の特徴

　保健医療福祉関連職の多くは，**専門職**とよばれる。専門職とは，次のようないくつかの特徴からほかの一般的な職業と区別される。
（1）専門とする領域において独自の知識体系が存在し，それが社会的に有用であると認められていること。
（2）職能集団が独立していて，ほかからの指示を受けないという意味での自律性が確保されていること。
（3）長期の専門教育制度や免許制度をもち，高度な知識と技能をもつと認められていること。
（4）倫理綱領をもつこと。
　かつて専門職とは，人の魂・生命・財産などを扱う特別な職業である聖職者・医師・法律家をさしており，これらの担い手は教育を受けることのできる層に限られていた。これらを地位専門職という。近代以降になると，教育を受けて資格を取得することで誰もが就業可能となる専門職が誕生した。これを職業専門職という。

◆ 医師と専門職

　保健医療福祉領域では，看護師や理学療法士，社会福祉士などの多数の専門職がのちに誕生したが，専門職論における専門職とは，医師のことをさしていた。それは，医師こそが専門職の完全なかたち（原型）をとる職業だと考えられてきたからである。この最大の理由は，医業における**独占**と**自律性**にある。医師は，診療というサービスを提供する権利と，治療に必要な資源にアクセスする権利の独占を有している。たとえば，一部の薬品は医師の処方箋がなければ購入できない。
　また，医師やコメディカルの資格や業務は法的に定められているが，とく

に医師には，その他の職業に対して指示をすることができる地位が与えられている。医師の知識や技能は他に優越して専門的であるとして，他者から指示を受けることもなければ，診断や治療内容の是非を，他者から評価されにくい構造となっている。そのため，医師は自律性が高いとされる。

2 専門職支配とその変容

1 専門職支配

　少なくとも 20 世紀のなかばまでは，医師は非常に高い社会的地位と権力を有していた。このことは，医師がその他の人々，すなわちコメディカルや患者よりも強い立場にあり，医師の意見が優越するような構造を生じた。こうした状況は**専門職支配** professional dominance として，批判的に論じられてきた。

　たとえば，1 人の患者を複数の専門職で担当する際にも，医師の判断や決定は，法的根拠に支えられ，その他の職業のそれに優越する。コメディカルは専門性に基づく独自の判断枠組みをもっているにもかかわらず，医師の指示に従わなければならないのである。ただし，医師には強い権限がある分，責任も負うことになる。

　対患者関係においても医師の優位性がある。通常，患者は医師のような専門的な知識をもっておらず，なにが適切な対処かの判断を下すことはむずかしい。さらに，医師の独占により，手術や薬などの医療サービスや資源を利用するには，医師を頼る必要がある。したがって，医師は患者に対して自身の決定を優越させる権力をもっている。

　ただし現在では，患者の利益を最優先することが倫理的に求められている。**インフォームドコンセント**（● 173 ページ）の制度化など，治療における患者の意思決定が尊重される。しかし，患者の意思決定は，医療者との相互作用のなかで医療者の望む方向に誘導されやすく，提供される選択肢は，そもそも医師による判断が色濃く反映されたものになりやすいことも指摘されている。

---

plus	二重の権限構造

　現在，保健医療福祉関連職の多くは，病院などの組織で雇用されている。医師の就業形態も，歴史的には開業医型から病院勤務型へとシフトしている。病院で雇用される職種は，被雇用者としての側面を有することになり，組織上の要請にこたえる必要が生じる。

　近代組織の 1 つである病院では，官僚制（● 18 ページ）が敷かれている。他方で，病院のスタッフの多くは保健医療福祉関連職からなっており，専門職内のヒエラルキー構造がある。すなわち二重の権限構造があり，組織上の命令系統と，組織の目的である治療上の命令系統が異なることによる混乱や判断の困難が指摘されている。近年では，医療の管理の必要性から組織上の要請が強まっており，ますます官僚制の側面が前景化しているとの指摘もある。

2 さまざまな要因による専門職支配の変容

　医師を頂点としたヒエラルキーの構造は，診療所における開業医のイメージをもとに展開されてきたものである。しかし，20世紀後半以降，医師の雇用は勤務医型へとシフトしていき，医師は病院の大規模組織化や営利企業化に伴う経営の影響や管理を受けやすくなった。さらに，次のいくつかの社会的要因により，医師の地位は相対的に低下してきたといわれる。

◆ 国家

　近代医療の特徴の1つに，国家の医療との深いかかわりがある。医療費抑制が政策目標とされ，医学研究や実践への管理が強化される動きが近年強まっている。こうした動向を背景にした，保険診療の診療内容の制限や，医療サービス価格の決定権の剝奪などは，医療職の自律性への国家による介入ともとらえられる。また，医療計画に基づく病床数の規制は，医師の自律性の一側面である自由開業医制度への介入と指摘されている。

◆ 市場

　保健医療福祉サービスも，サービス提供の対価として報酬を得るという点では，ほかのサービス業と同様である。しかし，保健医療福祉領域は，その目的に照らし合わせても市場原理にそぐわない領域と認識されてきた。ほかのおもなサービス業とは異なり，一般に広告にも規制がかけられている。

　しかし，市場原理・競争原理を導入すれば，コスト削減やサービスの質向上の努力がなされるはずだという考えによって，第三者による医療の監視が増大しているという指摘がある。それらは医師に対して効率的な診療を求めることで，医師の自律性を大きく阻害するとされている❶。

　非営利組織が民間医療機関の多くを占めるわが国では，現行の制度下では，市場の影響はそれほど大きくないと考えられる。しかし，病院の経営的な問題があるため市場を完全に無視することはできない。

◆ クライアント

　クライアント（患者）との関係性も，医師の地位の相対的低下をまねいている。いくつかの指摘があるが，1つには，医師の自律性の最大の根拠であった，専門的知識の**秘儀性**の喪失である。インターネットの普及や教育水準の向上などにより，患者と医師との知識ギャップが相対的に減少している。また，慢性疾患の増大に伴い，治療において患者からの情報提供や協力が以前よりも重要になった。1970年代以降はインフォームドコンセントの制度化により，意思決定における患者-医療者関係が変容している。加えて，社会的な消費者運動などを背景に，患者の能動性が増している。

◆ 保健医療福祉関連職

　これまでにもみてきたとおり，医療の高度化や専門分化および病院組織の

▢NOTE
❶アメリカのマネジドケアによる，医療および医師のコントロールはよく知られている。マネジドケアとは，保険会社が，患者の保健医療サービスへのアクセスや，医師・病院の提供するサービスの内容を厳しく管理・制限することで，医療費の効率化をはかる保険のしくみである。

合理化などにより，医師は他の専門職に，より依存するようになった。保健医療福祉サービスの提供は，もはや医師のみによって行われることはなく，病院組織における複数の専門職との協業を通したサービスの提供へと変容している。

　これにより専門職間の関係性も，かつての医師を頂点としたピラミッド型から，少なくとも理念的には，水平的な関係性へと移行している。ただし，法的地位や制度に大きな変更はないため，なお医師が決定権をもっていることにはかわりない。

C　看護職論の現在

　多様な保健医療福祉関連職が存在するなかで，看護師はほかのコメディカルとは性格が異なる職種である。その理由の 1 つは歴史性であり，もう 1 つは業務内容の無限定性である。また，コメディカルのなかでも最大数を誇る職業集団であり，女性比率の高さも特徴的である（◉ 202 ページ）。ここでは，看護職❶の職業上の特質をみていく。

NOTE
❶看護職
　看護職とは，保健師，助産師および准看護師を含むが，ここでは看護師を想定している。

1　看護職の歴史

● **世界の歴史**　看護という営みを職業に限定せずに考えると，その歴史は非常に古い。修道院での宗教的実践の 1 つとしての病人の看護や，家庭における家事奉公職がその源流にある。しかし，近代的職業としての看護職の歴

---

plus	相補的自律性

　専門職間の関係性の変化は，単に医師の自律性をおびやかすばかりではない。現在の医療では，医師と多様な専門職との分業・連携は必須である。ほかの専門職も単に医師に従うだけの存在ではなく，自身の専門領域においてはみずからの裁量で仕事をしている。こうした状況をふまえ，自律性の概念を見直そうとした研究もある。

　たとえば三井は，1990 年代のクリニカルパス（標準的な治療計画書）の導入が生んだ医療者間の関係性の変化に，新たな自律性概念を見いだす。導入以前は，治療の全体像を把握するのは医師のみであったため，コメディカルは，自身の担当業務が治療にどのように関係しているのかを把握しにくかった。しかし，クリニカルパスが導入され，コメディカルに開示されることで，コメディカルはみずからの業務を医療的ケア全体に位置づけて把握することが可能となり，みずから

の専門領域に基づいて治療方針に対して発言できるようになったという。

　三井は，このようなコメディカルが，治療計画と個別の患者の状況とを照らし合わせ，みずからの専門領域に基づいて治療方針に対して発言権をもつことを相補的自律性とよんだ[1]。最終決定を下すのは医師であることにはかわりないが，コメディカルの発言によって決定がかわりうる可能性が担保されていることは重要である。むしろ，そのこと自体が医師の決定（医師の指示）を正統なものとみなす根拠となる。多様なコメディカルが治療方針に対して発言権をもつことは，医師の裁量権をおかすのではなく，補完するものであることを指摘している。

────────────
*1 三井さよ：ケアの社会学──臨床現場との対話．勁草書房，2004.

史は比較的新しく，19世紀のイギリスにみることができる。専門職としての看護は，1887年の職能団体の成立（英国看護婦協会），1893年の協会による資格授与制導入，1919年の国家登録制導入などの一連の動向をもって誕生した。

● **わが国の歴史**　わが国においても看護の営みは宗教的実践とのかかわりがあり，仏教との密接な結びつきがある。1915（大正4）年に「看護婦規則」が制定され，このとき「看護婦」の名称が法的に定められたが，現在に比べると，資格基準は厳密ではなかったとされる。1948（昭和23）年には，連合国軍最高司令官総司令部（GHQ）という外圧とともに，新しく「保健婦助産婦看護婦法」（以下，保助看法）が制定され，看護職の定義（保健婦・助産婦・甲・乙種看護婦），免許資格の厳格化，国家登録制などが定められた。1951（昭和26）年の改正では，甲・乙種看護婦が廃止され，准看護婦制度が設立された。なお，2001年の改正で，男女の区別を排した「看護師」に統一されている。以下では，時代を問わず看護師を用いる。

2 看護職論

1 看護の業務と専門性

保助看法の定める看護師の業務は，**療養上の世話**と**診療の補助**である。療養上の世話とは，療養中の患者を援助するために，病状の観察をしながら，患者の日常的な療養環境を整える営みである。診療の補助とは，患者のベッドサイドでの観察，処置，検査や手術室での手術の介助といった医師の診療の補助である。このように規定される看護の業務は，単に医師の指示に従って診療の補助をするだけでなく，患者の療養全般を援助するという独自の役割も含んでいる。とくに療養上の世話は，職務が機能的に限定されておらず，高度な知識や熟練を必要とするものから，それらを必要としない仕事も含まれている。そのため，仕事の境界が他の職種ほど明確ではなく，葛藤をいだきやすくなる。

また，療養上の世話こそが看護の本質であるとされるにもかかわらず，その専門性の主張がしにくく，評価もされにくいという課題がある。たとえば，患者に褥瘡ができて処置をすれば評価され，診療報酬もつく。しかし，「そもそも褥瘡ができないように看護しても評価されない」というある看護師の声に，看護やケアに内在する課題が端的にあらわれている。

2 看護とジェンダー

多くの国において看護職のほとんどを女性が占めることから，ジェンダーという視点からとらえることも重要である。

看護の業務内容には，高度な医学的知識を必要とするものから，家庭におけるケアの延長とみなされるものまで含まれている。看護職に占める女性の多さの理由の1つには，近代社会において身のまわりの世話や介護，子育て

などが女性の担当する領域であったことから，看護の本質とされる部分が女性性と結びつけて理解されてきたことがある。

　もう 1 つには，近代社会において正規の医療職が男性によって独占されていく過程で，男性医師への従属という，女性の仕事として看護を成立させることで，看護師は居場所を確保していったという経緯がある。家父長制的構造のもと，医療職においても，医師＝男性（夫），看護＝女性（妻）といった性別役割分業が成立し，ここには社会の構図があらわれている。

　また，家庭でのケアの延長とみなされがちな業務は，誰にでもできると考えられており，加えて女性の職であることで，看護そのものの重要性・専門性も低くみられ，賃金も低く抑えられてきた。これらのことは，あとにみる看護師の専門職化の必要性の議論ともかかわっている。

3　看護と感情労働

　看護という営みの特徴を，**感情労働**（● 137 ページ）という側面からとらえようとする研究がある。看護という営みは，実践するにあたって感情規則❶や，感情規則に基づいた感情管理が強く求められる。たとえば，看護師は「クライアントへ配慮しなければならない」という感情規則と「クライアントに対して公平なサービスを提供しなければならない」という一見相反するような感情管理を求められる。こうした葛藤とその対処は，感情労働者を疲弊させる（バーンアウト）。感情管理の失敗などの感情労働をめぐる問題は，自責化されやすいといわれる。

3　看護職における専門職化

1　看護における専門職化志向

　看護職は，職業集団として，つねに**専門職化**を目ざしてきた。かつては看護職は，医師に代表される理念型としての**専門職**に対し，図書館司書やソーシャルワーカーと並んで**半専門職**として位置づけられてきた。業務の特性から生じる境界のあいまいさなどから，社会的地位や評価の向上をもたらす専門職化は，看護職の成立・存在意義の確認において重要であった。

　こうした背景から，看護研究の主要なテーマの 1 つに，看護職が専門職基準をどの程度満たしているかを明らかにしようとするものがある。専門性を確立し，自律性を獲得するには，ほかの保健医療福祉関連職との差異化のなかで，職業領域を確固としたものとして確立する必要性があった。たとえば，専門職としての度合いという意味では医師との比較がなされた。また，扱う領域が近接しているという点で介護福祉士との比較がなされた。

2　看護業務における変化

　看護の独自性の確立や，ますます高度化する医療のもとで診療の補助を行うために，看護技術の高度化や専門性の確立に向けた高学歴化が進んだ。

わが国では，1990 年代以降，看護の四年制大学や大学院が急増した。さらに高学歴化に伴い，看護の質の向上をはかることや業務範囲の拡張にかかる資格制度や研修制度も設立された。1990 年代には，医療の高度化に対応できる高度な専門性をもつ看護師の育成が求められ，専門看護師(1994〔平成 6〕年)や認定看護師(1995〔平成 7〕年)，認定看護管理者(1998〔平成 10〕年)といった資格が創設された。さらに，在宅医療の推進を背景に，高度な知識・技能をもった看護師が行うことのできる診療の補助の範囲を拡大する「特定行為に係る看護師の研修制度」が 2015(平成 27)年より開始された。認定を受けた看護師は，医師の作成した手順書に基づいて，特定行為として定められた診療の補助を行うことができる。

このような看護の職能範囲と責任を拡大する看護師の育成は，医師不足を補う手段としても期待されている。ただし，患者の病状などから，誰がどのように対応すべきかの判断は医師が行うことにかわりはなく，看護師が対応した場合も医師への報告が必要となることから，純粋に看護師の裁量権の拡大とみるかどうかについては留保が必要である。

他方で，患者の療養上の世話には必要なものの，専門的な知識・技能は必要なく，必ずしも看護師が担う必要がないと思われる仕事については，たとえば看護助手など別の職種に委譲されている。

無前提に専門職化を推進する立場には批判もある。すべての看護師が専門職化を望んでいるわけではなく，また，専門職化の動向がケア全体にとって必ずしもよいことであるとは限らないからである。

D 対人的サービス提供者としての保健医療福祉関連職とアクター

保健医療福祉分野におけるサービス提供について，これまで医療機関(病院)で提供される医療についての議論を中心にみてきた。しかし，病気の治療やケアをめぐる活動におけるアクターは，これらに限定されるものではない。医療機関において業務として行われるケア以外の営みも含めて保健医療福祉サービスととらえると，ここにはさまざまな立場の多様なアクターがかかわっている。

1 対人的サービス技術の必要性

保健医療福祉関連職は，産業分類では第三次産業(◉ 130 ページ)に分類される。保健医療福祉関連職種は，生命を扱うという，社会的に重要な使命をもっている。かつては「医は仁術」といわれたように，自己の利益は追求せず，厳しい職業倫理も求められる聖職の意味を帯びてきた職業でもある。職務のなかでは，職業倫理に基づいて，クライアント(患者)のニーズをくみと

り，意思決定に介入することがある。

そのため，保健医療福祉関連職は，提供するサービスに関する専門的な知識・技能だけでなく，人を対象とすることに伴う対人的サービス（コミュニケーション）の技術も必要となる領域である。さらに，近年では多様なアクターとの連携・協働が必要となっていることからも，よりよい医療やケアを実現するための必要条件として，対人的サービス技術の重要性が増している。

2 保健医療福祉サービスに関連する諸アクター

1 フォーマルケアとインフォーマルケア

保健医療福祉サービスの提供者として，これまで専門職を中心にみてきた。しかし，人々の健康や生活を支える活動のサービスの提供者は，専門職に限定されない。医療機関などで保健医療福祉関連職によって行われるフォーマルなケアに対し，医療機関以外の場所で，専門職ではない人々によって提供されるケアを**インフォーマルケア**という。

● **フォーマルケアの担い手** これまで国家資格化されたコメディカルによる分業を議論の中心においてきたが，認定資格をもつ人もいれば，資格職でなくとも，医療機関などにおいて専門的な仕事を分担する人もいる。たとえば，看護助手（看護補助者）はそのような仕事の1つである。看護チームの一員として，看護師などの指示のもとで，看護の専門的判断を要しない補助的な業務を担っている。

ほかにも，診療情報管理士や呼吸療法士などもあげられる。加えて，病院の事務部門との連携も欠かすことができない。さらに，ケアマネジャー（介護支援専門員）のように，サービスを提供する専門家と，サービスを利用する本人や家族との間の調整を担う役割もある。

● **インフォーマルケアの担い手** 1人の人の健康を支えるアクターには，本人または家族や親族，近隣の住人や友人，あるいはボランティア団体などもいる。これらの人は，どちらかといえば，日常生活を維持する営みであるベースの支援（○ 190ページ）を担っていることが多く，保健医療福祉サービスにおける分業の一端を担う重要なアクターである。とくに地域や在宅でのケアにおいて，インフォーマルケアの担い手の重要性は増している。

2 施設や制度を動かすアクター

直接的なケアの提供にかかわるわけではない人たちもまた，分業の一端を担っている。たとえば，ケアの人材を派遣する事業所や医療施設，システムを設計したり充実させたりする自治体や都道府県，保険給付を管理する保険者などである。また，全体的な制度を構築・管理する中央政府もその一端の担い手として考えられるだろう。

3 テクノロジーとモノ

　さらに，保健医療福祉分野においてもテクノロジーの発達した現代では，人以外もアクターとして考えることができるかもしれない。AI や ICT を活用した事務の効率化や遠隔診療の促進が考えられる。これらの利用により，施設間での情報共有による連携強化をはかることも可能である。また，医療・介護用ロボットや介助機器などの開発・活用が進んでいる。これらは医療・介護現場における生産性の向上や，医療者不足を補う可能性が期待されている。

3 地域包括ケアのなかのアイデンティティ

1 地域包括ケア

　地域包括ケアとは，高齢者の尊厳の保持と自立生活の支援の目的のもと，可能な限り住み慣れた地域で，自分らしい暮らしを人生の最期まで続けることができるよう，地域の包括的な支援・サービス提供体制を推進するものである。介護保険制度の保険者である市町村や都道府県が，地域の特性に応じてつくり上げていくことが原則とされている。地域包括ケアの対象は，政策的には高齢者を対象としているが，療養を継続する人や難病をもつ人，障害をもつ人なども含まれる。構成要素として，住まい，生活支援サービス，介護，医療，予防があげられており，生活の基盤と専門的サービスがそれぞれの役割に基づいて連携しながら在宅での生活を支えていくことを目ざしている。

2 地域包括ケアから考える専門性

　多様なアクターが関与する地域包括ケアにおいては，専門性の考え方も見直されている。20 世紀後半に台頭した**患者主体**や**生活モデル**（● 236 ページ）の考え方，そして地域における包括的ケアという動向に目を向けると，医学的な知識・技能の専門性の獲得だけでは，人々のニーズは満たせない。また，地域での暮らしを実現するには，日常生活を支える多様なアプローチが必要になる。たとえば，病気の治療が終わっても，生活上の介護や介助が必要となる場合がある。また，継続して医療や別の支援が必要な場合がある。さらに，困ったことが生じたときに誰かの手だすけが必要となる場合もある。

　こうした生活上の支援・サポートには，なんらかの知識や技術を必要とする。それはこれまでみてきた，職業的な専門性とは異なるだろう。しかし，そのことは「専門性が低い」「専門性がない」ことを意味するわけではない。たとえば，ホームヘルプにおける家事援助は，誰にでもできると思われがちだが，他人の家で他人が納得や満足するように行う家事は，自宅で自分のために行う家事とは異なるものである。さらに，患者や当事者のニーズをよく知っているという意味での専門性もあるかもしれない。ある人の状況や特性

に基づいた対応ができる，どこに行けば問題が解決の糸口が見つかるといった，経験知や知恵のようなものも含まれる。

このような生活や日常そのものに内在し，専門職による専門的なケアに連なるケアや支援のことを，**ベースの支援**とよび，生活モデルに基づく包括的ケアにおける重要性が指摘されている。その代表的業務として「介護・介助」「相談・コーディネート」「見まもり」がある❶。

地域包括ケアにおいては，多様なアクターの関与とともに，多様な専門性がある。それぞれの前提とする枠組みや価値観の相違は，いわゆる専門職間でのそれよりも大きいことが予想される。生活の質を向上させるようなケアの実現には，相互の専門性を尊重しつつ，連携していくことが重要である。

3　地域包括ケアの推進と保健医療福祉関連職の役割

● **地域包括ケアと医療行為**　地域包括ケアの構想のもとで，在宅・地域での暮らしがベースとなると，医療機関の外での治療や医療的ケアのニーズが高まることが予想される。すべてのニーズに医師が応じることはむずかしいが，医師ではない者の医療行為には法的制限がある。看護師は，医師の指示がなければ医療行為を行うことができず，介護職員は医師や看護師の指示があっても法律上は医療行為を行うことはできない。そのため，在宅で必要な医療的ケアは，患者自身またはその家族によって担われてきた。こうした制限は，長期療養を必要とする高齢者や障害者が，施設や在宅など多様な暮らしの場で医療を継続しながら生活する際の制約ともなってきた。こうした実態をふまえて，コメディカルの職能範囲や，医療行為の定義の見直しが行われる場合もある。

● **職能範囲の見直しの例**　痰の吸引は，コメディカルの職能範囲が見直された例である。筋萎縮性側索硬化症（ALS）などの神経難病患者は，呼吸筋力が低下し，人工呼吸を使用しなければ生存できない状態となることがある。この場合，筋力の低下した患者はみずから痰を排出できないため，頻繁に痰を吸引する必要がある。痰の吸引は医療行為となるため，家族以外による吸引は禁止されていた。しかし実際には，24 時間の付き添いに疲弊した家族がホームヘルパーなどの介護従事者に痰の吸引を依頼したり，介護施設入所者の処置を介護従事者が行わざるをえないことがあった。そこで 2003（平成15）年からは，ALS 患者に限り，医師および看護職との連携のもとで，介護従事者による痰の吸引が認められた❷。さらに 2012（平成 24）年には，ALS患者に限らず，一定の教育・訓練と事業者の認定を前提に，介護福祉士による痰の吸引が実施可能となった。

保健医療福祉領域の変化に伴って，個々のアクターは，新たなニーズにこたえるために自身の役割を見直したり，更新したりすることが必要となるだろう。

1）三井さよ：はじめてのケア論．pp.32-93，有斐閣，2018.

NOTE
❶ベースの支援
　ここでは，ケアのあり方を考察している社会学者の三井の議論に着目して紹介している。これまで三井は，看護職の専門性に関する議論を行ってきた。近年，地域包括ケアの時代に求められる新たなケアシステムを検討するなかで，ベースの支援の必要性を指摘し，従来の専門職も含めたケアの担い手の「専門性」のとらえ直しを進めている[1]。

NOTE
❷痰の吸引と医療行為
　痰の吸引は医療行為であるため医師や看護師以外が行うことは違法となるが，目的の正当性や必要性などに鑑みて，介護従事者がこれを行うことは違法とはいえないとされた。喀痰吸引を医療行為から外すか否かという議論も行われている。

4 保健医療福祉関連職種間の協働

1 チーム医療と多職種連携

　現代では，医師と看護師だけで医療サービスを提供することはほぼ不可能であり，保健医療福祉関連職をはじめとするさまざまなアクターの関与によって診療やケアが提供されている。「医療に従事する多種多様な医療スタッフが，おのおのの高い専門性を前提に目的と情報を共有し，業務を分担しつつも互いに連携・補完しあい，患者の状況に的確に対応した医療を提供すること」[1]を**チーム医療**という。

　わが国では，1970 年代からリハビリテーション領域で試行されはじめた。この概念が浸透した背景には，医療事故や医療崩壊，高齢者介護といった社会問題への解決策という要素もあった。

　2000 年代になると，チーム医療を推進するために診療報酬の算定が始まった。2010（平成 22）年の厚生労働省医政局長通知「医療スタッフの協働・連携によるチーム医療の推進について」により，チーム医療という概念がより広く浸透した。なお，在宅医療や地域包括ケアを含むケア領域においては，チーム医療とほぼ同義で**多職種連携**が用いられることが多い。その場合のチームの意味するところは，病院内のチーム医療よりも広範囲であると考えられるが，以下では多職種連携も含めてチーム医療と表記する。

2 チーム医療の類型

　チーム医療では，1 人の患者を複数の医療スタッフでみることが基本である。チームのかたちとしては，同一の診療科の複数のスタッフで組む診療科チームと，複数の診療科のスタッフが関与する診療科横断チームがある。また，1 人の患者を複数のチームがサポートしている場合もある。医師とその他の医療スタッフとの関係は，単純な上下関係ではなく，職能分担を前提とする協働関係が理念とされる。

　さらに，患者をチームの中心にすえ，そのまわりを医療スタッフが囲む従来のかたち（患者中心の医療）から，最近では，患者も同じチームの一員として横並びの形態（患者参加型の多職種協働の医療）へとかわりつつある（●図11-1）。

3 チーム医療への期待と課題

●**チーム医療への期待**　チーム医療には，単に多くの職種が集まるだけではなく，それらが有機的に連携し，チームとして機能することが求められる。つまり，保健医療福祉サービスの提供において，アクター個々のはたらきの

1）厚生労働省：チーム医療の推進について（チーム医療の推進に関する検討会報告書）．2010（https://www.mhlw.go.jp/shingi/2010/03/dl/s0319-9a.pdf）（参照 2023-10-7）．

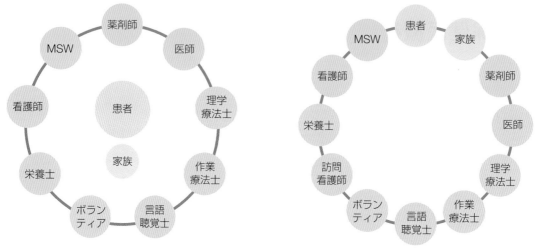

a. 患者中心の医療　　　　　　　　b. 患者参加型の多職種協働の医療

○**図11-1　チーム医療のかたち**

総和以上の効果を生むことが期待される。チーム医療の成立にかかわる要因として，①社会や文化や診療報酬制度といった環境要因，②組織の理念や構造などの組織的要因，③意思疎通や信頼，ツールなどの関係性要因，④個人の能力や経験などの働き手要因があげられる。

● **チーム医療の課題**　チーム医療実現の課題として，多大なコストがあげられる。在宅医療や地域包括ケア推進の背景には，病院医療費の抑制の目的があるといわれているが，実際に在宅ケアを進めようとすると，費用面においてもコミュニケーション面においても，実際にはより大きなコストがかかると指摘されている。

　一方で，1人の患者・当事者の入院から外来・在宅まで途切れることなくかかわるチーム医療では，アクター間の連携をめぐる課題が生じている。

　仕事の前提が異なる職種どうしの集まりでは，意思決定・合意形成の過程において，誰が主導権を握り，決定権をもつことが適切なのかが課題となる。かつての病院医療であれば，決定権は医師が握っており，その他のアクターは，たとえその決定に不満があったとしても従うほかなかった。しかし現代では，誰の意見が最終的に重要となるのか，容易には決定しがたいところがある。

　また，チームでの協働がうまくなりたたない要因として，自分の主となる持ち場での方法を，ほかの現場にそのままもち込んでしまうことが指摘されている。したがって，それぞれの専門職は，単に専門分野の知識・技能を身につけるだけでなく，それらをいかに個々の現場に適用させるかが重要となるだろう。

④ チーム医療における看護師の役割

　こうしたチーム医療や多職種連携の時代において，看護師の重要性は増している。その理由の1つには，看護師が行うことができる医療行為の範囲が

広がっていることがあげられる。今後，地域包括ケアにおいて，緊急時の対応も含めて医療的ニーズは高まると思われるが，医師不足の状況において，そのニーズを満たすだけの医師の配置はおそらくむずかしい。高度な医学知識をもち，医師と連携しながら自律的に動ける看護師への期待は高まると考えられる。

　さらに，多職種との連携や調整を行うコーディネーターとしての役割が期待される。看護師は，その業務の性質上，患者の身体の状態だけでなく，生活面や心理面にわたるさまざまな情報を得て，アクター間を調整する役割を担う立場となる。調整の役割は，目に見えにくく評価されにくいかもしれない。しかし，多様なアクターによる有機的連携を実現し，よりよい保健医療福祉サービスを提供するためには，欠かすことのできない役割である。チーム医療および多職種連携時代の看護師には，チーム医療を実質的に駆動させる役割が期待されているだろう。

📝 work｜復習と課題

❶ わが国の保健医療福祉関連職にはどのようなものがあるかあげてみよう。

❷ 専門職の特徴をあげてみよう。

❸ 地域包括ケアでは各職種の役割はどのようになるか考えてみよう。

参考文献

1. 黒田浩一郎：コメディカルおよび非正統医療．進藤雄三・黒田浩一郎編：医療社会学を学ぶ人のために．世界思想社，p.60-79，1999.
2. 黒田浩一郎：病/医療と社会理論．宝月誠・進藤雄三編：社会的コントロールの現在──新たな社会的世界の構築をめざして．世界思想社，pp.139-156，2005.
3. 厚生労働省：チーム医療の推進について（チーム医療の推進に関する検討会報告書）．2010（https://www.mhlw.go.jp/shingi/2010/03/dl/s0319-9a.pdf）（参照 2023-10-7）
4. 厚生労働省：地域包括ケアシステム　（https://www.mhlw.go.jp/stf/seisakunitsuite/bunya/hukushi_kaigo/kaigo_koureisha/chiiki-houkatsu/）（参照 2023-10-7）
5. 佐藤典子：看護職の社会学．専修大学出版会，2007.
6. 中川輝彦・黒田浩一郎編：よくわかる医療社会学．ミネルヴァ書房，2010.
7. 藤井博之：地域医療と多職種連携．勁草書房，2019.
8. 細田満和子：「チーム医療」とは何か──患者・利用者本位のアプローチに向けて．第2版．日本看護協会出版会，2021.
9. 三井さよ：ケアの社会学──臨床現場との対話．勁草書房，2004.
10. 三井さよ：はじめてのケア論．有斐閣，2018.
11. 米村滋人：医事法講義．日本評論社，2016.
12. A. R. ホックシールド著，石川准・室伏亜希訳：管理される心──感情が商品になるとき．世界思想社，2000.
13. E. フリードソン著，宝月誠・進藤雄三訳：医療と専門家支配．恒星社厚生閣，1992.
14. W.C. Cockerham : *Medical Sociology, 15th ed.* Routledge, 2022.

第 12 章

性・ジェンダー・
家族と保健医療

本章の目標	□ ジェンダーとはなにかについて学ぶ。
	□ ジェンダーとケア役割との関係を理解する。
	□ ジェンダーと健康との関係を理解する。
	□ 保健医療における家族の役割を理解する。
	□ 男女共同参画社会の形成に向けた取り組みについて学ぶ。

　本章では，性をめぐるさまざまな概念や，家族・結婚など私たちの人生と密接なかかわりをもつことがらについて，健康や保健医療との関係を含めて考える。

A 性別と性差

1 性とジェンダー

　近年，わが国でも性別・性差に関する議論がさまざまな領域で活発になってきた。一般に**セックス** sex は，身体構造の違いから見た生物学的な性別をあらわす。一方，**ジェンダー** gender は，性別についての自己認知や社会意識として共有された性別特性など，社会的・文化的・心理的な性差や性別を含めた概念と説明される。

　1970年代まで，英語で性別をあらわす言葉はセックスしかなかった。しかし，20世紀後半におこった第2波フェミニズム運動❶において，固定的な性役割が批判され，「女らしさ」や「男らしさ」といった観念からの個人の解放が主張されるなかで，生物学的な性別とは別に，社会的に形成される性を意味するジェンダーという言葉が生まれた。

1 社会的性役割期待

　性にかかわる現象は，必ずしも自然にあるものではなく，社会的に構築される側面をもつものとしてとらえられるようになってきた。男性と女性のそれぞれに対して「こうあってほしい」「こうあるのが望ましい」という期待を**社会的性役割期待**という。社会的性役割期待は多くの社会に存在しており，それが「男らしさ」「女らしさ」といったジェンダーの形成と密接につながっていると考えられる。

　社会的性役割期待を示す一例として，ベム S. L. Bem によって作成された性役割パーソナリティを測定する尺度(Bem Sex Role Inventory：BSRI)[1]がある。これは，意識調査によって多くの人が「男性にとって望ましい」「女性にとって望ましい」としたことがらを，「女らしさ」「男らしさ」を測

□NOTE
❶第2波フェミニズム運動
　19世紀から20世紀初頭にかけて婦人参政権運動を中心に法律上の平等を求めた第1波フェミニズム運動に対し，1960年代以降，アメリカを中心に職業などの社会参加における実質的な男女平等や日常の固定的な性別役割分業の問い直しも含めて広がった運動が第2波フェミニズム運動とよばれる。

1）Bem, S. L. : The measurement of psychological androgyny. *Journal of Consulting and Clinical Psychology*, 42 : 155-162, 1974.

定する項目としたものである。

　「女らしさ」と考えられている特性をみてみると，「情愛こまやかな」「困っている人への思いやりがある」「人の気持ちをくんで理解する」など「人の世話をする」という性役割にかかわる側面と，「従順な」「忠実な」「だまされやすい」など「男性の性的対象である」という性役割にかかわる側面からなっている。これらは，愛情をもって人の世話をし，人の自己実現や成長をサポートするという役割に結びついている。

　一方，「男らしさ」とされる特性を整理すると，「優越志向」「所有志向」「権力志向」がみてとれる。これらは，家庭において経済的責任をとるという性役割と結びついている。すなわち，他者と競争して，多くの金銭を稼ぎ，結果として家庭において権力をもつという構造であり，家の外において自立し，自己実現することが「男らしさ」であると考えられているといえる。

　社会的性役割期待は，社会・時代・文化などによって異なる面もある。社会・時代・文化が異なれば，なにを「男らしさ」「女らしさ」と感じるかは異なってくるだろう。また，以前は男性または女性のものと思われていた職業が，時代・社会の変遷に伴い異なる性に門戸を開くということもおこりうる。

2　性的社会化

　社会的性役割期待は，いろいろなかたちで子どもに伝達され，子どもはその性にふさわしいとされる特性を身につけるようになっていく。その伝達は誕生直後から，病院や親によって選ばれる毛布や服の色，おもちゃの種類を通して始まる。たとえば，男の子はピンクよりブルー，ままごと道具や人形よりもミニカーや野球用具のほうがふさわしいと認知され，扱われることが多いだろう。また，家庭でのしつけにおいても，けんかをして泣いて帰ってきた場合，女の子であれば親がなぐさめたりかばってやることが多いが，男の子だと「それぐらいのことでメソメソしてはダメ」と言われるかもしれない。さらに，親に口答えした場合などは，男の子なら「しっかりしている」，女の子だと「すなおじゃない」「女の子のくせに」と言われるなど，親や周囲の態度が異なることがしばしばある。親のしつけは**性的社会化**であるといわれるように，私たちは周囲のはたらきかけによって社会的・心理的な性を担っていくのである。

2　多様化する性の概念

1　セクシュアリティ

　性にかかわる現象のとらえ方は多様化している。近年，前述したセックスとジェンダーの概念に加えて，人間の性のあり方全般をあらわす概念として**セクシュアリティ** sexuality という言葉が使われるようになってきた。セクシュアリティを構成するのは，次の 4 つの要素である。

　　1 身体的性 sex　生物学的な性やからだの性ともいわれ，生まれたときに割りあてられる生物学的性である。

　　2 性自認 gender identity　性同一性や心の性ともいわれ，身体的性にかかわらず自己が属する性別についての自己認識をいう。身体的性に対して性自認が一致せず，違和感をいだく人を**トランスジェンダー**とよぶ。後述する性同一性障害への関心の高まりとともに注目されてきた。

　　3 性的指向 sexual orientation　どういった性に対して恋愛感情や性的感情を感じるかという要素であり，異性愛・同性愛・両性愛などの類型がある。

　　4 性表現 gender expression　自分がどのような性として見せたいかであり，性役割ともいわれ，性別によって期待される行動や役割などに関連する。

　これらの要素をもとに，**LGBT** という言葉が，性的少数者(セクシュアルマイノリティ)の総称としてしばしば使用されるようになった。L はレズビアン，G はゲイ，B はバイセクシュアル，T はトランスジェンダーの頭文字である。さらに，何者かまだ決めていない・決めない人をクエスチョニングとしてて LGBTQ とされることもある。

　さらに，性的指向 sexual orientation と性自認 gender identity の頭文字を合わせた **SOGI** という言葉がある。この概念は，性的少数者だけを取り上げるのではなく，マジョリティを含めたすべての人を性的指向と性自認の2つの軸上のどこかに位置づけるものである。つまり，同性愛・トランスジェンダーの人も，異性愛・シスジェンダー(身体の性と一致)の人もこの概念のなかで表現することができる。

　性別のとらえ方は多様化しており，セックスとジェンダーの議論をこえた複数の観点と，それぞれの次元における性別が相互にどのように関係しているのかについても考えていく必要がある。

2 性同一性障害から性別不合へ

　性同一性障害 gender identity disorder は，国際疾病分類(ICD-10)や，アメリカ精神医学会による DSM-Ⅳ-TR において用いられてきた診断名である。反対の性への同一感と性別違和感を基本的な診断概念とし，「性同一性障害者の性別の取扱いの特例に関する法律」では「生物学的には性別が明らかであるにもかかわらず，心理的にはそれとは別の性別であるとの持続的な確信を持ち，かつ，自己を身体的及び社会的に他の性別に適合させようとする意思を有する者」であるとされてきた。

　しかし，性にかかわる現象のとらえ方が多様化し，「男女」という性別二元論が揺らぐなか，性同一性障害が精神疾患とみなされていることが，当事者のスティグマとなっていることが批判されてきた。そのため，2013年に改訂された DSM-5 では**性別違和**へと名称が変更され，体験するジェンダーと指定されたジェンダーの不一致による苦痛に焦点をあて，多様な性のあり方を包摂した定義が採用された。さらに，2019年に発表された ICD-11 では，**性別不合** gender incongruence❶として，精神疾患の項目から分離し，性の健康に関連する状態へと分類が変更された。この一連の流れは，性別二元論

NOTE

❶性別不合
　ICD-11 は 2022 年 1 月に発行されたが，現状では性同一性障害という用語が社会に広く認知され，法律などにも用いられていることから，本格的な導入や普及には時間を要する可能性がある。

に基づかない多様な性のあり方の尊重とその脱精神疾患化, 脱病理化を目ざしてきたといえる。疾患を治療するという**医療モデル**から, 「性と生殖に関する健康と権利」(sexual and reproductive health and rights：SRHR)も含めた**生活モデル**へ転換する必要性が指摘されている(◐ 236 ページ)。

B　ジェンダーとケア役割

● **女性とケア役割**　「女性らしさ」をかたちづくる性別役割として, 「人の世話をする」側面があると述べた。実際, 私たちの社会におけるさまざまな場面で, ケアは概して女性によって担われてきた。家事や育児, 介護といった家庭におけるケアは, 性別役割分担上, 女性の役割とみなされてきた。内閣府の「男女共同参画社会に関する世論調査」(2022 年)によれば, 「夫は外で働き, 妻は家庭を守るべきである」という考え方(性別役割分担意識)に反対する者の割合は, 長期的に上昇傾向にあり, 全体で約 6 割以上を占め, 賛成する者の割合をこえている(◐図 12-1)。一方で, 全体では女性のほうが反対とする割合が高いものの, 30 歳代では男性のほうが反対とする割合が高いなど, 性別や年代による違いもみられており, 性別役割に関する意識が変化してきている状況がわかる。

● **性別役割分担成立の歴史的背景**　「男は外で仕事, 女は家で家事・育児」という分業形態が出現し, ケアが女性の自然な役割とされるようになったのは, 近代になってからのことである。近代工業化以前の農業や自営業を中心とした社会においては, 女性も重要な労働力であり, 家事や育児だけに専念できることのほうがまれであった。近代資本主義の発達に伴い, 職住の分離が生じ, 「外で仕事をしてお金を稼ぐ人」は男性(夫)であり, 「家のなかで料理や洗濯掃除といった家事・育児・介護などをする人」は女性(妻)であるという分業形態が広まっていったといえる。

　とりわけわが国においては, 1960 年代に形成された終身雇用制度や年功

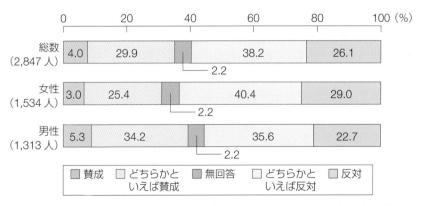

◐**図 12-1**　「夫は外で働き, 妻は家庭を守るべきである」という考え方に対する
　　　　男女別の回答

(内閣府「男女共同参画社会に関する世論調査」2022 年)

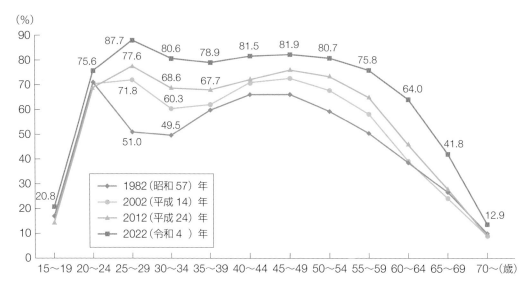

(備考)　1.　労働力人口比率は,「労働力人口(就業者＋完全失業者)」/「15歳以上人口」× 100

▶図12-2　女性の年齢階級別労働力人口比率の推移
(総務省「労働力調査(基本集計)」をもとに作成)

序列賃金を特徴とする日本型企業社会が, 男女の労働者に雇用機会・賃金・昇進などさまざまな面で異なった扱いをしてきた。このことが, 男性は外で働いて家族を養い, 女性は結婚によって男性の被扶養者となり, 専業主婦として家事育児全般を担うという性的分業社会を支えていたのである。その結果, わが国の女性の労働力率は, 出産育児期にいったん大きく落ち込み, 子育てが終わりに近づく時期から再び高くなるという M 字型のカーブを描くことが知られてきた(▶図12-2)。このような傾向は欧米諸国にはあまりみられず, わが国や韓国に特徴的にみられてきた。しかし, わが国においても近年は M 字のカーブが徐々に浅くなり, 欧米諸国に近づいており, 仕事と家庭をめぐる性別役割が変化しつつあることが示唆される。

● **わが国の家庭内におけるケア役割分担の現状**　実際, 海外の多くの国においても, 家事・育児は男性よりも女性がより多く分担しているが, わが国はとくにその傾向が顕著である(▶図12-3)。共働き世帯であっても, 夫の家事・育児関連時間は極端に短く, 妻が正社員で子どもが小さくても, 夫の家事・育児関連時間は妻に比べて相当短いのが現状である。とくに, 国際比較をすると, わが国の男性の労働時間は長い一方, 家事・育児などの無償労働時間は女性に大きくかたよっており, 固定的役割分担が顕著にあらわれている。また,「令和4年度版高齢社会白書」によれば, 高齢者を介護する家族介護者の65.0％が女性であり, 妻や娘が多くを占める。一方で, これまで家族介護のおもな担い手であった義理の娘の占める割合は, この20年間で大きく低下し, 夫・息子の介護者が徐々に増加するなど, 変化もみられている。

● **ジェンダーによるケア役割分担の問題点**　このようにケアはジェンダーと密接な関係をもっているが, 問題点も多く指摘されている。「A. 性とジェンダー」で述べたように, 愛情表現として行われる無償労働としての家

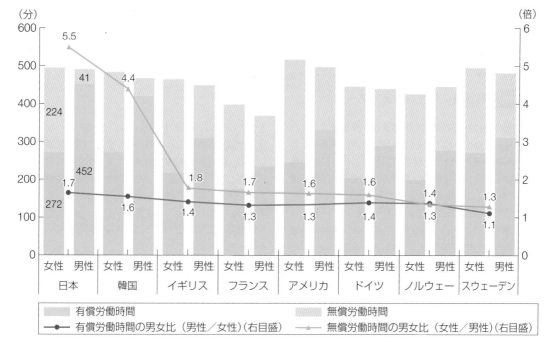

（備考） 1. OECD 'Balancing paid work, unpaid work and leisure(2021)より作成。
　　　 2. 有償労働は，「paid work or study」に該当する生活時間，無償労働は「unpaid work」に該当する生活時間。
　　　 3. 「有償労働」は，「有償労働(すべての仕事)」「通勤・通学」「授業や講義・学校での活動等」「調査・宿題」
　　　　 「求職活動」「その他の有償労働・学業関連行動」の時間の合計。「無償労働」は，「日常の家事」「買い物」
　　　　 「世帯員のケア」「非世帯員のケア」「ボランティア活動」「家事関連活動のための移動」「その他の無償労働」
　　　　 の時間の合計。
　　　 4. 日本は2016(平成28)年，韓国は2014(平成26)年，イギリスは2014(平成26)年，フランスは2009(平成21)
　　　　 年，アメリカは2019(令和元)年，ドイツは2012(平成24)年，ノルウェーは2010(平成22)年，スウェー
　　　　 デンは2010(平成22)年の数値。

◉**図12-3　男女別に見た労働時間の1日あたりの国際比較(週全体平均)**
(「令和4年版男女共同参画白書」による，一部改変)

事や育児の性格は女性らしさと結びついていると指摘されている。積極的に
その役割をとることは，女性としてのアイデンティティを確認する活動にな
り，逆に，家事や育児を行わない，行いたくないと思うこと自体が，「女ら
しくない」という評価につながってしまう可能性がある。一般に，自分の仕
事を優先し，育児に積極的にかかわらない男性(父親)は大目にみてもらえる
のに，女性(母親)が同様のことをすると社会的な非難を受けがちである。こ
のような性別役割についての社会規範が強い社会では，女性が自発的にケア
役割をとっているように見える場合でも，そうしなかった場合に受けるであ
ろう社会的な批判をおそれて，やむなくそうしている可能性もある。

　「ケア役割＝女性」という社会規範は，女性だけでなく，ケア役割にかか
わろうとする男性にとっても問題となる。つまり，男性がケアに従事しよう
とする場合に，偏見の目で見られ，周囲から理解を得られないという事態が
おきやすい。たとえば，現行の「育児休業，介護休業等育児又は家族介護を
行う労働者の福祉に関する法律」(育児介護休業法)では，1歳未満の子ども
をもつ男女労働者に育児休業を取得する権利を認めている。しかし，「令和

３年度雇用均等基本調査」によれば，女性の育児休業取得者の割合が 85.1 ％
であるのに対し，男性は 13.97 ％であり，男性の取得率も徐々に増加してい

column　看護職におけるジェンダー

近代医療においては，医師は男性，看護師は女性という性別分業がされてきた。わが国では，明治時代の西洋医学の導入に伴い，医師の指示のもとに患者の看護をすることが看護婦の役割であるとする近代的看護婦観が普及し，「看護婦」という名称が定着していった[1]。「男女雇用機会均等法」(1985 年)や，「男女共同参画社会基本法」(1999 年)など社会が男女平等理念の実現を目ざすなかで，「看護婦」「看護士」にかわり，男女同一名称の「看護師」が用いられるようになったのが 2002(平成 14)年の保健師助産師看護師法改正以降である。

2020(令和 2)年末において，就業している看護師の 128 万 911 人のうち，男性看護師の割合は 8.1 ％となっている。まだ 9 割以上の看護職が女性というのが現状であるが，男性看護師の割合は 2000(平成 12)年の 3.4 ％からしだいに増えている(◯図)。男性看護師の配属先として，これまで力を要する仕事が必要とされる精神科，手術室などが多かったが，男性看護師の増加とともにほかの科にも広まっている。

看護学校においても，いまや男子学生はめずらしい存在ではなくなり，クラスに複数含まれることが一般化している。その一方で，「存在感が乏しい」「成績が全体的に低い」「講義室のうしろにかたまる」などの状況が指摘されることがある[2]。また，臨床現場においても，患者から男性看護師のケアが拒否されることは現実としてあり，男子学生や男性看護師が経験する特有の困難について考慮していく必要がある。看護教育においてもそのような状況をふまえ，性別に合わせた教育指導法やカリキュラムの実現を目ざしていくことの重要性が指摘されている。

わが国においても，より専門的な資格をもつ特定行為が行える看護師を養成する研修制度が始まっているが，このような制度は，看護職の専門的なキャリア獲得と待遇の向上，看護職に対する社会的評価の高まりにつながり，看護師を目ざす男性も増えることが期待できる。医学に女子学生が増え，看護に男子学生が増えてくることによって，従来の男性医師-女性看護師ではない組み合わせが増え，医師-看護師関係も変化してくる可能性がある。保健医療において，ジェンダーはさまざまな側面に影響をもつ要因であり，今後ますます注目していく必要がある。

＊1　山崎裕二：男性看護職の歴史的変遷と現在．看護教育 52(4)：264-268，2011．
＊2　大木清美：男性看護師研究会「侍」の挑戦．看護教育 52(4)：269-273，2011．

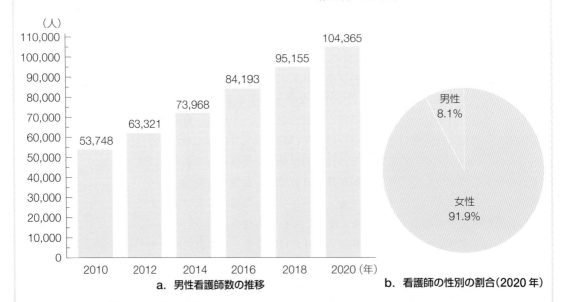

a. 男性看護師数の推移

b. 看護師の性別の割合(2020 年)

◯図　**男性看護師数の推移と割合**
(厚生労働省「令和 2 年衛生行政報告例(就業医療関係者)の概況」をもとに作成)

るものの，まだ大きな開きがある。この背景には，職場や周囲の理解が得られにくく，キャリアに影響するなど，男性が育児・介護休暇をとりにくい現実が指摘されている。

● **職業労働としてのケア**　さらに，職業労働としてのケアも，圧倒的に女性によって担われている。たとえば，看護師・保育士・介護職員などのケアワークの就業者数に占める女性の割合は高い。このような職業におけるジェンダー差は，家庭における女性のケア役割を反映させてつくり上げられたものだといわれる。そのため，「女性（＝母）」なら誰でもできることと思われがちで，その肉体的・精神的負担の大きさが看過されるだけでなく，職業上の技術が熟練を要するものとはみなされにくく，賃金にも十分反映されていないなどの問題点もある。

C　ジェンダーと健康

● **男女の健康の差**　ジェンダーによる健康の不平等は古くから指摘されている。これまでの研究で，女性は男性より長生きする一方，健康状態は男性より劣り，男性よりも長い期間を障害とともに生きるということが報告されている。

　男性との比較において，死亡率はどの年齢層においても女性のほうが低く，平均寿命は女性のほうが長い傾向にある。わが国において，男女別の死亡率を「人口動態統計」（令和3年）でみてみると，男性の死亡率12.4（人口千対）に対して，女性の死亡率は11.1（人口千対）であり，2021（令和3）年の平均寿命は，男性81.47歳，女性87.57歳となっている。

　罹患率や有病率をみると，致死的な疾患では男性の率が高く，致死的でない慢性疾患や一時的な急性疾患の多くで，女性の率が高いことが指摘されている。平均寿命と健康寿命（日常生活に制限のない期間）との差をみると，女性は男性より長生きであるが，男性の1.4倍ほど日常生活に制限のある不健康な期間が長い。健康に対する主観的評価をみても，男性のほうが健康状態がよいと答えた人が多いという調査結果がある。

● **健康の差を生むメカニズム**　なぜ女性は男性より罹患率が高いのだろうか。第1に，月経や閉経など，女性の生殖に関連した病気の多様さと数の多さに注目し，生物学的な違いに起因するという説明がある。第2に，男性と女性とでは病気に対する知覚が異なるという説明がある。つまり，女性のほうが，男性よりも健康に対する関心が高く，心身の不調を感じやすいため，医師の診断を受ける機会が多いことが理由になっているという考えである。これは，先に述べたように女性が家庭内でケア役割を担っていることとも関連しているだろう。第3に，男性優位の社会における女性の社会的地位の低さが原因になっているという説明がある。一般に，社会的地位の低さは健康状態のわるさにつながるといわれている。女性の健康状態が男性よりもわるいのは，女性のほうが全体として社会経済的地位が低いからであり，女性が

職業をもち，社会進出していくことで，女性の社会的地位が向上し，健康状態も向上するのではないかという考え方である。

　ただし，女性の場合には，自分自身の社会階層による影響だけでなく，夫の社会階層による影響も受けることが知られている。とくに，専業主婦の場合，夫の社会階層による格差が大きく，年齢に関係なく，死亡率の大幅な差異は夫の社会階層の差異と一致することが報告されている。たとえば，肉体労働者の妻は，非肉体労働者の妻よりも死亡率が高い。一方，結婚後も職業をもつ女性では，夫の社会階層による死亡率・罹患率の差は専業主婦ほど大きくない。このように，ジェンダーによって，社会階層が健康に与える影響も異なる可能性がある。

D　結婚と家族

1　結婚・家族とは

● **家族概念**　家族 family のとらえ方は，時代や社会によってさまざまではあるが，一般的な定義の例としては家族を「夫婦，親子，きょうだいなど少数の近親者を主要な成員とし，成員相互の深い感情的かかわりあいで結ばれた幸福（well-being）追求の集団」[1]とする森岡の定義がある。

　結婚は，一般には男女が夫婦になることであり，これによって，新たな家族がつくり出される。自己が子どもとして生まれ，育てられる家族（父・母・きょうだい）を**定位家族**，結婚などみずからの選択により配偶者（パートナー）を得て形成され，自己の子どもを生み育てる家族（夫・妻・子ども）を**生殖家族**とよぶ。**家族周期** family life cycle は，結婚と夫婦の死亡，および子どもの出生と成長によって展開が基本的に規定されている。

　家族と類似した概念として，**世帯** household という言葉があるが，世帯は住居および生計をともにする集団をさし，同居非親族（使用人など）も含むものであり，家計単位・消費単位としてとらえたものである。家族は同居して同じ世帯のなかで暮らしていることが多いが，単身赴任者などのように，家族の全員が同じ世帯のなかにつねに同居するかたちで含まれているとは限らない。また，家族が生活する場，家族成員が相互交渉する場を意味する語として，**家庭** home がある。

● **家族形態**　家族形態を考える際には，家族が何人の成員をもつかという量的な規模の面と，どのような間がらの成員からなるかという質的な構成の面（家族構成）からとらえることができる。家族をその構成員によって分類する場合，次のような分類が用いられてきた。

（1）核家族　夫婦とその子ども

1）森岡清美・望月嵩：新しい家族社会学，四訂版．p.4，培風館，1997.

（2）直系家族　長男など家系を継ぐ子どもの家族に親が同居
（3）複合家族　親戚や子どもの配偶者とその子どもと同居

● **家族の変化**　このような家族概念・家族形態は，実は近代に形成された比較的新しいものである。近代以前の社会では，使用人や友人といった非親族の同居など家族と周囲の共同体の境界はあいまいであり，家事労働と公的生産労働の明確な区別もないため近代的性別役割分業もみられなかった。また，結婚は本人の意向を重視するものではなく，家の存続や生活のための経済・社会・政治的な行為であり，子どもは特別の存在ではなく「小さな大人」として扱われていた。これに対して近代家族には，いくつかの特徴が指摘されている（● 52 ページ）。

2　わが国における結婚と家族の変化

1　結婚の変化

◆ 非婚化・晩婚化

　近年，男女ともに生涯未婚率や平均初婚年齢が上昇しており，非婚化・晩婚化が進行している。「少子化社会に関する国際意識調査」（2020 年）によれば，人生における結婚の必要性に対する考え方について，「結婚はした方がよい」と回答した者が最も多かったものの，2005（平成 17）年と比較すると53.9％ から 44.2％ に減少し，「結婚は必ずするべきだ」も 11.5％ から 3.6％ へと減少していた。逆に，「結婚・同棲・恋人はいずれも，必ずしも必要ではない」は 22.7％ から 39.0％ へと増加しており，結婚に対する社会的な意識が変化していることが示唆される。

　一方で，現在結婚していない人に独身の理由をたずねると，「適当な相手にまだ巡り会わないから」（50.5％）が最も高く，「独身の自由さや気楽さを失いたくないから」（38.6％），「経済的に余裕がないから」（29.8％）などの順となっている。未婚者の増加は，必ずしも結婚したくない人の増加によるものではなく，適当な相手にまだめぐり会わないという出会いの問題で結婚にいたっていないとも考えられる。これは，結婚をするためには積極的な活動が必要であるという「婚活」[1]という言葉が広まり，社会現象となった背景とも重なる。

◆ 多様なライフスタイル

　わが国では婚姻の成立に法律上の手続きを要求する法律婚主義を採用しており，これに基づく法律婚家族を優遇し，ほかのライフスタイルを差別することで法律婚を奨励する政策がとられてきた。しかし近年，これによらない事実婚や婚外出産，ひとり親世帯など，多様なライフスタイルもみられるよ

1）山田昌弘・白河桃子：「婚活」時代．p.28, ディスカヴァー・トゥエンティワン，2008.

うになっている。事実婚とは,「法律上の要件(届出)を欠くが, 事実上夫婦としての実態を有する関係」をさす。内閣府で 2021 年度に実施した各種意識調査の結果を見ると, 事実婚を選択している人は成人人口の 2〜3% を占めていると考えられる[1]。さまざまな法律❶において, 婚姻には「婚姻の届出をしていないが事実上婚姻関係と同様の事情にある場合を含む」, あるいは配偶者について「婚姻の届出をしていないが事実上婚姻関係と同様の事情にある者を含む」などの規定がされ, 事実婚を婚姻に準ずるものとして, その権利と義務が認められ, 社会的な認知がしだいに進んでいる。

　また, 同性どうしの婚姻が法的に認められていないわが国で, 自治体などが独自にパートナーシップ制度として, 性的少数者に対して「結婚に相当する関係」とする証明書を発行し, さまざまなサービスや社会的配慮を受けやすくする制度も始まっている。しかし, 依然として法律婚をした夫婦のみに認められている権利もあり, たとえば税制上の優遇などは, 婚姻の届出によって生じるとされ事実婚に対しては認められていない。また, 婚外子についても, 相続において婚内子の相続分の 1/2 とするなどの規定があり, このような差別についての議論は続いている。

━━ NOTE

❶健康保険法第 3 条 7 項, 国民年金法第 5 条 7 項, 厚生年金法第 3 条 2 項, 育児・介護休業法第 2 条など, さまざまな法律で規定されている。

2 家族の変化

◆ 家族構成の変化

　わが国の世帯規模は, 戦後から一貫して縮小している。とくに, 比較的規模の大きい 6 人以上の世帯が全世帯に占める割合は, 1954(昭和 29)年の約 4 割から 1977(昭和 52)年には 1 割を下まわるまでに減少した。これは家族構成の変化によるものである。世帯規模縮小の第一の波は, 高度経済成長期を中心とした核家族化の進行によるものであった。核家族の割合は 1955(昭和 30)年には三世代世帯と同程度の 45.4% であったが, 1980(昭和 55)年に 60.3% にまで増加した。一方, 三世代世帯の割合は一貫して減少し, 1970(昭和 45)年には 2 割を下まわった。2021(令和 3)年の世帯類型別の割合をみると, 単独世帯は 29.5%, 核家族世帯は 59.1%, 三世代世帯は 4.9%, その他は 6.5% となっている。

◆ 家族関係の変化

　前述の家族構成だけではなく, **家族関係** family relations も近年, 大きく変化してきた。家族関係とは, 家族成員間の関係であり, ①勢力＝依存関係の次元, ②情緒的次元, ③役割期待の相補性の次元からとらえることができる。家制度に基づく伝統的な家族では, 男尊女卑が制度的文化的に固定されていたため, 夫婦間では夫の優位が構造化されていた。しかし, ジェンダーの平等が主要な価値観となるなか, その関係は流動化し, 夫婦のそれぞれがもつ収入や学歴, 知識・技能, 魅力などの資源の相対的な差異が, 夫婦の力関係

---

1)　内閣府:「令和 4 年版男女共同参画白書」

に影響するようになった。また，これに伴って性別分業が揺らぎ，家事・育児の分担をはじめとして夫婦間での役割期待も変化している。

E 保健医療からみた結婚と家族

1 結婚と健康

　結婚している人は，結婚していない人と比べて，より長生きし，健康状態がよいことはしばしば報告されてきた。ただし，これが結婚のもつ作用によるのか，健康な人のほうが結婚しやすいためにおきた結果なのかという，因果関係についての議論は残っている。

　健康行動についてみると，結婚は，飲酒量の減少など，より健康的な行動につながるという報告がある半面，体重の増加や運動量の減少につながっているという報告もある。一方，精神的健康については，男女ともに結婚が抑うつ症状の減少につながり，逆に離婚は抑うつ症状を増加させるといわれている。また，一般に，離婚した女性と子どものいない女性は健康度が低いといわれているが，このような関連は，フィンランドなど女性の社会進出が普遍的な社会においてはそれほど強くない。しかし，イギリスなど女性の社会進出がまだ不十分で収入が低く，身分も不安定な社会においては，婚姻状況や家庭内での役割が健康度に重要な影響を与えることが指摘されてきた。

2 家族の役割

　保健医療において家族の役割は，おもに次の3つの視点から論じられてきた。

1 「治療の対象」としての家族

　家族は，しばしば病気や健康上の問題の原因であり，治療の対象であるととらえられることがある。

　たとえば，昭和50年代には「母原病」という言葉で，子どもの身体的あるいは精神的な病気の多くは，母親の子どもへの接し方に原因があるという主張がされた。現在ではそのほとんどの説は否定されているが，家族の成員の誰か(とくに子ども)が問題をおこすと，その原因を家族内のほかの成員(とくに親)にさがそうとすることはしばしばみられる。

　また，精神療法の1つである家族療法では，たとえば，家族の成員の1人がうつ病などの病気にかかった場合，患者だけを治療するのではなく，家族全体を治療対象として考えるというアプローチをとる。これは，家族療法では家族をシステムとしてとらえ，病気の原因や解決すべき問題点は患者個人のなかにあるのではなく，家族システムの問題であり，それがたまたま成員

の1人の病気として発現していると考えるからである。家族は，互いにさまざまな相互作用をもっているため，その成員1人の変化は家族システム全体に影響し，全体の変化は家族1人ひとりに変化をおこす可能性がある。家族全体をまとまりをもったシステムと考えて介入していくため，治療すべき対象は個人ではなく，家族全体ということになる。

2 「援助者」としての家族

◆ 介護者・共同治療者としての家族

　援助者としての家族の役割には，さまざまなものがあげられる。高齢者や障害をかかえた成員の介護者としての役割は典型的なものであるが，在宅ケアが広まるなか，医療的ケアを常時必要とする在宅療養者がいる場合，家族は医療専門職者とともにその治療にあたる共同治療者の役割も果たすことになる。また，患者の治療やケアにおいて重要な意思決定を必要とするような場面では，患者本人だけでなく家族の意見も重視されることが多い。とりわけ，わが国においては家族の存在は大きく，しばしばインフォームドコンセントや病名告知の対象となり，ときには患者本人を飛びこえて扱われてきた。

◆ わが国における現状と問題点

　「家族＝援助者」の図式には限界も指摘されている。患者や要介護者を家庭内にかかえることにより，家族自身が苦しみ傷つき，追いつめられ，援助を必要としていることも多い。核家族化や少子化が進み，世帯の構成員が減るなかで，介護の負担は特定の個人に集中し，より大きくなりがちである。また長寿命化は，親扶養期間の延長と扶養する子どもの側の高齢化をもたらした。家族を取り巻く状況の変化は，親と子との関係をかえ，家族の機能をかえてゆく契機となっている。要介護者を社会全体で支える新たなしくみとして2000（平成12）年に導入された介護保険制度は，政府もこの状況の変化に対応せざるを得なくなってきた結果の1つである。

　一方で，「国民生活基礎調査」（2022年）によれば，要介護者から見たおもな介護者の続柄を見ると，同居している家族が過半数近くを占め，そのおもな内訳を見ると，配偶者が22.9％，子が16.2％，子の配偶者が5.4％となっている（●図12-4）。また，要介護者と同居しているおもな介護者の年齢は，男女とも7割以上が60歳以上であり，75歳の妻が80歳の夫の介護をする，65歳の娘が90歳の母親の介護をするというような**老老介護**のケースも相当数存在している。

3 「生活者」としての家族

　もう1つの視点が，家族成員の1人ひとりに自分自身の生活や人生があり，自己実現をはかっていく権利があるという見方である。援助者としての家族に過大な役割を期待することは，生活者としての家族を無視することになる。介護保険制度は介護の社会化を目ざしたしくみであり，家族介護と社会的介

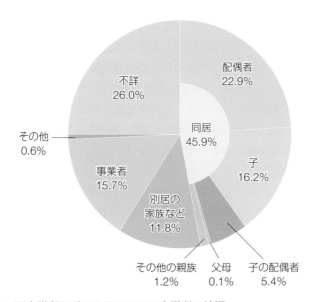

配偶者
22.9%

不詳
26.0%

同居
45.9%

その他
0.6%

子
16.2%

事業者
15.7%

別居の
家族など
11.8%

その他の親族
1.2%

父母
0.1%

子の配偶者
5.4%

▶図 12-4　要介護者などから見たおもな介護者の続柄
(「国民生活基礎調査」(2022)による，一部改変)

護のバランスをとっていくことが望ましい。さらに，近年では，**ヤングケア
ラー**(◉ 252 ページ)が社会的な課題として注目されている。たとえば，子ど
もが障害や病気のある家族にかわって家事を行ったり，きょうだいの世話を
したりする。責任や負担の重さにより，学業や友人関係などに影響が出るこ
とが懸念されており，その現状の把握と社会的な対策が求められている。

　今後，生活者としての家族の視点に基づく家族援助や家族支援が必要とさ
れてくるだろう。

F　男女共同参画社会の形成に向けた取り組み

　ジェンダーや家族に関する考え方，またそれを取り巻く状況は，時代や社
会とともに大きく変化してきた。変化の要因にはさまざまなものがあるが，
その 1 つに男女共同参画社会の実現に向けた政策的な取り組みがある。

1　男女雇用機会均等法の制定

　終身雇用制度や年功序列賃金を特徴とする日本型企業社会が，男女の労働
者に異なった扱いをしてきたことはすでに述べた。しかし，世界的な経済情
勢の変化に伴い，伝統的な日本型企業社会は 1980 年代に転換期を迎えた。
雇用においては能力主義が広く採用され，終身雇用が前提とされなくなって
いった。こうした状況下では，能力があって十分に仕事を行えば，女性でも
仕事につきやすくなる。実際に，この時期に雇用における男女の格差は縮小
されたが，この背景には，男女共同参画社会の実現に向けた政策的な取り組
みがあった。

　1985(昭和60)年には，「勤労婦人福祉法」(1972年施行)を抜本的に改正し，雇用の分野でも，女性が性別により差別されることなく男性と均等な機会と待遇が得られることを目ざして「雇用の分野における男女の均等な機会及び待遇の確保等女子労働者の福祉の増進に関する法律」(男女雇用機会均等法)が施行された。ここでは，募集・採用，配置・昇進の際に，女性を男性と均等に取り扱う努力義務が課され，教育訓練，福利厚生，定年・解雇については女性であることを理由とした差別が禁止された。この年にわが国は，国連の「女子差別撤廃条約」に加盟している。

　さらに，1997(平成9)年にはこれを大幅に改正し「雇用の分野における男女の均等な機会及び待遇の確保等に関する法律」(改正男女雇用機会均等法)とした。それまで努力義務とされていた差別を禁止し，違反に対し企業名公表という制裁措置をとることや，セクシュアルハラスメントの防止などが盛り込まれている。

2　男女共同参画社会基本法の制定

　1999(平成11)年には「男女が，互いにその人権を尊重しつつ責任も分かち合い，性別にかかわりなく，その個性と能力を十分に発揮することができる男女共同参画社会」の実現を緊要な課題と位置づけ，「男女共同参画社会基本法」が制定された。ここでは，①男女の人権の尊重，②性別役割分担意識にとらわれない制度・慣行，③政策・立案・決定への男女の共同参加，④家庭生活・家庭外生活における活動の両立，⑤国際協調，という5つの理念のもとに，積極的な改善措置に取り組んできた。

　さらに，「女性の職業生活における活躍の推進に関する法律」(女性活躍推進法)が働く女性の活躍をあと押しする法律として成立した。これにより，国や自治体，企業などの事業主に対して，女性の活躍状況の把握や課題分析，数値目標の設定，行動計画の策定・公表などが求められるようになった。

3　現状と課題

　日本型企業社会の行きづまりや少子高齢社会の到来などによって，ジェンダー政策❶の意義はますます高まっている。とくに，次にあげる理由などから，従来の性役割分業型の男女や家族のあり方は通用しなくなってきている。
(1)子どもの数の減少という問題の背後にある母親まかせの育児の是正
(2)労働力人口の減少に伴う既婚女子労働力への期待
(3)既婚女子労働力への期待の増大に伴う従来の世帯単位の税制への見直しの必要性
(4)要介護高齢者の増大による介護の社会化
(5)年金財政の破綻による従来の年金制度の見直し
(6)家意識の変革，終身雇用制・年功序列型賃金体系の崩壊と「片働き」を前提とする労働のあり方の見直しの必要性

NOTE
❶ジェンダー政策
　女性が男性に比べて社会的地位・生活状況などで不利になっているという問題を解決するための政策は女性政策とよばれてきた。しかし，本来は女性だけの問題ではなく，社会の問題である。そのため，男女双方を対象とし，社会制度の見直しを含めて，男女平等や男女共同参画の実現のためになされる政策一般をジェンダー政策とよぶようになってきた。

　ジェンダーと家族に関する問題は，私たちの生活のあらゆる領域に根差し
ているだけに，その議論はしばしば感情的になりがちであるが，広い視野か
ら十分な情報収集をふまえて議論を進めていくことが必要である。

✎ work　復習と課題

❶ セクシュアリティを構成する4つの要素についてそれぞれ説明しなさい。

❷ 身近で，ジェンダーによる格差があると思う例をあげてみよう。それによって
なにか問題は生じていないだろうか。どうしたら改善できるだろうか。

❸ ジェンダーによる健康の格差にはどのような要因が影響しているか。

❹ 最近のわが国における結婚および家族の変化にはどのようなものがあるか。ま
たそれはどのような影響をもっているか。

❺ 保健医療において家族はどのような役割を担っているか。

参考文献
1. 江原由美子・山田昌弘：ジェンダーの社会学入門．岩波書店，2008.
2. 厚生労働省：ヤングケアラー特設サイト（https://www.mhlw.go.jp/young-carer/）
3. 澁谷智子：ヤングケアラーってなんだろう．筑摩書房，2022
4. 中塚幹也：性の多様性——性同一性障害/性別不合，LGBTQ/SOGIとは?．小児内科54(10)：1072-1076，2022.
5. 日本精神神経学会　性同一性障害に関する委員会：性同一性障害に関する診断と治療のガイドライン（第4版改）．2018.（https://www.jspn.or.jp/uploads/uploads/files/activity/gid_guideline_no4_20180120.pdf）.
6. 早坂裕子：健康・病気の社会的格差. 山崎喜比古編：健康と医療の社会学．p.63-65，東京大学出版会，2001.
7. 山田昌弘：「婚活」現象の社会学．東洋経済新報社，2010.
8. 山崎裕二ほか：特集男が看護を学ぶこと．看護教育52(4)：264-291，2011.
9. （一社）LGBT理解増進会：そうだったのかLGBT——歴史的な第一歩をともに踏み出そう．エピック，2018.
10. Amick III, B.C. et al.：*Society and Health.* p.131-171, Oxford University Press, 1995.
11. U. S. Department of Health and Human Services：*The effects of marriage on health.* ASPE Research Brief, 2007.
12. Wilson, C. M., Oswald, A. J.：How Does Marriage Affect Physical and Psychological Health? A Survey of the Longitudinal Evidence. *Warwick Economic Research Papers* 728, 2005.

第 13 章

地域社会と保健医療

本章の目標	□ コミュニティとはなにかについて学ぶ。

□ コミュニティとはなにかについて学ぶ。
□ 社会関係をあらわすさまざまな概念と健康への影響を理解する。
□ ヘルスプロモーションにおける地域の位置づけを理解する。
□ 地域の保健力とコミュニティのエンパワメントについて学ぶ。
□ ノーマライゼーションの考え方を理解する。

　地域社会は，私たちが日常生活を送る重要な場所であり，私たちの健康にも密接なかかわりをもつ。地域社会やさまざまなコミュニティは，私たちの健康にどのようなメカニズムによってどのような影響を与えるのだろうか。保健医療の視点から，健康を維持・増進するような地域社会を形成するための取り組みについてみていく。

A 地域とコミュニティ

1 地域

　地域 area, region とは，地理的な区画としてなんらかの意味で一体性をもち，周辺とは区別されうる地表の一部分をさす。地域の例として，都道府県・市町村などのような行政上の区画や，工業地域・農業地域，熱帯・温帯のような産業や気候などの特徴に基づく分類などがあげられる。また，政府の調査などで，都市規模による区分として，次のような都市階級区分が用いられることもある。

（1）大都市：政令指定都市および東京都区部。
（2）中都市：大都市を除く人口 15 万以上の市。
（3）小都市 A：人口 5 万以上 15 万未満の市。
（4）小都市 B：人口 5 万未満の市。

2 コミュニティ（地域社会）

　地域に対して**コミュニティ** community は，その地域に生活する人々によって形成されるなんらかのつながりや，共同体を意味することが多い。コミュニティという概念は，古くから広く知られていながら，さまざまな意味で使われており，誰もが一致した定義を共有しているとはいいがたい❶。
　しかし一方で，コミュニティについての大半の定義が，一定の地理的領域内で社会的相互作用を行っている，なんらかの共通のきずなをもった人々からなりたっているという点で一致していたことも事実である。すなわち，地

NOTE
❶実際，50 年以上も前の論文で，ヒラリーは，先行研究における 94 のコミュニティの定義を検討した結果，すべての定義に共通する要素は「コミュニティには人々が含まれる」という点だけであることを指摘している[1]。

1）ヒラリー，G. A. 著，山口弘光訳：コミュニティの定義．鈴木広ほか編：都市化の社会学．誠信書房，1978.

域社会という言葉がしばしばコミュニティの訳語として用いられてきたように，従来，コミュニティという概念は，おもに「地域に根差した集団」[1]に近いものとしてとらえられてきたのである。

● **コミュニティの概念の変化**　このようなコミュニティのあり方は，都市規模や，大都市と農村部などの都市度(居住人口の規模)の違いによっても異なるとされる。そして，社会構造の変化により，現代社会，とりわけ都市化❶が進んだ地域においては，地域に根差した人々のつながりが失われ，個人が孤立しているとして，コミュニティの喪失が指摘されるようになった。

　伝統的なコミュニティの概念では，近隣集団や親族集団の連帯に目が向けられてきた。しかし，現代社会では，通信や交通のテクノロジーの発達・普及などによって地理的距離をこえた結びつきが形成されやすくなっている。そのため，地域では結びつきをもたない人でも，さまざまなテクノロジーを利用して地理的な距離をこえた結びつきをもっている可能性がある。つまり，現代のコミュニティは，地域や親族などの伝統的なきずなを基盤にしたつながりから解放されたネットワークというかたちで存在しているという見方がある。

　また，インターネットの普及に伴い，物理的な地域にまったく限定されない**バーチャルコミュニティ**も出現するようになっている。必ずしも地域を基盤としないコミュニティが存在するようになったのである。

　人々の間での社会的相互作用，つながり，ネットワークとしてコミュニティをとらえることによって，コミュニティの概念は新たな展開をみせた。その結果，次項の社会関係資本のような新たな概念が注目されるようになった。

NOTE
❶都市化
　都市固有の生活様式や文化形態が蓄積・強化・普及し，またそれが都市以外の地域にも広がることで，全体社会や地域社会がより都市的になっていく現象をいう。

B ソーシャルサポートと社会関係資本

　コミュニティが私たちの健康に影響を及ぼすメカニズムの1つとして，コミュニティに所属していることによってもたらされる，さまざまな社会関係の存在が指摘されてきた。

　近代社会学の礎を築いたとされるデュルケーム(● 20ページ)は，その代表的著作『自殺論』のなかで，自殺に関連する要因として，宗教，職業，性別，婚姻状態，社会状態，地域性などを示し，それらの関連の共通の媒介要因として**集団の凝集性**❷を指摘した。つまり，自殺は集団の凝集性が弱いほど増大するということである。これは，健康や病気について社会的要因がもつ決定的意義を示したといえる。

　社会関係をあらわす用語にはさまざまなものがあるが，ここでは代表的なものとして，個人レベルの社会関係をあらわすソーシャルネットワーク・ソーシャルサポートと，社会レベルの社会関係をあらわす社会関係資本

NOTE
❷集団の凝集性
　成員を集団につなぎとめる度合いのことをいう。

1) 野沢慎司：コミュニティとネットワーク. 社会学事典, p.722-723, 丸善, 2010.

（ソーシャルキャピタル）を取り上げる。

1　ソーシャルネットワーク

　ソーシャルネットワークとは，個人がもっている人間関係の構造である。家族や親族，友人，地域，宗教，ボランティア組織など，どのくらいの種類の領域の人と，どのくらいの頻度で，会ったり，電話や手紙でやりとりをしたりしているかなどによって評価される。これらのネットワークを通じて，次に述べるソーシャルサポートが提供される。

　ソーシャルネットワークの分析においては，個人そのものの特徴ではなく，人々との結びつきのパターンの特徴に着目し，ネットワークを構成する人々の行動がどのように規定されるのかについて研究されてきた。このような社会関係の結びつき方の構造を通して，さまざまな資源の交換が行われ，行動や資源へのアクセスの機会が決められるのである。

　● **弱い紐帯**　ネットワークの緊密さについて，アメリカの社会学者グラノヴェッター M. Granovetter は，**弱い紐帯**の重要性を指摘している。家族や親友，職場の仲間といった緊密なつながり（強い紐帯）よりも，知り合いの知り合い，ちょっとした知り合いなどゆるやかな社会的なつながりをもつ人々（弱い紐帯）のほうが，新規性の高い価値ある情報をもたらすと考えたためである。すなわち，共同体のなかでの情報の伝播を考えた際，情報の重なりの多い密なネットワークよりも，情報の重なりの少ない弱いネットワークからもたらされる情報のほうが，求職など個人が発展していく際にはるかに重要となる。これを**弱い紐帯の強み説**とよぶ。

2　ソーシャルサポート

　ソーシャルネットワークが人間関係の構造的な側面を評価したものであるのに対して，**ソーシャルサポート**はそのようなネットワークを通じてやりとりされる支援や援助に着目し，人間関係の機能的な側面をとらえたものである。

　ソーシャルサポートは，次のように大きく情緒的サポートと手段的サポートに分類され，さらにそれぞれ2つのタイプに分類されることが多い。

■ **情緒的サポート**
（1）狭義の情緒的サポート：愛情やケア，共感的理解，尊重や好意，信頼，経験の共有などの提供をさす。たとえば，困っているときに親身になって話を聴いてくれるなどである。
（2）評価的サポート：ものごとや行動を決める際のたすけや，建設的なフィードバックなどの提供をさす。たとえば，ほかの人と比べて自分を高く評価してくれるなどである。

■ **手段的サポート**
（1）情報的サポート：特定のニーズに対する情報や助言などの提供をさす。

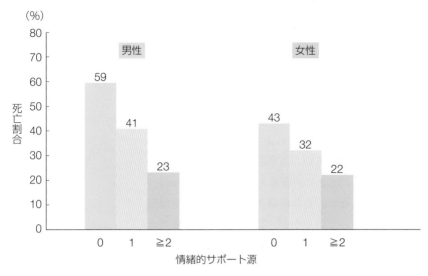

◉図 13-1　情緒的サポートのレベル別にみた，心筋梗塞発症後 6 か月以内に死亡した患者の割合

アメリカの研究では，心筋梗塞で入院した患者（男性 100 名，女性 94 名）のうち，より多くの情緒的サポート源をもっている患者は，男女ともに 6 か月後までに死亡した割合が低いことが明らかにされている。

（Berkman, L. F. and Kawachi, I. : *Social Epidemiology*. Oxford University Press, 2000 をもとに作成）

　　たとえば，なにか問題がおきた際，その解決に必要なアドバイスをくれるなどである。

（2）道具的サポート：資金や労力の提供のような具体的な援助の提供をさす。たとえば，車で送ってくれる，お金や物を貸してくれるなどである。

　ソーシャルサポートには，ストレッサーの影響をやわらげるはたらきがあるとされ，ソーシャルサポートを得ていることが健康によい影響を与えることが知られている。とくに，情緒的サポートの影響力は道具的サポートより大きい（◉図 13-1）。

　こうしたことは，実際になんらかのサポートを受けることによって，ストレッサーにうまく対処することができ，それによる負の影響を減らすことができるという側面がある。また，実際にはサポートを受けなくても，必要なときには受けることができるという認識や期待によって，ストレッサーに対する評価がかわり，健康によい方向にはたらくという側面がある。

　一方，ソーシャルサポートは，つねに肯定的で望ましい内容とは限らない。ときには余計なお世話と感じられるネガティブサポートもありうる。また，自分がサポートを受けることによる影響だけでなく，誰かにサポートを提供することによって自己効力感が高くなる可能性なども指摘されており，サポートを提供することの重要性にも注目する必要がある。

3　社会関係資本（ソーシャルキャピタル）

1　社会関係資本とは

　社会関係資本とは，「個人や集団がソーシャルネットワークを通じてアクセスできる資源」[1]のことである。social capital の訳語であり，そのまま**ソーシャルキャピタル**と用いられることも多い。人的資本 human capital では人材を，金融資本 financial capital では金銭などを資本とみなすのと同様に，社会関係資本では社会関係を資本とみなす。社会関係資本では，個人や組織，地域社会や国がどのような関係性をもっているかが，将来得られるさまざまな便益に関して重要であり，社会関係の構築に投資することに価値があると考える。そして社会関係資本は健康にも大きな影響をもつとして，近年，保健医療分野においても大きな関心が寄せられてきた。

　社会関係資本は，個人間の関係のミクロレベルや，地域コミュニティなどのメゾレベル，国や大規模組織のマクロレベルなど異なるレベルで議論されてきたこともあり，その定義もさまざまである。社会関係資本をマクロレベル分析したパットナム R. Putnum は「人々の協調行動を活発にすることによって社会の効率性を高めることのできる，信頼・規範・ネットワークといった社会組織の特徴」としている（◯図 13-2）。

　従来からある**共同体の効力感** collective efficacy や**地域力** community competence などのほかの概念で説明できることなどについて批判もあるものの，資本 capital という用語を用いたことで，政治・経済など他の領域からも理解されやすく，関心が広まった側面もある。

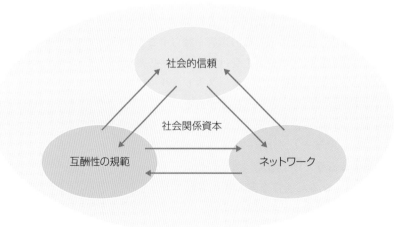

◯**図 13-2　社会関係資本の概念イメージ**

---

1 ）Moore S, and Kawachi I. : Twenty years of social capital and health research: a glossary. *Journal of Epidemiology and Community Health*, 71（5）: 513-517, 2017.

2　社会関係資本の指標

　社会関係資本は概念が多面的であり，多くの要素を含んでいるため，それをどのような指標ではかるのかについて一致をみていない。実際，これまでの実証研究で用いられている尺度にはさまざまなものがあるが，大きく見ると次の2つの要素がある。

（1）構造的な側面：集団のネットワークの密度，市民参加のかたちなど。
（2）認知的な側面：対人的な信頼・共有・互恵性などについての認識など。
　また，社会関係資本は次の2つに分類されてきた。
（1）結合型 bonding：家族や近しい友人，仲間などの強いつながりをもつ均質な集団における関係性のこと。
（2）橋渡し型 bridging：異なる民族や職業など，多様な属性の個人や集団間をつなぐ関係性のこと。

　社会関係資本の測定においては，原則として，これらの重要な要素の対象範囲ができるだけ包括的であることが必要である。また，信頼感などの態度や主観的な要素と，団体への参加や社会的な結びつきの程度などの行動面の要素との間のバランスがとれていることが基準になると指摘されている。

　わが国では，健康に関連する地域単位の社会関係資本を測定する指標として，次の3因子からなる指標が作成されている[1]。

（1）市民参加：ボランティアやスポーツ関係のグループへの参加割合など。
（2）社会的連帯：地域への信頼や愛着の割合など。
（3）互酬性：心配事や愚痴を聞いてくれる人，聞いてあげる人がいるかなど，他者とのサポート授受の割合など。

　この指標による社会関係資本得点が高い地区では，健康度自己評価がよくない人や抑うつ傾向にある人が少ないなど，健康指標と関連することが報告されている。

3　社会関係資本による影響

● 健康への影響　社会関係資本の健康への影響については，さまざまな指摘がされている。国民生活との関係では，まず健康増進を導く可能性がある。たとえば，社会的なつながりの程度と平均余命の長さは関連していることが，さまざまな国の研究において示されている（●図 13-3）。

　健康との関連において社会関係資本が注目を集めるもう1つの理由として，社会関係資本と所得格差の大きさとが関連を示すということがある。所得格差が大きい，つまり所得の分布が不平等であるほど，相互不信が高まり，互助性が低下し，連帯感をもちにくくなるという関係が示されている。そのため，社会格差が大きい地域や国ほど，社会関係資本は乏しくなり，結果としてそこに暮らす人々の健康度が下がるという可能性が指摘されている。

1）Saito M. et al.: Development of an instrument for community-level health related social capital among Japanese older people: the JAGES project. *Journal of Epidemiology*, 27(5): 221-227, 2017.

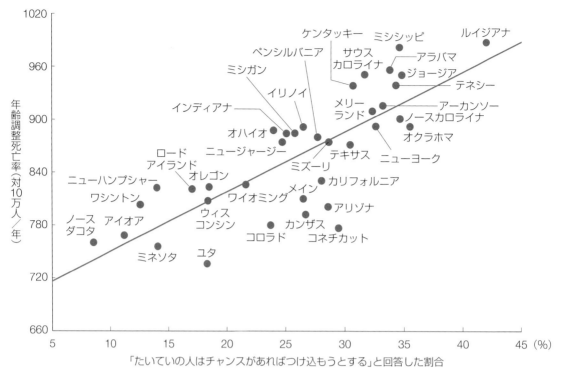

● 図 13-3　年齢調整別死亡率と信頼感の欠如との関係

この図はアメリカのデータであるが，社会関係資本と健康との関連を示している例である。横軸を社会関係資本の1つの指標である人々への信頼感に関する指標とし，縦軸を年齢調整死亡率として，アメリカの各州をそれぞれ示している。グラフの左側に位置している州ほど他人を信頼していない人の割合が少なく，すなわち社会関係資本がゆたかで，死亡率が低いことがわかる。

（Kawachi, I., et al : Social capital, income inequality, and mortality. *American Journal of Public Health*, 87 : 1491-1498, 1997 をもとに作成）

● その他への影響　教育面においては，社会的なつながりが幅広く，多様であるほど，子ども達の学習体験の機会が広がるなど，好影響がもたらされるとみられている。さらに，社会的なネットワークやきずなが，人々が罪をおかすことを抑制すると考えられることから，犯罪発生率を低下させる可能性があるとされている。

　一方，経済面からは社会関係資本が，とくに信頼の増大を通じて，情報の共有化を促進し，また取引コストを低下させる結果，市場の効率化をもたらし，経済成長に寄与する可能性があると考えられている。たとえば，アメリカのシリコンバレーのように，ベンチャー企業間でのフォーマル・インフォーマルな協力の水平的なネットワークが技術革新の促進を導くといったことが指摘されている。

C 地域におけるヘルスプロモーション

1 ヘルスプロモーションの枠組み

　ヘルスプロモーションは，WHO のオタワ憲章(1986 年)で提唱され，バンコク憲章(2005 年)で再提唱された健康の維持増進のための戦略であり，「人々がみずからの健康とその決定要因をコントロールし，改善することができるようにするプロセス」と定義されている。

　ヘルスプロモーションの概念図では，健康に影響を与えるような喫煙や食生活などの個人の生活行動を，その行動を選択している個人の問題として，その個人の生活改善に限定してとらえるのではなく，そのような環境をつくっている社会全体の問題としてもとらえ，社会的環境の改善を含めていくことが強調されている(○図 13-4)。

　また，目標を実現するための優先的な活動として，次の 5 つをあげている。
(1) 健康的な公共政策づくり：保健福祉課の事業としてではなく，他部門との共同事業や町の総合計画と結びつけて行う。
(2) 健康を支援する環境づくり：施設や設備といった物理的な環境だけでなく，制度や人づくりといった社会的な環境にも配慮する。
(3) 地域活動の強化：健康に関連した組織や団体だけでなく，健康に関係のない組織や団体の健康への取り組みがポイントとなる。

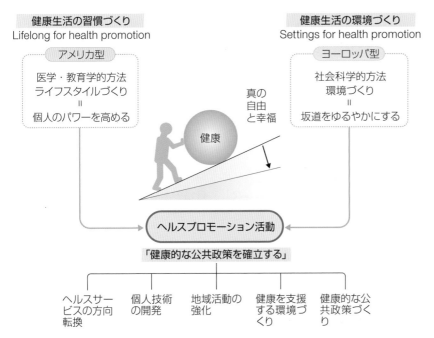

● 図 13-4　ヘルスプロモーションの概念図
(島内憲夫 1987 ／島内憲夫・高村美奈子 2011〔改編〕／島内憲夫・鈴木美奈子 2018・2019〔改編〕)

（4）個人技術の開発：これまでの健康教育のシステムを見直すことに加え，住民のエンパワメントに重点をおく。

（5）ヘルスサービスの方向転換：ネガティブな健康観からポジティブな健康観へ転換する。

　このような活動を成功させるための基本戦略として，オタワ憲章では，唱道 advocacy，能力の付与 enabling，調停 mediating の 3 つがあげられた。そしてバンコク憲章では，これを発展させた次の 5 つの基本戦略が示された。

（1）唱道：人権と連帯に基づいた健康のための唱道。

（2）投資：健康の決定要因をコントロールするための持続可能な政策，行動，社会基盤への投資。

（3）能力形成：政策立案，リーダーシップ，知識の伝達，研究，ヘルスリテラシーのための能力形成。

（4）規制と法制定：有害事象からの保護と健康や幸福への機会の平等を確立する規制と法制定。

（5）パートナーと同盟：持続可能な活動をするための公的・私的機関，非政府組織，国際組織と市民社会の連携および同盟の形成。

　この基本戦略からわかるように，ヘルスプロモーションは，単に個人の基本的な生活技術や能力を強化するための行動を意味するだけでなく，個人の健康に影響を与える根底的な，社会的・経済的な状況に立ち向かう行動も含んでいる。そこにおいて，個人が属する地域やコミュニティは重要な役割をもつ。

2　個人・組織・コミュニティのエンパワメント

　前項で述べたように，ヘルスプロモーションとは，個人や集団が努力すれば，その結果としての健康上の成果が得られるということに気づかせるような状況を創造するという方向性をもったものである。このようなヘルスプロモーションの考え方と密接に結びついている概念がエンパワメントである。

1　エンパワメントとは

　エンパワメントとは，もともと権利や権限を与えることを意味する言葉である。社会的要因によって不当な差別を受けたり，不利な状況をしいられたりしている人々が，みずからを信頼し，価値ある存在とみなし，自己のもつ力を発揮できるように社会や環境を変革していく考え方として取り上げられた概念である。

　ヘルスプロモーションにおけるエンパワメントとは「健康に影響する意思決定や行動をよりコントロールできるようになるプロセス」[1]である。これは，社会的・文化的・政治的なプロセスを通じて，個人や社会がみずからのニーズを表明し，懸念を示し，意思決定に関与するための戦略を考案し，そ

　1）Nutbeam, D. and Muscat, D. M. : Health Promotion Glossary 2021. *Health Promotion International*, 36(6) : 1586, 2021.

うしたニーズを満たすための行動を達成することを可能にするものである。

　エンパワメントの原則として，次の 8 点があげられている[1]。

(1) 目標を当事者が選択する。

(2) 主導権と決定権を当事者がもつ。

(3) 問題点と解決策を当事者が考える。

(4) 新たな学びと，より力をつける機会として当事者が失敗や成功を分析する。

(5) 行動変容のために内的な強化因子を当事者と専門職の両者で発見し，それを増強する。

(6) 問題解決の過程に当事者の参加を促し，個人の責任を高める。

(7) 問題解決の過程を支えるネットワークと資源を充実させる。

(8) 当事者のウェルビーイング well-being❶に対する意欲を高める。

NOTE
❶ウェルビーイング
　幸福で健康で良好な状態をさす。

---

2 さまざまなレベルのエンパワメント

　エンパワメントは，個人，組織，コミュニティなど，いくつかのレベルに分けて考えることができる(●図 13-5)。個人レベルでみたエンパワメントとは，個人が意思決定したり，自分の生活をコントロールしたりする能力に関することであり，自己効力感や自尊心，個人的能力の発展を強調するものである。一方，コミュニティエンパワメントとは，個人や組織にとって必要な協調的な努力に対して，コミュニティの社会的・政治的・経済的資源をより大きな社会から獲得するなどして整備し，またそれらを利用しやすくすることである。コミュニティにおける問題認識や目標の共有，理解を深め，さまざまなレベルで協働，連携して結束を高めていくことは，コミュニティの効力感を高め，社会や環境をかえるための実際の行動につながっていく。

　このようなコミュニティのエンパワメントは，コミュニティオーガナイジングの中心的な要素である。**コミュニティオーガナイジング** community

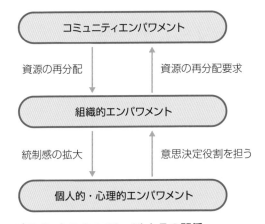

●**図 13-5　エンパワメントの 3 つのレベルとその関係**
(清水準一・山崎喜比古：アメリカ地域保健分野のエンパワーメント理論と実践に込められた意味と期待．日本健康教育学会誌 4(1)：13，1997 による，一部改変)

---

1) 安梅勅江：コミュニテイ・エンパワーメントの技法──当事者主体の新しいシステムづくり．p.6，医歯薬出版，2005．

organizing とは，「コミュニティの集団が共通の問題やかえたいことを同定し，資源を動員し，戦略をたてて実行して，集団の目標を達成できるようにしていくプロセス」[1]とされる。コミュニティが組織化されると，そのコミュニティが目ざす目標の達成に向けて，必要な資源を動員し，戦略を開発していくことが可能になる。さまざまなコミュニティを動かしていくことは，社会をかえていくための重要な方略である。オタワ憲章においても，住民参加と地域活動の強化がうたわれており，ヘルスプロモーションの中心戦略として位置づけられてきた。

D　地域の保健力

1　健康都市の構想

　オタワ憲章において，健康を実現するためには個人の生活習慣の改善だけでは不十分であり，健康に影響している環境全体での取り組みが必要であるという考え方が提唱された。これを受けて始まったのが，都市の環境全体を健康なものにしていこうという WHO の**健康都市構想** Healthy Cities Project である。

　健康都市とは，人々が相互にたすけ合いながら，人生でなすべきことをすべて達成し，最大限の可能性を引き出していけるようにするために，都市の物質的・社会的環境を創造し改善しつづけ，コミュニティの資源を広げてゆくような都市のことである。健康都市の理念は，健康の村構想など自治体におけるほかの形態の保健計画を包括するために発展してきたものであり，世界中の都市において健康問題を政策課題として取り上げ，その地方ごとに公衆衛生への支援を継続して築きあげようという長期開発計画である。

2　コミュニティエンパワメントの過程

　健康都市の構想において，地域レベルのエンパワメント，すなわちコミュニティエンパワメントは非常に重要である。コミュニティエンパワメントの過程に関して，教育学者のフレイレ P. Freire は，教育の目的は人間の解放であり，人々はみずから学ぶ主体であるとして，参加者の成長の段階と各段階に応じた介入の目安として傾聴-対話-行動の3段階の発展過程を提唱している。

（1）傾聴の段階：参加者が互いに人生経験を聞き合うことで，コミュニティの問題を共有する。

（2）対話の段階：第一段階で共有された問題に関して，不明確であった部分

---

1 ）Minkler, M. : *Community Organizing and Community Building for Health and Welfare*. Rutgers University Press, 2012.

の話し合いを通して理解を深める。対話を通して，現在の社会的状況を分析するための批判的思考や理論上の問題解決が可能になるだけでなく，その批判的思考によって参加者に社会的関係を変革するための連帯感を生み出す。

（3）行動の段階：自分のコミュニティにおいて，なにがほかのコミュニティと違うのかが明確になり，必要な行動をおこすことができる。

このような問題認識および目標の共有や理解の深化，仲間意識の高揚，さまざまなレベルでの協働，連携は，まさにエンパワメントのプロセスであり，コミュニティの効力感の高揚，実際の行動につながっていくのである。

3 コミュニティエンパワメントの実践

◆ 地域コミュニティにおける実践

「21 世紀における国民健康づくり運動（健康日本 21）」においても，住民参画による健康づくりの取り組みの強化が掲げられ，近年，わが国でも，多くの自治体などでコミュニティエンパワメントを目ざした取り組みがなされている。これらは，健康づくりや介護予防，子育て支援，ボランティア育成，障害者・障害児ケアなど，さまざまな領域で行われている。

●**実践例 1**　たとえば，健康づくりに関する保健事業の運営を，行政や専門職が主導するのではなく，住民のボランティアに依頼することにより，参加した住民のグループ活動を通じてコミュニティの形成を促す試みがある。参加者は，ボランティア活動を通して地域の一員として認められ，地域コミュニティとの一体感を得るとともに，コミュニティのメンバーから信頼され，リーダー的な存在として活動するようになる。このように，地域コミュニティの一員であるという感覚をもてずにいた人々が，グループ活動を通してコミュニティの一員としての役割を果たし，たすけ合う関係をつくっていくというエンパワメントのプロセスが報告されている。

●**実践例 2**　また，地域の子育て支援に関して，当事者である子育て家庭の保護者や子ども，ボランティアや子育てサークル，近隣住民などのインフォーマルな支援者，保育士や保健医療専門職，行政担当者などのフォーマルな支援者の間で連携をはかることにより，地域の育児力の向上を目ざした活動もある。連携ネットワークが発展することにより，専門職が支援の決定権をもち，当事者はただ支援を受けるという関係から，当事者を中心にさまざまなレベルの支援者のネットワークが形成され，当時者が必要に応じて支援を選ぶことができるようになる。支援者にとっても支援の質の向上につながり，やりがいや満足感が向上する。地域全体としても，システム的なサポートネットワークの確立や地域社会の支援に対する理解などにより，子育てしやすい，働きやすい社会システムが実現する。エンパワメントには，このような成果が期待されている。

◆ 患者会・セルフヘルプグループにおける実践

　患者やさまざまな健康問題をもつ人々の間で，当事者どうしが，その健康問題や障害に関連してかかえている悩みや課題についてたすけ合い，交流することによって互いを支え合う**患者会**や**セルフヘルプグループ**が数多く形成されている。これもコミュニティの一種である。本章 A 節（◯ 214 ページ）で述べたように，インターネットの普及などによる情報基盤の変化は，近年，このようなコミュニティの形成にも新たな展開をもたらし，対面だけではなくインターネット上でのつながりによるコミュニティも形成されている。

　このような患者会やセルフヘルプグループの特徴の 1 つに，グループを通じて個人がエンパワーされるということがある。いわゆる患者教育のように，医療専門職から一方向的に知識や技術を提供されるのではなく，当事者である患者や家族が互いに情報を提供し合い，体験を共有し，問題解決の方法を考えていくプロセスはまさにエンパワメントといえる。また，こうした患者会やセルフヘルプグループが形成されることにより，そのコミュニティが社会的・政治的にも影響力をもつようになる。すなわち，患者会やセルフヘルプグループは，単に当事者である患者や家族などの支援になるだけでなく，当事者がその健康問題に関する政策の形成などにもかかわる力を得ることにつながる可能性がある。

E　ノーマライゼーションと地域

1　ノーマライゼーションとは

　ノーマライゼーション normalization は，1950 年代から北欧諸国で提唱された社会福祉をめぐる概念の 1 つである。日本語では共生化と訳されることもある。デンマークの社会省行政官バンク゠ミケルセン N. E. Bank-Mikkelsen によって提唱され，彼を中心としてつくられた知的障害者の処遇改善のための「1959 年法」のなかで用いられた。そこでは，ノーマライゼーションとは，知的障害者をその障害とともに受容することであり，ノーマルな生活条件を提供することであるとしている。その後，この影響を受け，スウェーデンにおいてニィリエ B. Nirje が，知的障害者はノーマルなリズムにしたがって生活し，ノーマルな成長段階を経て，一般の人々と同等のノーマルなライフサイクルを送る権利があるとし，ノーマライゼーションの概念を整理した。

　ノーマライゼーションの理念は，1971 年の「国連知的障害者権利宣言」，1975 年の「国連障害者権利宣言」の土台となった。さらに 1981 年の「国際障害者年」で「完全参加と平等」の実現を目ざし，障害のある人が社会生活に完全参加し，障害のない人と同等の生活を享受する権利の実現を目ざす動きが高まってきた。北欧の知的障害者福祉の領域から広がったこの概念は，

今日では福祉の基本的な概念の1つになっている。

2　わが国におけるノーマライゼーション

　福祉制度は，弱者を社会的に保護するしくみであるが，歴史的に障害者に対する施策は施設の建設から始まることが多く，福祉の名のもとに障害者が隔離されることも多かった。また，わが国の福祉施策は行政措置により行われ，対象者の意思が尊重されず，施設内で障害者の尊厳が十分にまもられない状況もしばしば生じた。しかし，上述のような世界の流れのなかで，わが国にもノーマライゼーションの理念がしだいに浸透し，障害者福祉施策も変化した。障害者が社会の一員として社会経済活動に参加し，働く喜びや生きがいを見いだしていくというノーマライゼーションの理念にそった社会を実現することを目ざし，「障害者基本法」「障害者基本計画」が策定されてきた。また，バリアフリーやユニバーサルデザインなど，障害者がもつ不自由・参加制約の緩和が推進されるようになってきた。

　こうしたノーマライゼーションの概念を発展させたのが，**ソーシャルインクルージョン** social inclusion（**社会的包摂**）である。ソーシャルインクルージョンは，すべての人々を孤独や孤立，排除や摩擦から援護し，健康で文化的な生活の実現につなげるよう，社会の構成員として包み支え合うという理念である。これは，持続可能な開発目標（SDGs）が大切にしている「誰一人取り残さない」という理念にもつながる。この反対が，**ソーシャルエクスクルージョン** social exclusion（**社会的排除**）であり，社会において弱い立場，少数派におかれた人が，教育や就業の機会が制限されたり，必要な支援や制度に恵まれなかったりして，社会的に排除されがちであることが指摘されてきた。

　2006年に国連で採択された「障害者の権利に関する条約」（障害者権利条約）で盛り込まれた合理的配慮の考え方は，わが国においても，「障害を理由とする差別の解消の推進に関する法律」（障害者差別解消法）において取り入れられ，認知が広まった。ここでは，行政機関などや事業者が，障害者から社会的障壁の除去を必要としている旨の意思の表明があった場合，その実施に伴う負担が過重でないときは，障害者の権利利益を侵害することとならないよう，社会的障壁の除去の実施について，必要かつ合理的な配慮（合理的配慮）を行うことを求めている。さまざまな個性をもつ人を，その多様性を含めて個性として，そのまま社会のなかに包摂することや，それぞれの個性が十分に尊重されるような多様な価値観を許容する社会であることが求められている。これは，女性や若者，高齢者，LGBT，外国人，障害者など，多様な人材を受け入れ，その人材がその能力を最大限発揮でき，やりがいを感じられるようにする包摂するダイバーシティ＆インクルージョン diversity & inclusion の理念につながっている。

⬚ **work** 復習と課題

❶ コミュニティとはなにか。地域となにが違うのか。

❷ ソーシャルサポートにはどのようなものがあるか。

❸ 社会関係資本とはなにか。どのように健康に影響するのだろうか。

❹ ヘルスプロモーションの定義を述べなさい。

❺ コミュニティエンパワメント，またはノーマライゼーションの具体的な実践例
を調べてみよう。

参考文献

1. 安梅勅江：エンパワメントのケア科学——当事者主体チームワーク・ケアの技法．医歯薬出版，
2005.
2. 安梅勅江：コミュニテイ・エンパワメントの技法——当事者主体の新しいシステムづくり．
p.119-132，医歯薬出版，2005.
3. 一般社団法人日本健康教育学会：健康行動理論による研究と実践．医学書院，2019.
4. 川上憲人ほか編：社会格差と健康．東京大学出版会，2006.
5. 近藤克則：第9章　社会関係と健康．川上憲人ほか：社会格差と健康，東京大学出版会，2006.
6. 清水準一・山崎喜比古：アメリカ地域保健分野のエンパワーメント理論と実践に込められた意
味と期待．日本健康教育学会誌 4(1)：11-18，1997.
7. 成木弘子：都市での健康づくり活動に関するグループ活動を通じたコミュニティ・エンパワー
メント．保健医療社会学論集 19(2)：8-20，2008.
8. 成木弘子：組織活動における公共性とエンパワーメント．保健医療社会学論集 19(2)：21-32,
2008.
9. 平成14年度内閣府委託調査「ソーシャル・キャピタル：豊かな人間関係と市民活動の好循環
を求めて」
10. Moore, S. and Kawachi, I：Twenty years of social capital and health research: a glossary.
Journal of Epidemiology and Community Health, 71(5)：513-517, 2017.
11. Nutbeam, D.：Health promotion glossary. *Health Promotion International* 13：349-364, 1998.
12. Saito M. et. al.：Development of an instrument for community-level health related social
capital among Japanese older people: the JAGES project. *Journal of Epidemiology*, 27(5):
221-227, 2017.

第 14 章

保健医療福祉システムと
現代的変化

　□ 福祉国家と社会保障制度の概要を理解する。
　□ 医療システムの変化を理解する。
　□ わが国の保健医療福祉システムの変容を理解する。
　□ 今後の保健医療福祉システムの課題について考える。

　現在, 私たちの多くは, 保健医療福祉サービスを受けたいときに受けられることを, 当然の権利でもあると考えている。しかし, こうした考えが広くもたれるようになるのは, おおむね第二次世界大戦以降のことである。第二次世界大戦以降に, 国家が国民の健康・安全を保障する必要があるという理念のもとで, さまざまな制度化が進められた。こうした理念の実現を目ざす国家を**福祉国家**といい, その理念を具現化していったのが**社会保障制度**である。保健医療福祉サービスは, 社会保障制度のなかの一分野であり, 重要な位置を占めている。

　本章では, 保健医療福祉サービスの提供や利用をめぐる営みを, システムとしてとらえる視点を採用する。なぜなら, 保健医療福祉サービスの個々の制度は, それ単体としてなりたっているのではなく, たとえばそれを支える知識や技術, 人, 理念などと関係しているからである。保健医療福祉システムとは, こうした人々の病気や健康をめぐる営みの諸要素が相互に関連しながら自律的に機能していることをさし示す理解枠組みである。

　まず, 保健医療福祉システムの前提となる福祉国家と社会保障制度について概観する。その後, 保健医療福祉システムの中核をなす医療システムに着目し, これを構成している諸要素の現代的変化の過程を確認したうえで, 保健医療福祉システムの現代的課題について解説する。なお, 社会保障の範囲に含まれる医療には, 公衆衛生のような広義の医療も含まれるが, 本章で念頭におくのは, 通常私たちが病気になったときに利用する狭義の医療である。

A 福祉国家と社会保障制度

1 福祉国家

1 福祉国家のなりたち

　福祉国家とは, 国家が国民の生活に責任を負うことを約束した統治形態である。自由放任主義をとり, 国家の保障する範囲を秩序に関する政策に限定する夜警国家のようなそれ以前の統治形態にかわって登場した。福祉国家は, 経済・社会の変化や為政者の考えに応じて変容しながらも, 現代にいたるまで, ほとんどの先進諸国の主要な統治形態でありつづけている。

　福祉国家の起源については議論があるが, その萌芽は1880年代のドイツ

にあらわれ，1960年代までには先進諸国において，その核となる保障や福祉のための制度が形成された。福祉国家という言葉自体は，第二次世界大戦中に連合国側のイギリスが，当時のドイツ・イタリア・日本などの枢軸国家を戦争遂行国家とよび，それとの対比におけるプロパガンダ(宣伝)として用いたものである。

2　福祉国家の種類

　ひとくちに福祉国家といっても，時代や場所によってその内容は異なる。ガーランド D. Garland によれば，現在ではおよそすべての先進国が福祉国家的な要素をもっており，その共通部分として，次の主要な5つのセクターがある[1]。

（1）社会保険
（2）社会扶助
（3）公的資金による社会的サービス
（4）申請に基づくパーソナライズされた支援
（5）経済マネジメント

　一方，福祉国家が実際に稼働する際には，誰を対象にし，なにを補償対象とするか，アクセス方法，受給資格，財源，政府の関与度，給付の方法などが国家により選択される。その組み合わせにより，福祉国家のありようは多様である。具体的に保障の範囲を定めることは，同時にそこから排除される人を生み出すこともある。

　福祉国家の類型としては，エスピン゠アンデルセン E. Andersen が，保守主義レジーム・自由主義レジーム・社会民主主義レジームの3つの福祉レジームに区分したことが広く知られている(● 61ページ)。しかし，ここで想定されていたのは，1980〜1990年代に存在していた西欧の民主主義的国家であるため，これら3つの福祉レジームにおさまらない福祉レジームも存在する。

3　わが国の福祉国家のなりたちと特徴

　わが国の福祉国家としての成立と発展は，1961(昭和36)年の国民皆保険制度・国民皆年金の成立，1970年代前半の老人医療費の無料化(1973〔昭和48〕年)や年金給付額の引き上げなどにみることができる。しかし，1973年のオイルショックによりすぐに方針の転換を迫られるなど，一直線に発展したわけではない。わが国の福祉レジームは，保守主義・自由主義・社会民主主義のいずれにもおさまらず，日本型福祉国家ともよばれる。その特徴は家族主義と家族への福祉依存度の高さにある。

1）デイヴィッド・ガーランド著，小田透訳：福祉国家——救貧法の時代からポスト工業社会へ．白水社，2021.

2 社会保障制度

1 社会保障制度のなりたち

　社会保障とは，福祉国家の理念のもと，国民が安全・安心に暮らすための生活保障のしくみである。福祉国家の体制が確立していくのと同時期に，社会保障の概念も定着した。社会保障の起源とされるイギリスの救貧法（公的扶助の起源）やドイツの社会保険（社会保険制度）の成立は，1930年代の大恐慌がもたらした失業と生活危機が契機となった。また，第二次世界大戦中の総力戦を遂行するために，国家規模における国民を対象とした生活保障が必要となり，制度として確立した。

　1942年には，国際労働機関（ILO）の「社会保障への途」で社会保障制度が構想され，1948年には国連の「世界人権宣言」で，社会保障の権利が自己の尊厳と自己の人格の自由な発展のために欠くことができない権利として明記された（第22条，25条）。1952年のILO「社会保障の最低基準に関する条約」（102号条約）は，当時の自由主義国の社会保障の最大公約数的な基準を設定し，国際条約として社会保障の権利が認められるようになった。わが国は1976（昭和51）年に批准している[1]。

　福祉国家に多様なレジームがあるように，社会保障制度も国によって異なる。先進諸国で確立・発展してきた社会保障制度だが，その定義について各国で共通の理解があるわけではなく，その社会的・文化的・政治的背景に応じて，社会保障のとらえ方には相違がみられる。

2 わが国の社会保障制度

　わが国で社会保障という言葉が登場したのは第二次世界大戦後のことであり，1946（昭和21）年に制定された日本国憲法第25条第1項における生存権が法的根拠となる。これにより社会事業という言葉が社会保障となり，国民の「健康で文化的な最低限度の生活を営む権利」や社会福祉・社会保障の向上増進義務が明記された。

　現在では，国民の「安心」や生活の「安全」を支えるセーフティネット，社会保険（年金・医療・介護），社会福祉，公的扶助，保健医療・公衆衛生からなる，人々の生活を生涯にわたって支えるものであるとされている。保健医療福祉システムとの関連でいえば，私たちが医療を受ける際の経済的な支えとなるのが，社会保険の構成要素の1つである医療保険であり，社会保障給付費の大きな割合を占めている。

B 医療システムの制度と現代的変化

　福祉国家や社会保障の理念に支えられ，現在の私たちは，保健医療福祉

NOTE

[1]社会保障の名がついた最初の法律は，1935年にアメリカで成立した「社会保障法 Social Security Act」である。

サービスを受けることができる。そこには，広い意味で人々の健康にかかわる予防や健康の維持，介護なども含まれるが，本節ではその中核をなしている医療システムについてみていく。

　現代の先進諸国における医療システムは，近代医療に依拠している。近代医療は，さまざまにある医療のうちの１つであるが，私たちは医療というと近代医療を思い浮かべる。それは，近代医療が国家の提供する枠組みとして採用されているからである。以下では，近代医療とそれ以外の医療との関係について整理したのち，1970年代にあらわれたとされる医療システムの現代的変化を確認する。

1 制度と医療

1 制度的医療としての近代医療

　現在，私たちが病気になると，まずアクセスするのは，医療における独占的地位をもち，仕事の内容・条件・評価に関する自律性が国家によって認められている医師である。医師は，専門教育機関における長期教育を受け，医師国家免許というかたちで専門家認定を取得した人々であり，法律による業務独占が制度として確立されている。こうした制度に組み込まれている医療が近代医療であり，先進諸国においては共通した前提となっている。こうした制度的に組み込まれた医療は**制度的医療**または**正統医療**とよばれる。

2 制度の外の医療

　近代医療に対し，それ以外の医療は**非正統医療**や**伝統医療**，**民間医療**などとよばれ，制度からは排除されてきた。しかし，実際の人々の病気や不調への対処，あるいは健康維持のための活動に目を向けると，複数の治療法を試すことは珍しくない。近代医療による治療に効果がみられなかった人々は，しばしば民間療法を利用する。なにもしないことまで含めれば，病気に対する人々の行動は，実は近代医療の外にも広がっている。

　現在では，医療者も複数の医療を取り入れながら治療を行うこともある。たとえば，漢方医学は近代医療の採用にあたり厳しく排除されたが，現在では漢方エキス製剤が近代医療の処方薬として使用されており，医学教育にも取り入れられている。また，開発途上国地域の呪術治療師が，ビタミン注射や抗生物質を使用することもある。このように，ひとつの社会の医療体系のなかにほかの医療システムの要素が含まれていたり，使い分けられていたりすることを**多元的医療システム**という。

　現代では，伝統医療や非正統医療の考え方を取り入れ，近代医療を代替，あるいは補完する**補完・代替医療** complementary and alternative medicine（CAM）もある。具体的には，中国伝統医学やインド医学（アーユルヴェーダ），カイロプラクティックなど幅広い手法がある。

2 医療システムの現代的変化

1 知識の変化

　近代医療の知的側面を支えるのは，近代医学である。近代医学を構成する要素はいくつかあるが，最も大きな特徴は，生物医学に依拠している点である。生物医学は，人体を身体の部分（パーツ）からなるものとみなす人間機械論と，特定の病気には特定の原因があると考える特定病因論から構成されている。

● 特定病因論　**特定病因論**とは，特定の病気には，それを引きおこす特定の病原菌が存在するという考え方であり，19世紀末の細菌学の発見に基づいて誕生した。しかし，急性疾患から慢性疾患の時代へと移りかわるにつれて，細菌学に基づく特定病因論が通じない病気が増えてきたため，現代医療では特定病因論から確率論的病因論へと修正されていく。

● 確率論的病因論　**確率論的病因論**とは，病気はさまざまな危険因子の複合的作用で発症するため，危険因子を減らすことで病気になる確率が減少するという考え方である。根本的な発想は特定病因論と同じであるが，リスク論的な視点が導入されることで，新たな疾病概念が生まれている。たとえば，確率論的病因論による代表的な疾病とされる生活習慣病の概念は，治療期間・治療対象・治療手段についての知識の変更をもたらした。

● エビデンスに基づく医療　さらに，確率論的病因論に加えて，現代では**エビデンスに基づく医療** evidence-based medicine（**EBM**）が取り入れられている。EBMは，推測統計学を応用した効果判定に基づく医療を推進するものである。確率論的病因論が，病気とはなにかについて知識を変更・更新するものであるのに対して，EBMはなにが適切な治療かに関する知識を変更・更新する。

　また，現代医療では，予防が医療の中心的な目標となった。予防医学には，疾患の防止と早期発見・早期治療，さらにはリハビリテーションによる機能回復や機能維持，社会復帰対策が含まれている。

2 技術の変化

　近代医療は，人体の内部の観察に基づく知識・技術を応用するという特徴をもち，それを推し進める方向で機器が開発された。たとえば，間接的な観察を可能にする機器として，聴診器・X線機器・超音波機器などがある。また，肉眼では観察できないよりミクロな観察をする技術として，顕微鏡や電子顕微鏡，生化学的検査などがある。これらに加え，大量データを処理することのできる計算機などもかかわる。これらを利用した予防・治療技術が開発されてきた。さらに，治療技術の側面では，細菌学による知見から，特定の細菌に効果のある抗生物質が開発され，それを応用した化学療法が発展した。

　一方，20世紀後半になると，医療工学 medical electronics（ME）が急速に進展した。CT装置，磁気共鳴画像（MRI）装置，人工透析装置などが開発され普及した。これらは，技術に対応可能な専門職と，機器を設置できる場所，また導入するための莫大な予算を必要とした。さらにこれらの発展に伴う医療技術は，全身管理システムを可能とした。

3　人の変化

　近代医療の確立期・導入期の医療の担い手は，医師や看護師，薬剤師といったごく少数の職種であった。しかし，技術の高度化と近代医療の対象の拡大という要因により，診療放射線技師や理学療法士，作業療法士といった新たな専門職が登場し，多職種の連携により医療が提供されるようになった。

　たとえばX線を照射する技術の登場により，19世紀末よりX線の設備が病院に設置されはじめ，X線画像を撮影する部屋と技師や解釈を行う人も必要になった。技術の進歩に伴い，放射線技師という新たな技術職が誕生したのである。同様に，20世紀後半のMEの進展により，CT，MRIや人工透析装置などが開発され普及したことにより，これらの操作や点検・管理に高度な専門性をもつ人が必要となった。さらに近代医療における予防・リハビリテーション医学の発展は治療対象を拡大したために，理学療法士や作業療法士といった新たな職種が必要となった。医療は，こうした多領域で多様な専門性をもつ人々（コメディカル）との協働によって提供されるようになった。

4　理念の変化

● **人権意識の変化**　現代医療では，それまであまり意識されることのなかった**医療における人権**という概念が登場した。第二次世界大戦下におけるナチスによる人体実験などへの問題意識を発端の1つとして，1964年の世界医師会による**ヘルシンキ宣言**において，人を対象とする医学研究における倫理がうたわれた。さらに，同時期におきた消費者運動などと関連し，1973年にはアメリカ病院協会が**患者の権利章典**を採択した。こうした人権意識の高まりを受けて，1981年には世界医師会の**患者の権利に関するリスボン宣言**が採択された。

　医療における人権をめぐる代表的な例としては，1970年代以降に世界的に確立したといわれる**インフォームドコンセント**の概念があげられる（○173ページ）。この概念は患者の**自己決定権** right to self-determination の存在が前提とされており，患者の権利や患者の自律という考え方が医療の現場に浸透することになった。

● **QOL**　20世紀なかばに疾病構造の変化がおこり，現代の死亡率の上位は，感染症から虚血性心疾患や脳血管障害，悪性新生物などの慢性疾患となった。慢性疾患は，治癒は望めないか，もしくは治癒までに長い時間がかかる。そこで，ただ疾患を治癒することよりも，その人がどのようによく生きるかということに着目した**生活の質** quality of life（**QOL**）という価値観が登場した。

これにより，命の長さや可動域の拡大といった措置にとどまらず，どのように生きたいかという当人の目標との相関において，治療法が選択されるようになった。

● 医療モデルから生活モデルへ　QOL の考え方から派生して，人々の疾病との付き合い方も医療モデルから生活モデルへと移行しつつある。**医療モデル**が，疾患の治療（治療の成功）に価値をおくのに対して，**生活モデル**とは，治癒だけを唯一の解決策とせずに，多様なアプローチによる生活改善を目標とする考え方である。こうした考え方は，治癒が想定しにくい障害者福祉領域や高齢者福祉領域における理念として広まった。

たとえば，脳卒中によって右手に麻痺が残り，字が書けなくなったために，仕事に支障がでた人がいたとする。リハビリテーションによって機能障害が軽減できるかもしれないし，それがかなわなかったとしても，左手を使えるように訓練することや，手書きではなく，コンピューターで入力するなどの代替的な方法が利用できるかもしれない。このように，よりよい生活を送るためのさまざまな方法が模索され，治療はその1つの手段となる。

ほかにも，1980 年代ごろからの当事者らの運動によって，障害の個人モデル（医学モデル）に対する，**社会モデル**の考え方が新たに提唱された。障害を個人の身体の問題としてではなく，社会の障壁の問題としてとらえ直し，医学やリハビリテーションのみではなく，社会環境の調整によって十分な社会参加を保障するべきとする考え方である。

C　わが国の保健医療福祉システムの変容

本節では，わが国の保健医療福祉システムについて概観する。現在，WHO によれば，わが国の医療制度は国際的に評価されている。健康寿命の長さや乳幼児死亡率の低さだけでなく，制度面の特徴が評価されている。一般に，わが国の医療制度の特徴として，国民皆保険，フリーアクセス，開業の自由，民間医療機関中心の医療提供体制などがあげられる。これらの特徴を浮き彫りにするために他国の状況なども参照しつつ，近代から現代へといたるなかで生じた変化を確認する。

1　わが国の保健医療福祉システムの歴史

1　近代の動き

現在につながるわが国の保健医療福祉システムが形成されたのは，19 世紀末の明治期以降のことである。1874（明治 7）年の**医制**の制定により近代医療が採用され，医師開業免許制や医師養成のための病院の設置規定，自由開業医制❶などの要件が定められた。ただし，近代医療が導入されたからといっても，近代医療の利用が急に進んだわけではない。第二次世界大戦時の

NOTE
❶自由開業医制
　医師は，原則として全国どこにでも無床診療所を開業できるという制度をさす。

総力戦体制を経て，戦後の福祉国家と社会保障制度に支えられ，医療保障の必要性が高まったのである。また，戦後には連合国軍最高司令官総司令部（GHQ）の施策による医療改革が進められ，医療体制が改めて整備された。

わが国の保健医療福祉システムは，政治・社会的な状況を背景に，1970年代が転換点ととらえられる。島崎は，日本の医療制度・医療政策について，明治初期から第二次世界大戦の敗戦までを「医療制度の基盤形成期」，敗戦から1973年ごろを「医療制度の確立・拡張期」，1973年ごろから今日までを「医療制度の改革期」と分類している[1]。

医療制度は，戦後のGHQ主導による「医療法」の制定などに代表される医療改革，福祉国家政策のもとで整備され，その後高度経済成長期を背景に，社会保障の拡大路線をたどった。1973年には，70歳以上の老人医療費の無料化にいたり，「福祉元年」ともいわれ，医療制度の確立・拡張が続いた。しかし，同年10月におこった第1次オイルショックを契機に経済状況が大きくかわり，社会保障も抑制路線へと舵を切ることになった。「福祉国家の危機」とよばれる事態である。これ以後，わが国においても，ほかの先進諸国と同様に福祉国家の抑制政策がとられ，医療に関しても効率や質を重視した提供のあり方が模索されている。

2 費用面からみた特徴

1 近代の動き

費用の側面からとらえるとき，**国民皆保険制度**は，わが国の保健医療福祉システムを特徴づける1つである。国民皆保険制度は，1922（大正11）年の「健康保険法」に始まり，1947（昭和22）年「労働者災害補償保険法」，1958（昭和33）年の「国民健康保険法」と，徐々に対象を広げて1961（昭和36）年に成立した。この制度の特徴は，社会保険方式を採用している点である。加入者は一定額の保険料を定期的におさめるかわりに，少ない自己負担で医療を受けることができる。職域保険が基本であるが，そこに属さない人も地域保険（国民健康保険）が受け皿となることによって，国民皆保険を実現している。細かな制度面での変更はあるものの，現在も多くの人が医療を利用できる状況を経済面において支えている。

アメリカでは，一部の高齢者層や貧困層向けのものを除いては公的な医療保険がない。そのため，企業保険に加入できない場合は，個人で民間の医療保険に加入しなければならない。アメリカのような医療制度に比べると，わが国では誰もが医療を受けやすい状況にあるといえる。

1）島崎謙治：日本の医療——制度と政策，増補改訂版．東京大学出版会，2020．

2 現代の動き

　現在においても，医療保険制度は断続的な改正が行われている。大きな特徴の1つは，費用負担割合を調整することにより，医療需要を抑制しようとすることである。「医療制度の確立・拡張期」には，窓口での自己負担割合が軽減されていき，1973年には老人医療費の無料化も行われた。しかし，このことは必要以上の受診を生み出したといわれ開始後10年で廃止になった。その後，現在にいたるまでは，高齢者医療も含め，基本的には自己負担率を高める方向での調整が続いている。一般に，窓口の自己負担額が増えると受診の抑制につながるといわれ，とくに影響を受けやすいのが低所得者層である。

　もう1つは，診療報酬点数の変更による特定の医療への誘導である。わが国の医療保険制度では，提供される個別の診療行為について点数が設定されており，これを**診療報酬点数**という。保険適用内のサービスにおいては保険者より支払いを受けることができる。この診療報酬点数を設定したり，変更したりすることで，特定の医療を抑制したり推進したりすることができる。この制度は提供された診療行為がそのまま医療機関の収入になることから，過剰診療をまねきやすいことが指摘されてきた。その抑制のために，2003（平成15）年からは，行われた医療行為にかかわらず，病名と治療内容の組み合わせにより報酬を決定する**包括払い**（定額払い）方式が一部導入されている。ただし定額払いの場合は，どれだけ治療をしても報酬がかわらないため，逆に過少診療となる可能性もある。

3 医療供給システムの特徴

　国民に医療を提供するための体系的なしくみを**医療供給システム**という。医療供給システムは，20世紀の医療提供を根本的に支えた制度である。

1 医療の機能分化

　まず，一般的な診療の流れを考えてみる。人は不調を感じると，かかりつけ医などの地域の診療所を訪れる。医師の診療の結果，必要に応じて，より詳しい検査や治療が可能な病院を紹介される。患者は，紹介状やこれまでの情報をもって病院を受診し，本格的な治療が始まるといった流れが想定されるだろう。

　患者が初期段階で訪れる，地域の診療所が担う医療の入り口としての領域を**プライマリケア**といい，病院で行われるより高度な専門化した治療の領域を**セカンダリケア**という。20世紀の近代医療は，効率的な治療を提供するために上記のように機能分化してきた。各領域に適合的に資源を配分することで，より効果的・合理的に患者を治療することができると考えられてきたためである。さらに，この機能分化にしたがって，医療施設のふり分けや，医師の専門性による分業，患者の受療パターンなどが定まってくる。

　施設でいえば，診療所と病院の区分は，上記の機能分化と対応しており，診療所(外来担当)はプライマリケア，病院(入院担当)はセカンダリケアとなる。さらにプライマリケア領域の担当に特化する**一般医**または**総合医**と，特定の領域に関する専門的知識や技能をもち，セカンダリケア領域を担当する**専門医**の区分ができる。

　近年では，わが国においても，より徹底した機能分化の必要性が唱えられている。たとえば，専門医制度のなかに**総合診療専門医**が位置づけられたことなどは，機能分化の制度化・定着に向けた動きの１つである。

● **各国との比較**　猪飼によれば，近代医療の医療供給システムは，３つのタイプに収斂する[1]。

（1）**身分原理型**　イギリスなどに代表される，セカンダリケアを担う専門医とプライマリケアを担う一般医とを区別するタイプ。

（2）**所有原理型**　日本などに代表される，専門医と一般医を区別せずに，プライマリケアにおいても医師自身が病床を所有するタイプ。

（3）**開放原理型**　アメリカなどに代表される，専門医と一般医は区別しないが，医師自身の所有ではなく病院の病床を利用するタイプ。

　イギリスでは，一般医と専門医は教育課程から異なる道を歩み，習得する知識や技能に違いがある。一方，日本やアメリカではすべての医師が専門医として養成される。したがって，イギリスでは一般医を選んだ医師は，診療所でプライマリケアにのみ従事することになるが，日本やアメリカの医師は，勤務場所がいずれであっても，セカンダリケアにも対応できる。ただし，セカンダリケアを行うには，専用の病床や手術室などが必要となる。アメリカの場合は，病院と契約を結ぶことで，病院に雇用されていない外部の医師でも病院施設を利用できるしくみがある。これは病床を開放することから**オープンシステム**といい，開業医は，必要に応じて診療所と病院とを行き来しながら治療を行うことができる。

● **各国との比較からみた日本の特徴**　日本の場合は診療所と病院の機能分化があいまいであり，両者の区分は規模の違いによる。診療所とは病床を有しない，または19床以下の施設であり，対して病院とは，病床が20床以上のものをいう。日本では，自由開業医制のもとで設備投資も自由になされ，診療所を開設した医師が自分で入院設備や医療機器を整備することによって(病床の「所有」)，ある程度のセカンダリケアに対応できるようになっている。そのため日本では，高額医療機器の所有率も高い。この病床をもつ**有床診療所**という小規模な入院施設が発達しているのが日本の大きな特徴である。また，日本の病院のほとんどは診療所から始まり，大規模になっていったものであった。こうした背景から現在でも病院においても外来部門が維持されているため，一般の診療所との競合もみられる。オープンシステムをとらない点では閉鎖性も指摘されている。

---

　1) 猪飼周平：病院の世紀の理論. 有斐閣, 2010.

2　民間病院の多さ

　わが国の最初の近代的病院は，1861年に長崎に設立された療養所だといわれている。その後，病院数は急増したが，民間病院の比率が高いのがわが国の特徴である。明治期には，医学校卒業生が増え，新たに私立一般病院の開設が進んだ。その後，昭和期には開業医に対する優遇税措置が実施されるなどの医療拡充政策のあと押しもあり，開業医が経営する民間病院がしだいに増えていったとされる。その結果，わが国の病院数は，私立病院が官立・公立病院を大きく上まわっている。

3　フリーアクセス

　わが国の医療供給システムは，医療機関へのアクセス自由度が高い（フリーアクセス）という特徴をもつ。先述の病院にもプライマリケアを担う外来部門が維持されているといったようなあいまいな機能分化が，ひるがえって医療の入り口を多数提供しているためである。ほかにも，国民皆保険制度において医療機関の利用に制限がなく，全国どの医療機関でも自由に利用することができるといった理由もある。

　他方で，アクセスの自由度が高いため必然的に受診者の数も多くなり，すべての患者に対応するためには，1人あたりの診察時間が短くならざるをえないという課題もある。診療所よりも病院のほうがより高度な治療が受けられるだろうと考える大病院志向もみられ，結果的に「3時間待ちの3分診療」などと言われるような長い待ち時間を生み出した。こうした事態を解決するために，紹介状を持たずに大病院を受診する場合には，別途費用を徴収するなど，軽症での病院受診の抑制に向けた動きもみられる。

4　現代の動き

　医療供給面については，病院の施設基準などを定める「医療法」の改正が重ねられている。1980年代なかば以降，「医療法」の改正において，医療の規制が行われている。その内容は，従来までの医療サービス提供拡大路線に変更を迫るとともに，長らくわが国の医療制度の特徴であった自由開業医制に制限を加えるものである。これらの改正の大きな目的は，医療資源の偏在の是正と機能分化・連携による効率的医療の提供である。

　とくに，1985年の第1次医療法改正からは，医療計画制度が導入され，医療の必要量を推計・計画し，その実行圏を地域（二次医療圏）に定めた。医療機関の地域的な適正配置をはかるため，都道府県ごとの医療計画を定め，病床過剰地域では新規開業が制限されることとなった。さらに2015（平成27）年からは地域医療構想の推進のもとで，地域ごとに病床機能別の必要病床数を推計し，過剰病床数と判断される場合は，機能転換が推し進められてきた。これらのことは，従来より課題であった地域の医療格差の問題を是正する可能性がある反面，医師の開業の自由を制限することにもつながる。

　2021（令和3）年からは，新型コロナウイルス感染症の流行の経験をふまえ，

医療体制を構築する際に考慮に入れるべき疾病の1つに新興感染症が位置づけられ，平時から，地域における感染症医療の提供体制の確保がはかられることとなった。

4 超高齢社会の影響による変容

これまでは，福祉国家をめぐる国家政策的な枠組みの影響を受け，効率化や是正を目ざして行われてきた保健医療制度内における変容についてみてきた。本節では，そうした政策それ自体にも影響を与えている，超高齢社会という21世紀の社会課題が，保健医療福祉システム全般に対してどのような変容をもたらそうとしているかについてみていく。

● **増大する医療費とその対策**　わが国の高齢化率は，2022（令和4）年時点で29.1％である。2040年には65歳以上高齢者人口がピークを迎え，生産年齢人口の減少も顕著になるとされる。高齢者は病気やけがで通院する機会が多く，国民医療費の多くが高齢者の医療に使用されている。また，長寿化により，人々の高齢期は長くなってきている。このことから，増大する医療費を抑制し，高齢者医療を安定的に運営する方法の模索と，長い高齢期のQOLをいかに担保し，ゆたかにしていくかという課題がある。

医療費の増加が想定されるなかで，一部の負担金で高度な医療が受けられるという現在の日本の保健医療福祉システムを維持するため，医療制度はその費用捻出のための改革を迫られてきた。1982（昭和57）年には，高齢者の医療費負担の国民的公平性を定めた「老人保健法」が制定され，2006（平成18）年に医療制度改革の一環として「高齢者の医療の確保に関する法律」として改正されたのち，後期高齢者医療制度が成立した。これにより，社会全体で高齢者医療を支えるしくみに移行している。

● **医療提供システムの変化**　さらに，高齢者に対する医療提供システムも変容している。高齢者は，20世紀の医療の目標であった治癒という観点からすると，目標の達成可能性は必然的に低くなり，病院の外に追いやられがちであった。しかし，現代医療の理念の1つとして登場したQOLと呼応して，1980年代から在宅医療が推進されはじめ，断続的に在宅医療に関する診療報酬点数設定や引き上げが行われた。さらに，1992（平成4）年には「医療法」改正により居宅が医療提供の場として位置づけられ，1994（平成6）年の「健康保険法」改正により，在宅医療が療養の給付の対象であることが明確化された。2013（平成25）年の医療計画の改定では，在宅医療が大きな柱に位置づけられた。

● **地域包括ケアシステム**　こうした医療における展開とならんで，介護保険制度においては，**地域包括ケアシステム**が構想されてきた。地域包括ケアシステムとは，「予防・治療・生活支援を統合的に行うことで，新しい意味における健康を達成しようとする社会システム」である。わが国では，団塊の世代が75歳以上となる2025年をめどに，地域包括ケア（● 189ページ）の構築を目ざしている。

地域包括ケアシステムの特徴は，①在宅ケア重視の傾向，②生活を支える資源として地域社会の重要性の上昇，③治療だけではないケアを担う介助者の登場などがある。従来の医師を頂点とする専門家の階層システムから，多様な職種や地域住民の間のネットワークへ移行するなどの点で，地域包括ケアシステムは従来の病院医療を中心とした保健医療福祉システムを大きく変容させていく可能性があるといえるだろう。

D わが国の保健医療福祉システムの課題

誰もがいつでも必要な医療にアクセスできる保健医療福祉システムの維持には，いくつかの課題があげられる。

◆ 医療格差と医師の偏在

わが国の医療は，アクセスのよさが特徴とされる。一方で，医療格差が指摘され，その是正を目的とした医療計画が導入されている。医療格差を生み出す要因には医師の偏在があげられる。医師の偏在による問題には，①都市部と地方における医療供給の差，②へき地医療などの地域的偏在，③産科や小児科などの特定の診療科における医師不足による診療科の偏在，があげられる。これらの問題については，医師不足の解消のための医学部定員増や，入試時の地域枠や産科枠の設定といった取り組みが行われている。

◆ 医療・介護従事者の確保

医師のみならず，看護師をはじめとする医療従事者(コメディカル)の確保も課題である。非稼働の病床は，必ずしも供給が過剰で不要なのではなく，必要な医師や看護師が確保されないことに原因があるとの指摘もある。

医療および介護は，多様な関係職種の協働によってなりたっている。現在でも医療従事者不足が指摘されているが，今後も医療・介護の需要の増加が見込まれる。一方で，生産年齢人口の減少に伴う就業者の減少により人手不足が進むことが懸念されている。医療および介護のなかでも，とりわけ福祉関係職において，その業務内容の厳しさに比して報酬が少ないなど労働条件のわるさが指摘されている。これらの労働の専門性や必要性がより広く認識され，報酬を含めた労働環境の整備ができてはじめて必要十分な医療従事者の確保が可能になると考えられる。

◆ 社会保険料や医療費の負担の増加

社会保険料や医療費の自己負担割合の増加は，医療を利用できない層を生み出す可能性がある。医療費の大きな負担が問題となるアメリカほどではないものの，格差社会の進行により，わが国においても保険料の支払いが困難となり無保険状態に陥ったり，医療費の支払いが困難であるために，受診が遅れ，重症化する人々の存在がみられるようになっている。

◆ 職種間連携

　効率的なケアの提供体制の構築を目ざした機能分化の追求は，合意の形成と目標の実現に向けて，関係機関・関係者間での連携の必要性と重要性を課題として浮上させる。とくに，病院医療から地域医療への重心の移行により，地域での包括的なケアが積極的に行われると，地域の実情に基づいて，医療専門職にとどまらない多様な立場・職種の人々がケアにかかわることが予想される。従来の医師を頂点とした医療専門職による階層的な分業のみならず，それぞれの関与者の立場性と専門性とを尊重した水平的な分業体制の構築が課題となるだろう。そうした関係性を構築するには，関係者間での緊密な相談と調整が必須となるが，そこでは新しいコミュニケーションのあり方を模索する必要がある。

◆ 保健医療福祉システムの実現と維持

　経済成長期に構想された，公平な負担で誰もが適切な医療にアクセスできるわが国の保健医療福祉システムの実現あるいは維持に向け，福祉国家の抑制に転じたあとも数々の策が試みられてきた。しかし，上述のようにその実現には，なお多くの課題がみられる。そして，人口減少，都市部への人口の集中，階層的な変化やグローバル化といったマクロ社会の大きな変動とこれらに伴う価値観の変化は，その解決をますます困難にしているようにも思われる。

　たとえば，わが国の人口あたりの医師数は，ほかの先進諸国に比べると少なく，これまでのわが国の医療のアクセスのよさは，医師の長時間労働によってまかなわれてきた部分が多分にある。ワークライフバランスが重視される現代において，医師にこれまでのような労働を求めることは適切ではな

---

column　パンデミックと医療提供体制

　新型コロナウイルス感染症（COVID-19）の経験についても考えてみたい。2019年末から，新型コロナウイルス感染症によるパンデミックがおこった。かつては「やがて制圧される」とも考えられていた感染症であるが，2000年代に入っても2002年のSARS（重症急性呼吸器症候群），2009年の新型鳥インフルエンザ，2012年MERS（中東呼吸器症候群）など定期的な流行がみられた。新型コロナウイルス感染症もこれらの1つととらえることができるかもしれない。しかし，1918年のスペイン風邪の流行以来，最もグローバルに広がったといわれる感染症のパンデミックであったことから，人々の健康と社会に与えた影響は重大であった。厳しい行動制限が課されるなど，私たちの日常は一変した。ようやく以前の姿を取り戻しつ

つあるものの，現在もまだ終息したとはいえない。

　この経験が，保健医療福祉システムあるいは福祉国家や社会保障制度にどのような影響を与えたかについての評価は，まだできない。しかし，事前に想定し得なかった危機的状況において，スタッフをはじめ設備などの医療資源の確保が非常に困難であったという点は確かであった。これからの医療計画においては，非常時を想定した医療提供体制が構築されなければならない。しかし，非常時にも対応できるだけの医療資源をつねに確保しておくことは，おそらく個々の医療機関には容易ではない。個々の医療機関の枠をこえたネットワークのもとで，非常時をのりこえる体制を構築する必要があると思われる。

く改善する必要がある。2024年から導入される「医師の働き方改革」による改善が期待されるが，一方で，この改革が保健医療福祉システムの維持に及ぼす影響がどれほどになるかは未知数である。

　また，地方の人口減少が続くなか，過疎地の医療のためにどれだけ資源を割くことができるのかも課題である。さらに，格差社会の進行により中間層の厚みが薄くなってきた現代において，公的医療保険制度の維持のために，所得に応じた保険料を負担するという制度を支持することは可能だろうか。

　こうした，現在私たちの社会が直面している変化を考えると，保健医療福祉システムの変容は避けられないようにも思われる。しかし，新たなシステムの姿を思い浮かべることもまたむずかしい。仮に抜本的な改革がなされるとすれば，それは保健医療福祉のシステムの領域にとどまるものではなく，社会全体のあり方にかかわるより大きな課題につながるだろう。私たちの社会がこうした課題に直面していることをあからさまにしたのが，新型コロナウイルス感染症のパンデミックではなかっただろうか。目ざすべき保健医療福祉システムの姿についての新たな合意を形成することが，現在の課題となっている。

✐ work　復習と課題

❶ 医療の技術の変化には，どのようなものがあるかあげてみよう。

❷ わが国の医療供給システムの特徴をあげてみよう。

❸ わが国の保健医療福祉システムを続けるためには，なにが必要か話し合ってみよう。

参考文献

1. 伊藤周平：社会保障入門（シリーズケアを考える）．筑摩書房，2018.
2. 猪飼周平：病院の世紀の理論．有斐閣，2010.
3. 佐藤純一ほか編：先端医療の社会学．世界思想社，2010.
4. 佐藤純一：医学．黒田浩一郎編：現代医療の社会学——日本の現状と課題．pp.2-32，世界思想社．1995.
5. 島崎謙治：日本の医療——制度と政策，増補改訂版．東京大学出版会，2020.
6. デイヴィッド・ガーランド著，小田透訳：福祉国家——救貧法の時代からポスト工業社会へ．白水社，2021.
7. 宝月誠・進藤雄三編：社会的コントロールの現在——新たな社会的世界の構築をめざして．世界思想社，2005.
8. 中川輝彦・黒田浩一郎編：新版現代医療の社会学——日本の現状と課題．世界思想社，2015.
9. G.エスピン-アンデルセン著，渡辺昌男・渡辺景子訳：ポスト工業経済の社会的基礎——市場・福祉国家・家族の政治経済学．桜井書店，2000.

第 15 章

ケアの社会学

　□ ケアの社会学の対象となっているものについて学ぶ。
　□ ケアの社会学の主要なテーマについて理解する。
　□ グローバルな視点からケアについて考える。

　本章では，保健医療に関する新しい変化をとらえる言葉として**ケア**を取り上げて，社会学的に考える。ケアは，1990 年代ごろから日本社会において，保健医療や福祉のなかで重要な言葉として用いられるようになった。

　皆さんの多くが学ぶ看護学は，近代医療システムのなかで，医学とは異なる価値を示そうとしてきた。その学問の中心理念としてケアが強調されている。医学を中心に考えられてきた治療や科学とは異なる価値や，科学だけでなくアート的な性格を強くもつ実践の特徴を示す言葉である。「キュア（治すこと）からケアへ」は，これまでの医療からの価値変化や，その先に目ざすべきあり方を示そうとした典型的な表現である。

A　ケアの社会学と対象領域

　日本社会の具体的な社会問題に取り組んできた社会学は，具体的なケア行為や実践，それがなされる制度などの研究を行ってきた。三井によると，こうした社会学研究の展開のなかでケアという言葉は，これまでの保健医療の主流の考え方に対抗する理念の位置づけをこえて，その行為の特徴や制度の内実そのものを問い，分析する，重要な対象領域になってきている[1]。ケアという現実の具体的対象に関する一連の社会学的な探究を，ここでは**ケアの社会学**とよぶ。

　ケアの社会学のおもな対象領域は，医療における看護や，高齢者・障害者への介護，子育てなど分野を横断したものである。それらの行為は看護師や介護士・保育士など，賃金を伴う職業として公的（フォーマル）になされたり，家族などの私的（インフォーマル）な場や関係のなかでなされたりしている。また，子育て広場の支援員や認知症サポーターの活動など，フォーマルとインフォーマルの中間的なものもある。さらに，ケアを受ける対象者とみなされている人たちどうしのピアサポートなども対象となる。

　社会学はこのような，フォーマルとインフォーマルを横断するさまざまな領域のケアに関する研究（ケア研究）を行ってきた。

1　高齢化と介護提供主体の多様化

● **ケアされる人とする人の増加**　ケア研究は，ケアと関連した活動が実際に社会のなかで目だつようになってきたことに対応して展開してきた。たと

1）三井さよ：はじめてのケア論．有斐閣，2018．

えば，疾病構造の変化とそれに伴う長寿化，および 65 歳以上人口の割合の増加を示す高齢化は，社会的課題としての高齢者介護を生み出してきた。また，広井によると 19 世紀から 20 世紀にかけて，その時代の中心的な疾病は，感染症から慢性疾患，そして老人退行性疾患へと変化してきた[1]。その背景には，栄養状態の改善や公衆衛生施策の展開，医療技術の進展などがある。こうした変化のなかで，なんらかの疾患や障害をもち，他者からのサポートを必要としながら人生を送る人たちが増えていく。また，サポートを必要とする人の周囲の人たちにとっては，人生のなかに，サポートを必要とする人たちを長期に世話する時期が生まれていく。

　日本社会では，こうした世話が必要な時期に関して，当初は家族のなかでの世話や，医療制度のなかでの老人病院への長期入院のような対処が中心であった。しかし，達成すべき生活（介護）水準の高まりのなかで，家族のなかの 1 人のみが長い期間介護を主になって行うことは大きな負担になる。また，急性期疾患への対応を基本とした病院医療と，長期的に病や障害とともに生きていく状態とは相いれず，その問題への社会的対応の必要性が認識されていくようになる。

　そこで輪郭をあらわしてくるのが，ケアの日本語訳の 1 つともなる介護である。介護は，家族内の者が担っている世話と，その外部の担い手が担う行為を含んだものとして一般化して用いられるようになった。

● **介護保険制度**　介護が継続的・持続的に行われていくには，無理のない量・質の担い手と，それを持続的に実行していく保障が必要となる。その具体的なかたちとして，2000（平成 12）年に介護保険制度が始まった。介護保険は，医療保険とは別に介護のための財源を確保するしくみでもある。そうした財源のなかで，従来は行政が措置としてのみ行っていた介護を NPO や企業などの多様なアクターが，準市場❶において公定の価格でサービスを提供するかたちを目ざしたものである。現在では，介護を必要とする本人や家族が，介護サービスを用いて介護の必要性を満たしていくことは，標準的なものとなってきたといえる。

NOTE
❶準市場
　医療や福祉，教育などのサービスの供給において，部分的に競争原理を取り入れた状態のことをさす。

2 障害者の自立生活運動

　また，日本のケアの社会学的研究を駆動させるきっかけとなったものとして，ケアを受ける障害者たちによる，従来の社会のしくみを根底から疑問に付してきた社会運動を見逃せない。日本の社会学におけるケア研究の流れの 1 つは，そうした実践に伴走するようなかたちで行われてきた。それが，障害者の介護・介助に関する議論である。

　戦後の日本社会において，障害をもった人たちは，家族のなかで（母）親を中心とした家族に世話されるか，大規模施設❷に入所する生活を余儀なくされてきた。1970 年代には，こうした状況を根本的に批判する障害当事者の

NOTE
❷大規模施設
　障害をもった家族の多くは，自分たちが亡くなったあとの子の生きる場所として大規模施設の拡充を切望してきた。

1）広井良典：ケアを問い直す──「深層の時間」と高齢化社会. 筑摩書房，1997.

運動が生まれ，脱家族や脱施設を掲げて，地域での介助や支援を得ての生活を目ざす自立生活運動につながっていった。自立生活運動のなかでは，それまで前提とされてきた家族がケアの第一責任者になるべきという規範や，障害者の介護において当然とされてきた援助者主導のパターナリズムが問い直された。そうした運動の源流とされる重度脳性麻痺者を中心とした「青い芝の会」❶という障害者団体は，大規模施設に入所している障害者たちを地域に出していく取り組みを進めてきた。

　『生の技法』❷から始まる障害に関する社会学的研究は，ケアを受ける当事者たちから，いまあるケアそのものが本当によいものなのかどうかを根本的に問う実践に注目してきたのである。

NOTE

❶青い芝の会
　もともとは障害者の文芸誌の同人の集まりだったが，1970 年代以降の，母親による重度障害児殺しの告発運動など，激しい反障害者差別闘争で有名となった。

❷生の技法
　重度全身性障害者が，家や施設を出て地域で暮らす様子を調査に基づいて描いた書籍で，その後の障害者の運動や研究に大きな影響を与えた。

3　子育ての社会学

　高齢者や障害者の介護・介助と並行して，子育てや家事などの研究もなされてきており，それらの研究は家族社会学と重なりながら「子ども中心主義」や「公私の分離」という近代家族(◉ 52 ページ)の特徴と関連づけて，子育ての特徴を描いてきた。現在は，少子化の進展とともに生まれてきた，さまざまな地域での子育て支援活動などの登場も背景に，これまでの子育てに関する研究も含み込んでケア研究の重要な領域となってきている。

---

column　ケアを基盤とした社会

　近年，ケアという言葉は，保健医療や福祉などの領域をこえて，私たちの生きる近代社会の常識的な「正しさ」への問い直しと，新たな社会のあり方を構想するためにも用いられている。それが，倫理学や政治哲学における「正義」の倫理に対する「ケア」の倫理の提起である。

　社会学が対象とする近代の社会制度は，おもには，自立した個人が自分で決めて行為することを前提に設計されている。なにが公正であり，なにが平等かといった正義に関する判断も，自立した個人という人間像を前提に考えられている。そして，そこから生まれる正義の考え方は，個別の状況に左右されない普遍的基準に近いものになる。

　しかし，そうした正義の考え方のもとでは，たすけを必要とする子どもなどをケアしている人たちが，目の前の相手の個別状況にそのつど応じていくような営みは，合理的判断ができていないものと評価されてしまう。つまり，従来の正義の原理に基づく近代社会に

おいては，障害をもった人や子どもなどの依存者とそのケアをする人は，社会の中核のメンバーとして認識されていないことになる。彼や彼女の担うケアは，あくまで私的なものとされ，社会のしくみをつくる際に考慮されてこなかったのである。

　こうした問題意識から，自立した個人ではなく，依存状態にある人と，依存者をケアする人の判断や倫理に注目が向けられ，そうした人間像を前提にして公正な社会制度を考えていく重要性が提起されるようになってきた。たとえば，自身も重度の知的障害をもつ子どもの母親である政治哲学者のキテイ E. F. Kittay は著書『愛の労働あるいは依存とケアの正義論』において，みずからの経験をふまえて，依存者をケアする人を二次的依存者と名づけ，二次的依存者を社会全体で支えるドゥーリアの原理に基づく社会の構想を示している[1]。

＊1 エヴァ・フェダー・キテイ著，岡野八代・牟田和恵監訳：愛の労働あるいは依存とケアの正義論. 白澤社，2010.

B　ケアの社会学の主要テーマ

　次に，ケアの社会学の代表的なテーマについてみていく。ここではケア行為の特性やケア行為の発見に関する議論と，ケアの社会化の大きく2つを取り上げる。

1　ケア行為の特性と発見

1　愛の労働と感覚的活動

◆ 愛の労働・感情労働

　ケア行為は，労働 labour としてだけでなく愛 love も含み込んでいる。フェミニズムの立場からのケア研究は，そうした側面を**愛の労働** labour of love と概念化してきた。介護する家族の，ケアの負担や困難について実証的な測定がなされてきたが，介護する当事者自身の経験の語りからは，みずからの行いを労働や負担とのみ表現することもむずかしいことがわかる。当事者のリアリティとしては，労働というよりは，相手に対する愛情を示すものとして意識されていたり，自明で自然な家族の営みととらえられていたりするのである。ケア行為には，こうした二面性がはらまれている。

　このような感情や情動の存在の発見は，ケアの身体的・物理的な労働とは異なる側面に注目した考察を生み出してきた。アメリカの社会学者ホックシールド A. R. Hochschild が，『管理される心』のなかでフライトアテンダントの職務を分析するなかで用いた，感情ワークや感情労働という概念による分析は，その代表的なものである。**感情ワーク**とは，相手の感情を変化させたり維持したりするために，ケアをする側が自分の感情を抑えたり，かえたりすることをさしている。たとえば，2歳くらいの第1反抗期（イヤイヤ期）の子どもと接する際に，なんとか相手にご飯を食べてもらうために笑顔をつくってなだめすかすといった状況を考えると容易にわかるだろう。ケアにおいて，そうした行為は日常的なものである。

　さらに，こうした行為を職務の一部として行っている場合，それは賃金の伴う**感情労働**（◐ 137ページ）となる。看護師や保育士などの仕事は，こうした感情労働が多く含まれている。感情ワークや感情労働という概念は，ケア行為の肉体的な負担に加えて，感情の操作にまつわるバーンアウトや自分自身の感情の麻痺が，ケアにおける負担や困難として含まれることを明らかにする効果をもっている。

◆ 感覚的活動

　労働と感情とを二分して，とくに感情の面が存在することをケアの特徴としてとらえる議論がなされてきた。しかし，より近年のケアに関する議論で

は，そうした区分とは違うかたちでケア行為の特徴を見ていこうとする流れが生まれてきている。それが，ケアの認知的な作業に注目する議論であり，平山は**感覚的活動** sentient activity として表現している[1]。

　この概念は，「名もなき家事」を思い浮かべるとわかりやすい。家事をしているか，していないかを考える際，まず思いつくのは料理や洗濯などの具体的行為であろう。しかし，私たちの日常生活の家事には，このように明確に名づけられない行為が多くある。ゴミ出しの前にゴミを集めるとか，1週間分の食事の構想を練って買い物リストをつくることなどである。これらの行為は，量や負担を調査によって計測することがむずかしい。場合によっては，当事者自身にも意識されていないことがある。

　感覚的活動とは，こうした「名もなき家事」のなかで，とくに，相手のニーズを忖度する行為や相手の社会関係をマネジメントする行為に注目した概念である。たとえば，とある献立のモバイルアプリケーション（アプリ）のCM動画においては，ソファーに横たわってスマートフォンをながめている女性の姿が映し出される。その映像の最後に示されるテロップは「彼女はいまなにをしているのでしょう」というものであった。彼女はそのアプリを使って，部活で疲れた子どもにボリュームのあるハンバーグをつくろうなど夕飯の献立や買い物の計画をたてているのである。

　このように休憩（のように見える）時間であろうが，賃労働中の移動時間であろうが，明確な時間的境界なく感覚的活動はなされていることがある。誰か具体的な人を気にかける行為においては，必然的にこうした活動が多くなるだろうし，それが家庭内でほかのメンバーと一緒の生活のなかでなされていたり，外部のケアサービス利用なども含まれていたりすると，より一層複雑化したものとなるだろう。

2 ケア行為に伴う非対称性

◆ ケアのジェンダー非対称性

　ケア行為は，非対称性や力関係をはらんだものといえる。1つは担い手の間での量や負担のかたよりという問題である。まずは男女というジェンダーの違いによって担い手のかたよりが生まれている（◐ 199ページ）。その背景の1つは，社会化されていく過程で，女性のほうが女性ジェンダーたるべき「役割」として，家庭内でのしつけや父母のふるまいを通じてケア行為を身につける機会が多いと考えられるためである。そのため，前述の感覚的活動は，労働や技術ではなく，自然な「気づかい」とみなされ，そのため愛情のような言葉に変換されて語られやすい。

　このことは，ケア行為の評価の非対称性へとつながることになる。たとえば，近年では，以前よりも，男性が親の介護者になったり，育児を担ったりすることも増えてきた。しかし，仮にケアに参入していったとしても，その

1）平山亮：介護する息子たち——男性性の死角とケアのジェンダー分析．勁草書房，2017.

背後で女性が感覚的活動を含めた見えないサポートやお膳だてをより多く担っている可能性が示唆される。ここからは，仮に，介護をカップル間で，同じ時間ずつ分担したとしても，果たしてそれを，ケアが等しく分担されたととらえてよいかどうかという疑念が生じるだろう。

　一方で，男性が自然とはみなされていないケアを行った場合，それはまわりから目だつ活動となり，たとえば育児においては「イクメン」というふうにときに賞賛されるが，女性のそれはあたり前なものとして不可視化される。また，男性がケア関連の職業に参与しようとした際に，「本来男性はケアに向いていない」というまなざしにさらされることもある（◐ 200 ページ）。

　女性にとって自然とみなされがちなケアの特性は，ケア労働の社会的評価の低さとも関連している。森川の研究によると「自然であたり前」とみなされた行いであるため，それが家族以外の者に対するフォーマルな活動となっていった際に，当初は十分な賃金を得られる労働というよりは有償ボランティア的な活動として社会的に展開していったからである[1]。

◆ ケア提供者と受ける側との間の非対称性

　ケア行為に伴うもう 1 つの非対称性は，ケアを行う側と受ける側との間に生まれるものである。ケアは，行う側だけの行為だけではなく，受ける側が存在してはじめて成立する相互行為である。また，受ける側もモノではなく人間，つまり行為する主体である。ケアという用語が用いられるとき，よきものや自然なものというニュアンスがまとわれていることがあるが，ケアを受ける側からの問題提起は，そうしたケアを考える際の前提をくつがえしてきた。先に述べたように，障害者たちの自分の生まれ育った家族と大規模施設の管理からの脱却（◐ 247 ページ）は，自分たちで介助者を用いて生活をしていく自立生活というかたちにつながっていったのである。

　しかし，自立生活のかたちをとることが，そのままケアを受ける側と行う側との間の非対称性の解消となるわけではない。実際の生活は，ケアに伴う非対称性と格闘する実践の日々である。たとえば，自立生活運動のなかでは，「介助者手足論」という，考えて決定するのは障害者であり，健常者である介助者は，あくまで道具となるべきだという理念が掲げられてきた。しかし，実際の重度の障害者の介助場面の相互行為を緻密に分析した前田や石島による研究によると，介助者は一方の能動的な主体でもある[2,3]。介助者のありようや行為によって，はじめて障害者の選択肢が開かれることもあり，「手足」のみで存在することはありえないのである。障害者と介助者の間の非対称性は，それが介護・ケア関係のために決してなくならないともいえるし，他方で，非対称性は固定化されたものではなく，流動的にそのつどの介助場面で成立したり揺るがされたりすることが，実践のなかではじめて見えてくる。

1）森川美絵：介護はいかにして「労働」となったのか——制度としての承認と評価のメカニズム．ミネルヴァ書房，2015.
2）前田拓也：介助現場の社会学——身体障害者の自立生活と介助者のリアリティ．生活書院，2009.
3）石島健太郎：考える手足——ALS 患者と介助者の社会学．晃洋書房．2021.

3 非典型的なケア行為への注目の広がり

　ケア概念の重要な意義は，介護や育児など，制度と関連して名づけられている行為を縦割りで見るのではなくて，領域をこえて共通した特徴を明らかにしたり，これまでは見えにくかった行為を発見したりしていくことにある。その典型例に，**ヤングケアラー**という存在と**ダブルケア**という行為の発見がある。

◆ ヤングケアラー

　ヤングケアラーは，本来ならばケアを受ける年齢である学齢期などに，家族内の事情でケアをしなければならない状態にある人をさす。たとえば，母親が障害をもっている場合や，きょうだいに障害をかかえた者がいる場合，ひとり親の世帯できょうだいのめんどうを見てきた場合などがある。こうした立場の人たちは，自分たちが行っていることがケアであることを，必ずしも自覚しているわけではない。また，みずからが担っている役割を否定的にとらえていない場合もある。林による生活保護世帯の子どもを対象にした研究によると，家庭内でケア役割を担うことが，その子どもにとっての自尊心につながる役割となっているケースもある[1]。ケアという概念が普及し，非典型的な年齢であってもそれに類することを行っていることが，外から名ざしされることで，そこにケアが発見されることになるのである。

◆ ダブルケア

　ダブルケアは，ライフコースの変化によって多く生まれてくる育児と介護の人生の同時期での遂行をさした概念である。こうした概念をもとに調査が行われることで，ダブルケアを担う人の量や，それぞれを単独に担うのとは異なる質の経験が明らかにされてきた。従来のケアへのサポート制度は，育児や介護などそれぞれの行為領域ごとにつくられてきた。しかし，こうした概念でケアをとらえることで，それぞれの行為へのサポートの総和とは違う発想での支援や制度の必要性が示されることになるのである。

2 ケアの社会化

　ケアの社会学のもう 1 つの重要なテーマとして，ケアの社会化や，ケアを家族や社会内のさまざまな主体の間で分有することに関する議論がある。**社会化**とは，私的領域でなされていた行為や責任を家族以外のより多くのアクターで担っていくことをさしている。

1 社会化の達成度と分有のかたち

　ケアの社会化や分有の議論は，「介護の社会化」をスローガンにした介護

1）林明子：生活保護世帯の子どものライフストーリー——貧困の世代的再生産．勁草書房，2016.

保険制度の成立に伴い，重要な論点となってきた。介護保険制度にみられるように，一般的には，家族内の私事としてなされていたものが，外部の多様な主体によってなされるようになっていくのが，社会化の1つの方向性である。

　ただし，外部サービスの増加だけが社会化の内容ではない。たとえば，その介護サービスにかかるコストがどのようにまかなわれているのかも，社会化のかたちを考えていくうえで重要なポイントである。介護保険サービスを通じた社会化は，老後の経済的扶養が，家族を通じてなされるのではなく，年金制度によってそれなりに社会化されたことを基盤としている。扶養責任が子世代の長子などから切り離され，要介護者自身による介護保険料やサービス費用の負担が年金給付によって可能になっているのである。

　他方で，介護サービスの利用がサービス提供者との契約に基づく利用者個人の負担とされることは，介護費用自体は個人の所得からの負担であり，市場で購入することにある程度近づいたともとらえることができる。また，日本の介護保険制度は，ドイツの介護保険制度などとは異なり，本人や家族に対する現金給付を中心的な制度としていない。それは，いわば利用者へのサービスの直接給付と介護の外注化というかたちをとった社会化ととらえられるだろう。

　以上のように考えていくと，家族外の介護サービスの登場自体は介護の社会化の一部，あるいは1つのバリエーションでしかない。たとえば，介護保険制度開始以降，介護サービスが存在するようになったとしても，保険料負担の程度，介護認定区分の基準，それに連動した利用者負担などの変化などもあわせて，社会化の進展や後退を評価していく必要がある。藤崎は，こうした観点で，介護保険制度開始以降の介護度の高い人への給付の重点化などの変化や，介護認定で軽度と認定される人の増大などを社会化に逆行する再家族化と評価している[1]。

　社会化を考える際には，どのような場や主体によってケアが分有されていて，その結果，ケアを受ける人とその家族の生活が，どのようなあり方になっているかを考えることも重要である。

　たとえば，中根は障害児のケアにおいて，各家庭がどのような組み合わせでサービス利用しているのかを調査し，デイケアなどを中心としてサービスを利用して親もとで生活をする「通所施設中心生活」というかたちが拡大していることを指摘している[2]。障害者の自立生活運動の理念は，施設や親もとを離れたかたちを目ざしてきたが，実際のサービスの拡大と利用のあり方は，そうした理念からは距離のあるケアの社会的な分有が帰結してきたことを示唆している。

　1）藤崎宏子：介護保険制度と介護の「社会化」「再家族化」. 福祉社会学研究6：41-57, 2009.
　2）中根成寿：障害者福祉制度は障害者家族の親子関係をどのように変えたのか——障害者総合支援法制度利用状況の分析から. 家族社会学研究29(1)：63-72, 2017.

2　フォーマルとインフォーマルの境界での葛藤の誕生

　介護の社会化の進展は，おもに家族が担っているケアと，外部化されたケアとの接点を生み出していく。それは単純に家族と専門的ケア提供者とが接点をもつというだけではない。専門化・職業化されていない外部サポーターや，当事者どうしのピアサポートなど，さまざまな意味づけのケアが共存するなかでケアが行われていくのである。

　こうしたケアの接触や融合などから生まれる葛藤や公私の境界の調整なども，ケアの社会化によって生まれてきた現象であり，社会学はおもにインタビュー調査や観察データなどに基づいて，そこでの相互行為を分析してきた。たとえば，少子化に対する子育て支援政策の展開に伴って，地域子育て支援にかかわる活動が生まれていった。松木は，そうした活動において，子育て支援をする側が，家庭での子育てが望ましいとされる規範意識とどのように折り合いをつけて，働く母親の子育て支援を行っているのか，といったことを検討している[1]。

　こうした課題を，ケア行為の特性(◉ 249ページ)に関する分析と関連づけて考えると，次のようないくつかの重要な問いが生まれるだろう。それは多くの場合，女性側にかたよって担われ，かつ見えにくい，ケアの認知的側面や感覚的活動が，家族・カップル内をこえて社会的に分有されうるのだろうか，ということである。また，分有されるとしたら担い手のジェンダー特性などとも関連して，どのようになされるのだろうか，ということである。

C　ケアをめぐる現代的課題

1　認知症ケアと地域包括ケア

　ケアをめぐる現在の重要課題の1つに認知症ケアがある。本章B節でみたケア行為と社会化という主要な2つの課題を考える格好の事例となっている。

1　認知症ケア

　認知症ケアは，高齢者介護全体のなかでは，寝たきりの状態を念頭においた身体的介護とは違うものとして，その輪郭をかたちづくってきた。記憶障害などがある人に対するコミュニケーションや，さまざまな行動へのあらかじめの対応や見まもりなどは，感情労働や感覚的活動といわれる特性を多く含んでいる。それは，2000年の介護保険制度開始後に最重要課題として位置づけられ，その後の介護保険制度を含む高齢者介護システム全体の特徴をかたちづくる中心ともなっている。

1）松木洋人：子育て支援の社会学——社会化のジレンマと家族の変容．新泉社，2013．

　また，認知症へのケアは，家族や施設のなかでの世話だけではなく，地域
での居場所づくりや，本人にできるなにかを見つけるなどの，いわば地域活
動がケアの内容そのものともなってきている。そして，その傾向は認知症の
当事者たちが従来の認知症ケアの中心的な内容に対して，疑問を提示してい
く新たな流れとも重なっている。すなわち，これまでの「行動障害」への対
処などのケアが，あくまで介護者側にとっての「問題」への対処であり，本
人たちを限定された場所に閉じ込めることにつながってきたのではないか
という問題提起である。

2 地域包括ケアと地域共生社会

　認知症ケアや認知症をめぐる活動の変化は，地域包括ケアや地域共生社会
という，ポスト介護保険制度期の介護・ケア政策の流れと重なっている。新
たな政策の性格は，介護保険というフォーマルな社会保険制度を介した共助
だけではなくて，いわば地域のインフォーマル資源や，介護保険制度外の民
間事業などを活性化させることで，高齢期の人々を支えていこうとする構想
である。介護保険制度を介護の社会化の到達点として評価する立場からみる
と，この流れは，社会化の後退や変質であり，地域でのたすけ合いは，労働
としての介護の性格を弱めて，インフォーマルな活動に近づいているように
映る。他方で，高齢化の進展に伴う，支える側と支えられる側という境界の
不明瞭さに伴う変革だととらえれば，現実に則した流れとも考えられる。

　いずれにせよ，こうした流れは，介護の社会化の内実をより精査する必要
性を提起している。たとえば，労働とボランタリーな行いの中間，あるいは
そうした二極の間にある複数の活動が地域において並存するような状態をよ
り注意深く見ていく必要がある。また，活動に関与する地域のアクターの増
加は，ケア労働だけでなく関係をマネジメントする相談支援のような活動の
重要性を高めていく可能性もある。

2　グローバルな視点からのケア

　ここまでおもに日本社会を念頭においたケアの社会学を見てきたが，ケア
をめぐる現象は，グローバルな視点からの考察を必要としている。各国の制
度や現状の特徴を浮き彫りにするために，他国と比較することはもちろん必
要であるが，日本社会の現状や今後の変化を考えていくうえでも国境をこえ
た視点が必須となってきている。

1 移民ケアワーカーの受け入れ

　ケアを考えていくうえでは，直接的な身体労働だけではない側面への注目
が重要である。しかし，最終的なケアのニーズ充足のためには，いまのとこ
ろロボットが人と同じように介護できない以上，多くの場合はケアを受ける
者と物理的に近い人が必須である。そのケアを行う者が，主介護者やヘル
パーといわれる人たちである。ケアにはこのような近さやローカル性が伴う

ため，これまでおもに移動制限が少ない国境内でのケアの授受が想定されてきた。

　しかし，国際的に見ると，ケア労働は，国外からの移民が担うことも多く，各国の福祉制度（福祉レジーム）のあり方（● 61 ページ）と移民に関する制度とが重なり合って，それぞれの社会での移民によるケア労働の比重が異なっている。これまで日本政府は，移民ケアワーカーの門戸を開くことに積極的ではなかった。しかし，2016（平成 28）年に技能実習生の受け入れに関する法改正や，「出入国管理及び難民認定法」（入管法）の改正による外国人の在留資格における「介護」の創設などが行われ，これまでより積極的な受け入れに舵を切っている。

2　インフォーマルなケア労働の国際移動

　家族や友人などのインフォーマルな関係のなかでもケアが行われていることを念頭におくと，移民ケアワーカーの法制度レベルでの直接的受け入れとは別に，国外からのケア提供者の供給は以前からあったといえる。それは，1990 年代からの農村の後継ぎの配偶者（嫁）不足に対する，アジア諸国の女性との国際結婚である。そうした女性たちの多くは日本社会で主婦になり，家族内でのケアの担い手となっている。また，エンターテイナーなど，別の産業の労働者として日本にやってきた女性たちが，日本人男性との結婚を通じて日本社会に定着し，ヘルパーなどの資格を得てケアの担い手となっていくこともある。

3　グローバルケアチェイン

　国境をこえたケアの移動を考える際には，グローバルな階層関係に注目する必要がある（● 24 ページ）。発展途上国の女性が，世帯に必要な収入を得るために，移民ケアワーカーとして，より賃金の高い国で，育児をしながら働くカップルの子育てを代替している。いわば，グローバルな経済格差を背景に，先進諸国の女性（や男性）の賃労働が発展途上国の女性による，より低賃金の労働に支えられているのである。また，稼ぎ手として女性を送り出す国では，家庭内での家事・育児・介護が不足したり，祖父母などのほかの親族によって担われたりすることにつながっている。ホックシールドは，このようなグローバルなケアの授受の連関と階層構造を**グローバルケアチェイン**global care chains と名づけている[1]。

　女性労働力の確保や高齢化への対処という課題に対して，東・東南アジア圏には，移民ケアワーカーによる家政婦としての労働を，公的な介護供給政策とは異なる，市場を通じた中核的なケア供給方法として積極的に位置づける国家もある。

　日本社会における，移民ケアワーカーによるケア実践や日常生活のありよ

---

1 ）Hochschild, A. R. : Global Care Chains and Emotional Surplus Labor. In W. Hutton and A. Giddens（ed.）: *On the Edge: Living with Global Capitalism*, Johnathan cape. 2001.

うに関して記録していくことは，これからより重要になってくる。その参照
もととなる，ヨーロッパやアジア諸国における移民ケアワーカーの研究では，
家庭内で家政婦などとして働く場合，密室となる家庭のなかで，フォーマル
な労働としての保護などが十分でないための問題が指摘されている。また，
他方で，上野の研究では，ケアワーカーどうしでインフォーマルなネット
ワークを形成することで情報交換などを行い，困難に対処している様子も描
かれている[1]。グローバルな階層構造に規定されながら，主体的に生きる人
びとの「生」全体について，私たちはより多くを知り，ともにケアし合える
ような制度や社会のありようを考えていく必要がある。

🖊 work　復習と課題

❶ ケア行為の特徴的な点をあげてみよう。
❷ ヤングケアラーやダブルケアが存在する時代背景を考えてみよう。
❸ 世界の移民ケアワーカーの状況について調べてみよう。

参考文献
1. 安積純子ほか：生の技法——家と施設を出て暮らす障害者の社会学，第3版．生活書院，2013．
2. 猪飼周平：病院の世紀の理論．有斐閣，2011．
3. 井口高志：認知症社会の希望はいかにひらかれるのか——ケア実践と本人の声をめぐる社会学的探求．晃洋書房，2020．
4. 伊藤智樹編：ピア・サポートの社会学——ALS，認知症介護，依存症，自死遺児，犯罪被害者の物語を聴く．晃洋書房，2013．
5. 澁谷智子：ヤングケアラー——介護を担う子ども・若者の現実．中央公論新社，2018．
6. 相馬直子・山下順子：ひとりでやらない 育児・介護のダブルケア．ポプラ社，2020．
7. 平山亮：介護する息子たち——男性性の死角とケアのジェンダー分析．勁草書房，2017．
8. 三井さよ：はじめてのケア論．有斐閣，2018．
9. 横塚晃一：母よ殺すな．生活書院，2007．

---

1) 上野加代子：国境を越えるアジアの家事労働者——女性たちの生活戦略．世界思想社，2011．

索引